U0748733

中医基础理论研究丛书

总主编　邢玉瑞

《黄帝内经》二十论

张登本　著

中国中医药出版社

·北京·

内容提要

本书首先对先秦诸子学术思想及战国末期的《吕氏春秋》，西汉的《淮南子》《春秋繁露》《史记》等相关文献进行梳理，认为《黄帝内经》成编于司马迁《史记》之后、刘歆编纂《七略》之前，但其中传载的生命科学知识应当是“黄帝时代”以降，我国先民养病治病经验的结晶。其次，厘清了“养生”“阴阳”“五行”“精气”“神论”“天论”等重要命题演进的历程。再次，应用“河图”“洛书”及天文、历法知识对《黄帝内经》中关于心、肝、脾、肺、肾五脏及论“神”、论“气化”等内容的相关原文进行再认识，使其内涵更接近传统中医文化的原本含义。最后，对“为何学、怎样学《黄帝内经》”做了回应。

总序

在现代科学的研究中，恐怕没有哪一门学科像中医理论研究，至今为如何研究与发展而争论不休。特别是近年来，中医理论的研究得到中医界学者与领导的高度重视。一种基本的共识认为，中医理论发展的滞后，已经成为制约当代中医学术发展的瓶颈。但对如何开展中医理论的研究，则可谓仁者见仁，智者见智，争鸣不断。为此，有必要认真梳理现代中医理论发展与创新的方式，总结经验教训，理清下一步研究的目标、路径和方法。

一、现代中医理论发展与创新的方式

现代中医理论发展与创新的方式，大致可概括为以下几个方面。

（一）科学诠释——解析说明性研究

任何一种医学的发展都是一定文化的产物，与特定的思维方式相联系。中医学的产生、发展深深植根于中国传统文化的土壤之中，其演进和中国传统文化的发展之间具有同步的规律。先秦诸子学—两汉经学—魏晋玄学—隋唐佛学—宋明理学—清代朴学，中国传统文化的连续性发展，无疑是中医学术不断发展、壮大的根本保障之一。但是，鸦片战争以来，西方文化凭借着先进的技术与科学（包括西医学）之势，给数千年绵延不断的中国传统文化以前所未有的冲击，许多民族精英们也将中国落后的原因简单归结于传统文化而加以指责，造成了中国传统文化的式微、断裂。由此对中医学造成两方面的冲击：一是中医学的发展失去了固有文化发展的支持。诚如李致重在《从国学看中医》一文中所指出："当扎在国学之中的研究方法的根系被切断的时候，中医的科学理论体系与临床技术体系将随之衰落。而当中医的临床治疗失去原有的科学与技术体系支撑的时候，中医便沦落为不见文化思想深根的浮萍草——游离于自身科学与技术体系之外的中医，所留下的只是原有体系中的经验部分了。然而经验是人类认知过程的初阶段，它是不能称之为科学的。”另一方面，患病人群文化、意识形态观念的更替变化，在就医选择中对中医和其学术的信任与理解，决定了中医的社会心理地位与真实发展的规模及潜能；同时，伴随着西医学的超速发展及占据科学与技术的高平台，中医学发展滞后，自然导致中医疗法受众对中医学理解的困难，以及随之而来的认可度和公信力的降低，中医学面临着话语权的不断丧失。

为了解决上述问题，中医人历经了百年的探索，从最早的中西医汇通，到中西医结合理论研究及近年提出的中医现代化研究，都是借用现代科学（包括现代医学）的理念、方法、知识等，来研究中医理论，试图揭示中医理论的现代科学内涵，取得现代科学背景的受众对中医学的理解、接受，当然也是为了借助现代科学及技术以促进中医学的发展。以中医肾的研究为例，沈自尹等从20世纪50年代始，历经数十年的研究，提出中医肾与下丘脑－垂体－靶腺（肾上腺、性腺、甲状腺、胸腺）轴相关的观点。“973”中医理论基础研究专项“基于‘肾藏精’的藏象理论基础研究”也是借助现代生物学理论与技术，试图证明“肾精命火”主要体现为干细胞、微环境和神经－内分泌－免疫（NEI）网络的动态平衡，“肾藏精”主要体现为干细胞及微环境的调和状态，补肾填精法主要通过调控干细胞、微环境和NEI网络发挥作用。课题的理论创新是建立“肾藏精”藏象理论与干细胞和NEI网络关系研究的新思路。类似的研究无疑都是对中医固有理论的一种科学诠释性研究，即借用现代科学技术方法与知识对中医理论加以解析说明或论证。此类研究的问题主要有两个方面：一是由于现代科学技术的不断发展，对中医理论的科学诠释从器官、组织、细胞到分子、基因等，总是尾随其后，似乎难以穷尽；二是借用库恩范式理论的观点，中医学与现代科学范式具有不可通约性，对中医理论的科学诠释性研究的成果，绝大部分既不能纳入中医学的理论体系，为中医基础理论提供新的概念、理论，又无法归入西医学的范畴，在西医学已有的理论基础上提出新的假说、新的发现或西医学尚未注意到的新的事实，对西医学的发展也意义不大。因此，此类研究也受到了一些中医学者的批评。

（二）文献梳理——理论建构性研究

对文献的整理研究一直是中医学术继承与发展的重要方式，虽然《黄帝内经》确立了中医学理论体系的基本范式，但从形式而言，则不好说《黄帝内经》建构了中医理论框架。历代分类研究《黄帝内经》诸家，可谓从形式建构中医理论框架的最早尝试者，从唐·杨上善《黄帝内经太素》分摄生、阴阳、人合、脏腑、经脉、输穴、营卫气、身度、诊候、证候、设方、九针、补泻、伤寒、寒热、邪论、风论、气论、杂病十九大类，到明·张介宾《类经》分摄生、阴阳、藏象、脉色、经络、标本、气味、论治、疾病、针刺、运气、会通十二大类，明·李中梓《内经知要》分道生、阴阳、色诊、脉诊、藏象、经络、治则、病能八类，可谓古代中医理论框架建构的概况。

伴随着中医教育事业的发展，教材建设可谓中医教育事业的重中之重。古代中医教育大多以《素问》《神农本草经》《伤寒论》《脉经》《针灸甲乙经》《难经》《诸病源候论》《备急千金要方》《龙树论》《圣惠选方》等经典及名家著作为教材，还谈不上对中医理论的系统梳理。《医宗金鉴》作为清代皇家主编的专用教材，虽说具有综合性、经典性、先进性、实用性等特点，但从中医药理论建构的角度而言，恰恰是其不足之处。因为《医宗金鉴》缺乏对《内经》理论的扼要论述，也缺少本草药性部分，造成其在基础理论上有所欠缺。进入近现代以来，随着西方科学技术知识与教育模式的传入，中医教育与教材建设也发生根本性的转变，基于文献整理研究的教材建设，有力地促进了中医理论体系框架的建构。早在1928年，由秦伯未、蒋文芳等人提议，在上海召开了我国中医史上第一次全国性的中医学校教材编辑会，虽因参会人员学术见解不同，意见不统一，最终未能就课程、教材、学制等问题达成共识，但蒋文芳提出的“整理固有医学之精华，列为明显之系统，运用合乎现代的理论，制为完善之学说”成为之后中医学课程教材建设的指导原则。新中国成立后，中医教材建设的思路基本没有超越此原则。20世纪50～60年代，北京中医学院编著的《内经讲义》(1955)、杉原德行（白羊译）的《中医学基础简释》(1957)、南京中医学院编著的《中医学概论》(1958)、福建中医学院编著的《中医学基础》(1963）等，开启了运用现代语言文字整理、建构中医理论的新篇章。从《内经讲义》的原文选编与现代中医理论建构混合，分化出包含基础理论与中医诊断学的《中医学基础》，再到《中医基础理论》和《中医诊断学》的独立，统编/规划教材不断修编，至今已修编至第十版，加之20世纪80年代中后期，各地出版了《中医学导论》《中医藏象学说》《中医病因病机学》《中医养生防治学》等基础理论的分化教材，教材建设有力促进了中医理论的发展，主要体现在以下几点：一是系统梳理了历代中医理论研究的成果，建构了富有时代特征的中医理论体系框架；二是定义、规范了中医理论的相关概念，并引入了一些新概念；三是丰富、完善了中医理论，补充了思维方法、精气学说、体质学说等内容。

另外，基于文献梳理或结合临床研究编著的中医工具书、制定的术语标准等，也是现代中医药理论研究的重要成果，其中有代表性的如《中医大辞典》《中医基础理论术语》《中医临床诊疗术语》等，为中医理论的规范化做出了重要贡献。

虽然文献梳理的理论建构性研究，对中医理论体系的丰富、完善具有重要贡献，但也存在着一些问题，主要表现为集成有缺漏，归真有变异，纳新有西化等，还需进一步研究。

（三）实践升华——理论创新性研究

临床实践经验是中医理论建构与不断发展的不竭动力，中医学术发展史上各种流派的形成，莫不是临床实践经验的总结和升华，中医学在现代社会的存在、发展，也以临床实践所取得的疗效与经验为根本保障。故邓铁涛指出：中医学的传统研究方法是继承前人的理论——进行临床实践——总结提高——创立新论。临床实践是传统研究最重要的一环，在继承前人理论的指导下诊察病人、治疗病人，给病人以治疗信息，进而收集接受治疗后反馈的信息，如是循环往复，总结提高，上升为理论，以修改、补充前人的论述。因此，从名老中医诊治现代重大疑难疾病的经验入手，总结创新中医理论，仍然是中医理论发展的重要途径。

例如，现代临床常见的脑血管意外、脑动脉硬化、癫痫病、帕金森病等多属于中医内风证的范畴，中医称之为中风、眩晕、痫证、颤证等。临床实践证明，这类病症除了具有动摇、眩晕、震颤、抽搐等风气内动的症状外，常常兼见舌质紫暗或舌下脉络青紫、面色灰暗或青黑、皮肤粗糙、血液黏稠度增高等瘀血症状。大量临床实践表明，内风证常兼有瘀血症状，活血化瘀可以治疗内风。何绍奇在《现代中医内科学》中总结临床实践经验，明确提出："瘀血阻滞，脉道不通，血行不畅，筋脉失濡而手足颤动，屈伸不利，此即瘀血生风。"刘昭纯等结合临床实践经验，总结出瘀血生风的发病特点为多见于老年患者、多继发于慢性病、多出现神志异常、多与其他内风证并存，进一步完善了瘀血生风的病机理论。

再如20世纪80年代后期日本学者运用黄连解毒汤治疗中风取得良好疗效，继而国内也有大量运用黄连解毒汤加减治疗中风的报道，清开灵、醒脑静注射液等运用于中风病急性期的治疗也效果显著。而清开灵、醒脑静注射液皆可谓集清热解毒药之大成，具有明显的清热泻火解毒之功。其次，临床观察发现，中风病急性期的转归与腑气不通有密切的关系，随着大便秘结或不通程度的加重，病程延长，病情加重，疗效降低。采用通腑、化痰、泄热法治疗中风急性期患者，常可取得良好的疗效，有较早减轻脑水肿的作用。一般认为，通腑、化痰、泄热法对中风病急性期的良好疗效是其发挥了畅利枢机，疏导蕴结之热毒、痰浊的作用，为内生之毒的清除打开了门户之故。这也为中风病毒损脑络病机假说的形成提供了临床经验的支持。在此基础上，王永炎提出了中风病“毒损脑络”的病机假说。

现代中医理论研究的重大课题，也无不与解决现代人类重大疾病及健康问题密切相关，特别是中医诊疗理论的研究，更是着眼于中医治疗的优势病种来进行。中医药类国家级成果奖绝大多数为临床研究成果，即使“973”计划中的中医理论基础研究专项，也多与临床研究密切联系。如“基于‘肾藏精’的藏象理论基础研究”，该项目六个课题中四个即着眼于临床研究，分别从不孕不育、骨质疏松症、老年性痴呆、障碍性贫血探讨有关“肾主生殖”“肾主骨”“肾生髓”“脑为髓海”等理论。再如“中医病因病机理论继承与创新研究”的九个课题均涉及临床研究，包括肝硬化、艾滋病、心脑血管血栓性疾病、甲状腺功能亢进症、出血性中风病、冠心病心绞痛、胃癌前状态性疾病，以及周仲瑛、颜德馨两位国医大师的经验总结。上述研究的基本路径为：第一，从名医大量临床病案中提炼科学假说；第二，考镜源流，寻找文献依据；第三，通过临床研究体现创新理论的实践意义；第四，通过实验研究揭示中医理论的科学内涵。

当代重大疾病的中医药治疗经验为中医理论的总结提供了经验材料，但从目前的研究状况来看，基于临床实践的中医理论总结创新明显滞后，由于课题研究的分散，结论的离散度很大，如何将其提炼升华为逻辑自洽的理论还任重道远。如“中医病因病机理论继承与创新研究”的四个课题涉及毒——艾毒、瘀毒、内毒、毒热，那么，作为此四种不同毒邪属概念的毒的内涵、外延如何？产生原因、致病特点如何？毒的现代科学表征是什么？与其他有关毒的研究成果之间如何整合？诸如此类的问题，至今尚未得到解答。

总之，人类防治疾病、促进健康，就需要提出种种实用性或技术性的问题，解决已有理论与经验事实的矛盾，寻找经验事实之间的联系并做出统一的解释，无疑是中医理论发展的永恒动力，也是中医理论研究永远的着眼点。

（四）科学问题——发现创新性研究

自然科学发展的历史表明，问题是科学发展的真正灵魂，贯穿于科学研究的始终。科学研究不但开始于问题，而且正是问题推动研究，指导研究。自然科学发展的历史，就是它所研究问题发展的历史，是问题不断展开和深入的历史。正如著名科学哲学家卡尔·波普尔在《猜想与反驳》中说：“科学和知识的增长永远始于问题，终于问题——愈来愈深化的问题，愈来愈能启发新问题的问题。”

中医学历经千百年的实践所积累的经验，以及与中国古代哲学融合所形成的中医理论中，蕴含着许多大大小小的科学问题。从大的方面来说，如中医学在中国古代哲学“天人合一”整体思维指导下所形成的形与神辩证统一的思想，为研究人体生命活动与心理活动的关系提供了思路，围绕这一命题，现代学者在系统梳理古代文献的基础上，结合当代自然科学的相关研究成果，建构了中医心理学、中医情志学等理论体系。再如人类生活于空间与时间两个维度环境之中，相对而言，现代医学的发展主要着眼于空间维度，相关的研究也达到了很高的水平，但对于时间与生命的关系研究较为薄弱。而传统中医学更重视时间维度，在时间与生命活动及疾病的防治方面积累了较为丰富的实践经验，并从理论上进行了有益的探索，提出了时藏相关的命题。这一命题具有丰富的科学价值，但并未引起中医学界的足够重视和深入研究，大多只局限于古代文献的梳理和临床验案的报道，已有的实验研究也仅仅是力图证明有关经典理论的正确性，缺乏创新性的研究。现在，应当在临床流行病学调研和实验研究的基础上，系统总结和归纳中医有关人体生理、病理节律模式，探索时间节律的调控机制，建构新的时藏相关理论，进而指导中医临床诊断与治疗，并开发针对时间相关性疾病的治疗方法与技术。另外，王琦、匡调元等学者从中医文献梳理中提炼出中医体质的概念，结合临床与现代科学技术加以系统、深入的研究，建构了中医体质学理论。从小的方面来说，如《素问·六元正纪大论》提出“有故无殒，亦无殒”的观点，认为药物的效用、毒性反应与患者机体的状态相关，提示在完全符合辨证治疗的理想状况下，在一定的范围内，药物的耐受性及毒性反应是随着机体疾病状态的不同而变化的，由此开启了中药毒性评价的新思路与新方法。诸如此类，不胜枚举。对此，也可借用林德宏在《东方的智慧》中评价东方自然观对现代科学的价值时所说:“古老的东方自然观不能代替现代的科学研究，它的功能是为科学研究提供一种理论思想、思维的方法，提供某种思路和角度。”中医学经验与理论中所蕴含的科学问题，则为现代学者的研究提供了极佳的研究思路与方法。

综上所述，现代中医理论发展与创新方式可概括为科学诠释的解析说明性研究、基于文献梳理的理论建构性研究、通过实践升华的理论创新性研究、提炼科学问题的发现创新性研究四个方面，其中在总结历代学术思想基础上的教材建设与相关辞书、标准的编著，可以说是中医理论体系丰富、规范及框架建构的主体；面对现代重大疾病的中医诊疗实践，是中医理论创新的动力；凝练科学问题，结合中医临床，借用现代科学技术开展实验研究，是中医理论加速发展的必由之路。

二、新形势下中医理论研究的路径及重点

关于新形势，人们可以从不同的层面加以认识。从宏观层面而言，可以说我们正处于大科学、大数据、大健康的时代，也是一个大变革的时代。从与中医理论研究及发展相关的较为具体的层面而言，新形势主要体现在以下四个方面：一是伴随着生物化学、分子生物学、基因工程学、电子学、新兴材料学、信息技术等各种现代科学的迅猛发展，现代医学突飞猛进，相比之下，中医学的发展不仅明显滞后，而且难以与现代科学技术形成互动共进的发展态势。二是随着现代医学的迅速发展，依托于现代科学的西医学不仅占有更多的话语权，而且导致中医临床阵地的萎缩，特别是临床中西医混合治疗的普遍实施，使从临床总结理论的传统中医理论发展通道受阻或难度加大，阻碍了中医理论的发展。三是滋养中医理论发展的中国传统文化，自五四运动以后发生断裂，导致中医理论在当代科学及西方文化占统治地位的情况下，失去了应有的话语权，丧失了哲学理论的引导。四是现代疾病谱的变化，以及人类对健康需求的提升，又为中医学术的发展提供了良好的机遇。

反思60余年来中医理论上述四方面的研究成果，可以发现尚存在诸多问题，如科学诠释性研究存在难以回归中医理论体系，以及随着现代科学的发展而难以穷尽两大问题；基于文献梳理的理论建

构性研究存在着集成有缺漏、归真有变异、纳新有西化等问题，但归真、西化如何确定其划界标准，又难以达成有效共识，特别是对中医概念的研究相对滞后，理论体系的逻辑分析不足，体系建构有待进一步完善；基于临床实践的中医理论总结创新明显滞后，由于课题研究的分散，结论的离散度很大，如何将其提炼升华为逻辑自洽的理论还任重道远；着眼于科学问题的创新性研究，由于研究群体的知识结构、视野，以及相关学科研究人员的交叉较少等局限，并没有得到足够的重视，或没有凝练出准确的科学问题加以研究，理论的逻辑分析与论证环节十分薄弱。正由于上述问题的存在，以致王键教授在香山论坛上指出，中医“理论研究呈现零星化、碎片化，融合不够、开放不够、序贯不够、继承不够、创新不够、分化不够、引领不够”。

面对中医理论研究与发展的困境，结合中医药研究队伍的实际，以及未来社会发展的需求，中医理论研究可重点着眼于以下几个方面。

（一）面向古代传统的概念与理论框架研究

中医学作为中国传统科学的重要组成部分，是有别于现代科学范式的另一类科学体系，有其独特的概念、理论体系、思维方法等。现代中医理论体系的构建也是近几十年的事，还很不完善，有待于从概念、构建方法、理论框架、理论证伪等方面加以深入研究。

概念是理论构建的基本单元。中医学的概念富有自身的学术特征，主要表现为以自然语言为主体，名词繁多而定义很少，定义多为外延定义，具有多相性、形象性及辩证思维特征，概念的规范性弱，定义缺乏逻辑的严密性，发展形式为叠层累积，从语用角度看多有符号替代使用现象等。由此造成了中医一些概念的歧义、混乱，阻碍了中医学术的发展。因此，应以坚实的文献研究为基础，借用现代逻辑学方法等，对中医理论体系概念范畴进行“名”与“实”的源流考证，理清不同时代相关概念的发展演变，规范名词术语表述，准确揭示概念的内涵与外延，为构建新的中医理论体系框架奠定坚实的基础。

中医学思维及理论构建方法的独特性，造成了中医理论体系中人文科学与自然科学内容交融，实体概念与功能概念不分，理论的外源与内生、经验与推论、理论与假说并存等，其根本特征是高度抽象性和不确定性，难以证实，也不易被证伪，对未知的经验事实预见性较弱，理论与临床经验之间有一定程度的分离，二者缺乏良性循环加速机制。因此，有必要以中医基本概念（或范畴）、基本理论为基点，以哲学方法、逻辑方法、思维方法、科学方法论等为手段，从发生学的角度对中医基本概念、理论进行认真的研究，揭示其形成过程、本质内涵及方法论特点。以促进中医概念、专业术语的规范化及中医理论的现代语言转换，并为中医理论与现代科学包括现代医学的融通寻找切实可行的切入点和正确的方法论途径，搭建现代中医药理论体系构建的平台。

在对古今中医原始文献系统研究的基础上，提取中医理论的概念、命题并加以分门别类，确认其理论意义、实践基础、内在联系，结合上述概念及构建方法研究，从而建立结构合理、层次清晰、概念明确、表述规范，能够指导临床，体现学科内在规律的体系框架。

由于历史的原因以及模式推理的广泛使用，中医理论中理论与假说并存的现象较为普遍，典型的如中医运气学说对现代疫病的预测等。故急需在坚实的文献与临床实践基础上，敢于正视问题，借用发生学、逻辑学、科学哲学等方法，开展中医理论的证伪研究，去伪存真，提炼科学问题，以促进中医理论的健康发展。

（二）面向临床实际的中医理论创新研究

历史的经验告诉我们，中医理论研究成果的取得，遵循了共同的规律：面向时代需求，源于临床实践，指导临床实践，在实践中检验。如关于冠心病的病因病机，代表性学说有血瘀说、瘀毒从化说、痰瘀互结说、心脾痰瘀相关说、脾胃相关说、络病说等。其中，血瘀说又有气虚血瘀、阳虚血瘀、气滞血瘀、痰阻血瘀等不同类型。他如中风病的毒损脑络、肾脏疾病的毒损肾络、冠心病的毒损心络、慢性肝病的毒损肝络、消化性溃疡的毒热病机等，莫不是基于临床实践的理论创新。另外，对 SARS、艾滋病、禽流感等古人所没有经历过的疾病的诊治，中医就其病因病机的认识及相应的诊疗方法，无疑也是一种理论创新。因此，要坚持面对新问题，探索新规律，提出新思想，以防病治病的实际问题为中心，立足现代重大疾病的防治，总结和发展中医的病因病机及诊疗理论。

（三）面向当代科学的中医理论多学科研究

当代科学技术的迅猛发展，特别是现代系统科学、科学哲学、大数据技术等研究，既为中医学的发展带来挑战，同时也为中医理论的发展带来机遇。首先，信息科学及现代医学诊疗技术的迅猛发展，为中医诊疗技术的发明与借鉴提供了良好的机遇，在此基础上的临床实践无疑又为中医理论的总结、升华提供了实践基础。其次，现代科学特别是现代医学对相关疾病机理的认识，为中医理论的创新提供了支撑，如王永炎提出的中风病毒损脑络理论、陈可冀提出的冠心病瘀毒致病理论、周学文提出的消化性溃疡毒热致病理论等，其背后都隐含着现代医学对相关疾病病理认识的支撑。最后，对于一些创新性的理论，还需借助现代科学技术进一步研究，如中风病毒损脑络或多种疾病毒损脉络的病机，关于毒的本质、层级结构、脑络或脉络的具体所指、损的过程与机制等，以及中药活性部位和中药组分的药性实证研究等。因此，在现代科学技术环境及语境下，中医学术的研究应持开放包容的态度，既要保持中医的特色与优势，也应考虑中国文化的走向及中国人生活方式的变迁，同时遵循科学技术的一般规律，要准确理解中医理论的内涵，把握科学问题，借助学科交叉，利用多学科新知识、新成果，发展和创新中医理论，以更好地指导临床实践。

（四）面向未来需求的中医健康理论等研究

随着人们生活水平的不断提高及医学模式的转换，健康问题受到国人的高度关注，2013 年国务院即颁发了《国务院关于促进健康服务业发展的若干意见》，2015 年又颁发了《中医药健康服务发展规划（2015—2020 年）》，党的十八届五中全会提出了健康中国的概念。中医学作为我国独具特色的健康服务资源，强调整体把握健康状态，注重个体化，突出治未病，临床疗效确切，治疗方法灵活，养生保健作用突出，故充分发挥中医药特色优势，加快发展中医药健康服务，是全面发展中医药事业、促进健康服务业发展的必然要求。与此相适应，中医有关健康的概念、思想与观念，以及健康状态的内涵、要素、分类等健康理论体系的研究作为中医理论研究的重要范畴，也应得到高度重视。此外，中医治未病、康复理论等，也需要从哲学观到具体的医学理论，乃至理论指导下的操作技术，进行系统而深入的研究，而不能仅仅局限于理念的层面。

习近平总书记在 2014 年《在文艺工作座谈会上的讲话》中指出："传承中华文化，绝不是简单复古，也不是盲目排外，而是古为今用、洋为中用，辩证取舍、推陈出新，摒弃消极因素，继承积极思想，'以古人之规矩，开自己之生面'，实现中华文化的创造性转化和创新性发展。"这也可借鉴为现代中医理论研究的指导思想。总之，要关注中医理论基本概念和基本原理的传承创新，注重重大疾病防治规律与理论提升的应用创新和以自由探索为主体的先导创新，弘扬主体理论，鼓励多样性探索，重视科学问题的提炼，围绕问题开展研究，同时也要重视对已有研究成果的综合集成创新，全方位地促进中医理论研究创新发展。

要理清中医理论研究的目标、路径和方法，就有必要对现代以来中医理论研究、发展状况予以系统梳理，搞清楚脚下之路的基本状况，即当代中医理论研究取得了哪些成就、存在哪些问题、走了哪些弯路等，如此，方可进一步搞清楚“我是谁，我从哪里来，我将走向何方”的问题，科学理性地选择研究路径和方法，少走弯路，促进中医学术的健康发展。为此，我们在国家重点基础研究发展计划（“973”计划）项目的资助下，对60余年来现代中医学术创新进行了理论分析与总结，较为系统地梳理了中医理论研究的基本情况，在此基础上，编著成《中医基础理论研究丛书》，包括《中医学概念问题研究》《中医哲学思维方法研究进展》《中国古代天人关系理论与中医学研究》《〈黄帝内经〉二十论》《中医藏象理论研究进展》《中医经络理论研究进展》《中医体质理论研究进展》《中医病因病机理论研究进展》《中医治则治法理论研究进展》《中医学的科学文化研究》《中医模式推理研究》等11本。该丛书既是对陕西中医药大学中医基础理论学科所承担的国家重点基础研究发展计划（“973”计划）项目“中医理论体系框架结构研究”部分工作，以及国家社会科学基金项目“中国古代天人关系理论与中医学研究”的总结，也是作为国家中医药管理局与陕西省重点学科的部分工作总结。

陕西中医药大学《中医基础理论研究丛书》的编著，以陕西中医药大学中医基础理论重点学科团队人员为主体，山东中医药大学的王小平、鲁明源，华南师范大学的赵燕平，咸阳师范学院的蒲创国等同志也参与了编写工作。该丛书的出版，得到了陕西中医药大学领导的大力支持和陕西省重点学科建设经费的资助，中国中医药出版社华中健主任从选题到出版都给予了大力支持，在此一并表示衷心感谢。

邢玉瑞

2017年2月于古都咸阳

前言

本书包括三个相关的知识板块。第一至第六论为第一板块，是对《黄帝内经》成编之前先秦诸子文化、《吕氏春秋》、《淮南子》、《春秋繁露》、《史记·扁鹊仓公列传》，以及西汉文化等与生命科学相关资料的梳理和解读。之所以要研读这些文献，既想求索《黄帝内经》知识体系的文化渊源和背景，也是为了厘清相关知识的演进脉络。经过认真研习之后发现，《黄帝内经》传载的医学知识与其成编之前文献所传载的相关内容是一脉相承的，只不过吕不韦、刘安、董仲舒、司马迁等人是借用这些生命科学知识作为他们讲论治国理政方略的例证资料而已。除了《吕氏春秋》《淮南子》《春秋繁露》三者所涉的"养生"，以及《史记》以29例"诊籍"资料为素材而编撰的《扁鹊仓公列传》内容较为集中外，其他有关的生命科学知识则完全是零散地、"碎片化"地分散在各相关论题的字里行间；《黄帝内经》则专事生命科学知识体系的构建而整理编撰，虽然162篇医学文献的论题重点各有相异，但都围绕着生命科学知识体系这一主旨而撰述，所以是集中的、相对完整的，正因为如此，其才被称为"至道之宗，奉生之始"，是中医药学的奠基之作。

通过对上述相关文献的梳理，一则说明《黄帝内经》虽然成编于《史记》之后、《七略》之前，但其传载的医药学知识却形成时间久远，源远流长，是前人长期防病治病经验的总结和凝练，相当部分的内容并不比上述文献晚出甚或形成时间更早，这从其中引述的数十种医药文献可知；二则上述文献虽然也引用了古人研究的生命科学知识作为论证的材料，只能说明其与《黄帝内经》成编时汇集的资料都是前人对生命科学知识研究的成果和医疗经验的结论而已，相互间无明显的顺承关系；三则厘清了诸如"养生""阴阳""五行""精气""神论""天论"等命题演化的脉络。

第七至第十五论为第二板块，针对"《黄帝内经》讲了些什么"，梳理相关内容。其中的“神”“火”“气化”等内容不仅是中医药学理论中的重要命题，而且内涵丰富，意义重大，广为应用，但后世在运用其中的概念时，常将不同层次的内涵相混淆，故有必要对其基本概念及意义进行系统规整和梳理；心、肝、脾、肺、肾五脏的内容未按现行教材的表达方式陈述，而是站在《黄帝内经》原文的认知角度，从“河图”、“洛书”、十月太阳历法知识在原文中应用的遗痕、气化理论在五脏功能活动中的体现、五脏的生理特性三个维度，梳理了相关知识。由于各脏内容有明显的差异，故本书对各脏的论述各有不同。缘于此处对五脏内容的表达有别于现行教材的认知方法，故而称之为“再认识”。第十五论对《黄帝内经》中认为影响人类寿命的四方面因素予以评述，权作是书研究养生理论的基础。

“为何学、怎样学《黄帝内经》”的五论是第三知识板块，其中从八个方面对“《黄帝内经》成编至今已有两千年的历史，为何还要强调对其进行学习”的疑问予以回应。在回答怎样学习经文的方法时，既概要性地介绍了当前学习经典的现状，也提出了“读通原文、解析经义、纵横联系、结合实践、弘扬拓展”五步方略的建议，还讲述了依从中华民族传统文化发生的天文历法背景，以及“河图”“洛书”知识，运用“溯本求源”之法研读经文的体会，尽可能地帮助热爱《黄帝内经》的研习者，既能追究经文之“然”，也能探索相关经文的“所以然”。

《黄帝内经》及其缔造的“中医药学，凝聚着深邃的哲学智慧和中华民族几千年的健康养生理念及实践经验，是中国古代科学的瑰宝，也是打开中华文明宝库的钥匙，更是中华文化伟大复兴的先行者”。其通过生命科学的知识体系，充分展示了博大精深的“国学”内涵。所以说，但凡舍弃这一经典而纵论“国学”者，难免会失之完备。这里选择二十论辑录为册，试图从生命科学的维度，表达中医药学是“国学”重要组成部分的立场，妥当与否，求教于同道。

张登本

2017 年仲春于咸阳

目录

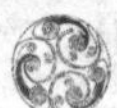

第一论 先秦诸子思想与《黄帝内经》

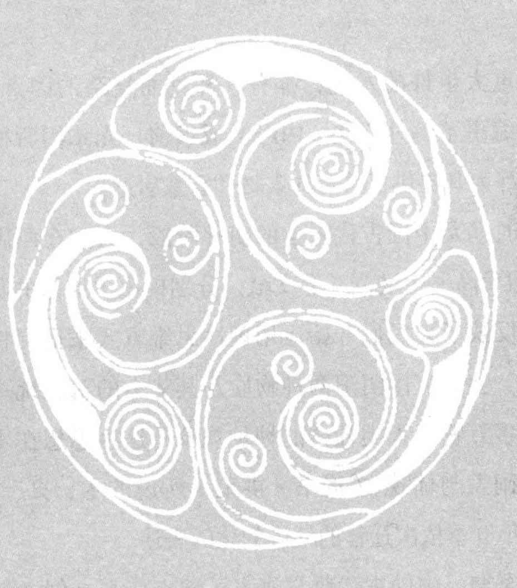

《黄帝内经》(简称《内经》)成书于《史记》之后《七略》之前的几十年，其主要内容的构建汲取了秦汉时期的医学成就，受到秦汉诸家思想的影响极为深刻。这一时期的"重生""重民""重阳""重土""天论""天人合一"等思想，以及《淮南子》《春秋繁露》《史记》等著述，都对其医学理论的构建产生了深刻影响。这一时期的天文历法知识乃至医药学成就，更是其理论构建必须吸纳的基本素材。

任何重大事件的发生，都有其深刻而复杂的因素和背景,《内经》的成编更不例外。在《内经》成编前，先辈们所积累的所有知识结晶，都为其提供了必需的素材和智慧启迪。

先秦时期是中国古代哲学的萌芽阶段，大约在西周早期出现的《易经》和《尚书·洪范》等文献，分别提出了原始的阴阳观念和五行观念，反映了先民们开始运用理性思维方式来把握物质世界。其中《易经》尝试运用阴阳两种物质及其势力的对立统一关系，概括自然界万事万物及人类社会的种种现象，这些思想在《易传》中得到充分的阐发与体现。《尚书·洪范》所说的木、火、土、金、水，就是对一年五季依次迁移的气候变化的表述。

战国末期，中国古代哲学进入了建立体系、创立学派的学术大争鸣、大发展时代，呈现出"诸子百家之学"兴起和争鸣局面。"诸子百家之学"的兴起主要涉及社会背景、历史背景和文化背景三个方面。就社会背景而言，是从奴隶制社会向封建制社会转型；就思想背景而言，是从诸侯分封割据向封建大一统转型；就文化背景而言，社会生产力的发展、自然科学的进步、社会结构的改变、文化知识的垄断地位被打破而相对普及、统治者"礼贤下士"风气的盛行等为"诸子百家之学"的兴起提供了十分有利的条件。

先秦诸子虽称"百家"，实际仅有十个学术流派。西汉司马谈在《吕氏春秋》对先秦诸子进行的总结基础上，将各个学术流派概括为阴阳、儒、墨、名、法、道六家（《论六家要旨》）。西汉末期，刘歆增加了农、纵横、杂、小说四家，为十家（《七略》）。后来人们以兵家易小说家亦为十家。在这十家学术流派之中，对中国传统文化影响较大的莫过于儒、道、墨、法四大学派。《内经》在其理论构建过程中，除了受到精气、阴阳、五行哲学思想十分深刻的影响之外，“诸子百家”中其他流派的学术思想很自然地浸润并渗透于其中，用以解释相关的生命现象，解决相关的医学问题。当然，生命科学知识也很自然地成为“百家诸子”们论证其学术立场时的支撑资料。这里仅就“诸子百家之学”的主要学术思想对《内经》理论的影响予以提要性陈述，既体现《内经》理论形成的文化背景，也说明“《黄帝内经》是中华民族优秀文化结晶”的观点。

一、《内经》理论构建中的道家思想

春秋时期，老子集古圣先贤之大智慧，总结了古老的道家思想的精华，形成了“无为无不为”的道德理论，标志着道家思想已经成型。道家以“道”为核心，认为天道无为，主张道法自然，提出无为而治、以雌守雄、以柔克刚、刚柔并济等政治、军事策略，具有朴素的辩证法思想，是“诸子百家”中极为重要的哲学流派，存在于中华各文化领域，对中国乃至世界的文化都产生了巨大的影响。大量的中外学者开始注意与吸取道家的积极思想，故有“道家思想可以看为中国民族伟大的产物，是国民思想的中心，大有‘仁者见之谓之仁，知者见之谓之知，百姓日用而不知’的气概”之说。英国著名科学技术史专家李约瑟在《中国的科学与文明》中指出：“中国人的特性中，很多最吸引人的地方，都来自道家的传统。中国如果没有道家，就像大树没有根一样。”“中国文化就像一棵参天大树，而这棵参天大树的根源于道家。”

道家学派的创始人及学术代表人物是老子（聃），后经战国中期的杨朱、关尹、尹文、宋钘、庚桑楚、子华子等齐国“稷下学宫”知名学者们的继承和发扬，成为当时影响较大的学术思想流派之一，此时又分化为多个学术派系，其中分别以庄子（周）和管子（仲）为代表的两个主要派系影响较大。前者重视“道”，认为“道”是物质世界永恒的、无处不在的终极本原；后者认为“道”是无所不在而富有生机的精气，精气才是宇宙万物发生并存在的本原。战国后期，这两派逐渐走向融合，形成了以《黄帝帛书》《文子》《鹖冠子》等著作为标志的黄老新道家思想，这便是道家“道气论”观点的由来。

“道家”学术思想对《内经》理论形成的影响是多方面的，此处仅从“道”“气”及辩证思维等方面予以提要性的介绍。

“道生一，一生二，二生三，三生万物。万物负阴而抱阳，冲气以为和”(《老子·四十二章》)，这是道家对宇宙万物的起源及宇宙万物结构模型的认识。认为“道”是演化生成“气”（即“一”）的母体，气是万物一体、万物同源、万物相通相应、万物相互联系的传媒和中介，因此有“通天下一气”(《庄子·知北游》)的结论，这也是道家“道气论”的源头。

下面从五个方面简要介绍《内经》对道家道气论的继承和发扬，反映道家学术思想在《内经》理论构建中所发挥的重要作用。

（一）道论

“道”字在《内经》中出现了269次，单用186次。其缔造的生命科学内容中直接继承了“道论”观点，广泛地运用“道”的概念来表达宇宙万物、生命活动的演化规律和相关的理论原则。具体言之，其中所用之“道”有宇宙、天地、自然规律之“道”的应用，如“五运阴阳者，天地之道”(《素问·天元纪大论》)；有脏腑、经络、气血、营卫等生理规律之“道”，如“经脉之道”“营气之道”等；有疾病发生、发展、演变过程之“道”，如“有道以来，有道以去。审知其道，是谓身宝”(《灵枢·五乱》)；有诊脉、望色、察病、辨标本顺逆的理论原则之“道”，如“持脉有道，虚静为保”(《素问·脉要精微论》)，“标本之道，要而博，小而大，可以言一而知百病之害……天之道毕矣”(《素问·至真要大论》)等;有针刺、用药治病原则和方法的理论之“道”,如“针道”等;还有将养生称为“道生”的养生保健的理论原则和具体方法之“道”,如“将从上古合同于道,亦可使益寿而有极时”。“其知道者……能形与神俱,而尽终其天年”(《素问·上古天真论》)等。

可见,《内经》在以“道论”的概念和观点全面构建其理论体系的同时,对“道”是不可直视的客观规律已经有了深刻的认识和广泛应用,指出“窈窈冥冥,孰知其道?道之大者,拟于天地,配于四海。汝不知道之谕,受以明为晦”(《素问·征四失论》)。认为“道”虽然是不可直视的,但却是无处、无时不在的,大至天地、四海,小到万事万物,无不受“道”的支配,无不遵循其“道”。掌握了宇宙万物生成变化之“道”,就可以发蒙解惑;如果不能认识、掌握和利用自然万物变化之“道”,只能是“以明为晦”,迷惑不解。

(二)“道法自然”与“无为而治”

《内经》认为,宇宙万物变化规律之“道”是客观存在的,不以人的意志为转移。人们既不能创造,也不能改造,或者违逆客观规律之“道”,只能认识、掌握、利用、遵循、顺应客观规律之“道”,因此有“道无鬼神,独往独来”(《素问·宝命全形论》)的研究结论。道家提出了“道法自然”(《老子·二十五章》)、“无为而治”的价值取向,《内经》不但秉承了这一思想,并将其加以拓展、弘扬和引申,广泛地运用于治则治法和养生理论的建立。如直接将“天之道,其犹张弓,高者抑之,下者举之,有余者损之,不足者补之”(《老子·第七十七章》)论述用于创立自己的治病大法,这些治法不但有“高者抑之,下者举之,有余折之,不足补之”弘扬、发展以后的具体治病方法,还有“寒者热之,热者寒之,微者逆之,甚者从之,坚者削之,客者除之……开之发之,适事为故”(《素问·至真要大论》)。据《老子》倡导的“甘其食,美其服,安其居,乐其俗”(《老子·第八十章》)思想构建自己的养生方法,不但直接将“恬惔虚无,真气从之,精神内守,病安从来。是以志闲而少欲，心安而不惧，形劳而不倦，气从以顺，各从其欲，皆得所愿。故美其食，任其服，乐其俗，高下不相慕"作为具体的养生方法，还将"圣人为无为之事，乐恬惔之能，从欲快志于虚无之守"(《素问·阴阳应象大论》)作为养生的最高境界。

必须注意的是，"道法自然"的"自然"一词是指宇宙、天地、万物的发生、存在、演化不以人的意志为转移的规律，如地球自西向东的自转、日月星辰等天体自东向西的运动、四季寒暑的更迭回归、昼夜晨昏的迁移变更等，都有其自己的自然而然的运动变化方式，人体生命总规律也是如此。"自然界"是指人类生存的天地空间和特定时间，以及相应的气象和物象。"自然"是指规律，是抽象的，"自然界"是具体的，所以说"自然"不等同于"自然界"。

（三）气论

《内经》直接将道家的气、精、精气概念引入医学领域，成为医学理论构建十分重要的概念。在《内经》中，"气"字出现了2956次，单用996次；"精"字共出现了217次，单用127次；"精气"出现38次。可见气、精、精气是使用频率极高的概念。由于道家所论的精气多属哲学范畴，具有高度的抽象性。其中的气、精、精气虽然还带有哲学的烙印，但却富涵深刻的自然科学特征，出于生命科学的需要，又创造了120余个以"气"构词的气概念。

《庄子·知北游》提出"通天下一气耳"的命题，既强调了宇宙间的万事万物都由这"一气"所成，也阐明了宇宙万物之间是通过"气"为中介而普遍联系的整体思想。道家这一观点也成为《内经》构建医学理论中整体观念的哲学基础。就人体是一个有机联系统一体的观点而言，肯定了人体原本也是"一气"所成。"精"是人体生命的发生时"一气"之中最为精粹的部分，是生命发生的原始物质，此精在生命发生的初始阶段，按其自身规律，逐渐分解变化为人身的所有形体器官，也就是说，人一切身形器官都是由这"一气"之中的“精”生成的，故有“人始生，先成精，精成而脑髓生。骨为干，脉为营，筋为刚，肉为墙，皮肤坚而毛发长”(《灵枢·经脉》)。此处不但告诉人们，“一气”之中的精不但是胚胎人形形成发育的原始物质，而且在胚胎发育过程中，形成胎儿的脑髓、骨骼、血脉、筋肉、皮肤、毛发等有形质的器官，全都是由这“一气”中的精生成的。在人出生以后的漫漫人生历程中，人体自身要不断产生各种各样生命活动赖以为继的营养物质，同样是“一气”之精形成内脏的作用下产生的，仍然属于哲学理念中的“一气”范畴，因此《内经》认为，“人有精、气、津、液、血、脉……为一气耳，今乃辨为六名”(《灵枢·决气》)。可见，道家“一气”相当于当今哲学所说“物质”的概念。于是在此哲学理念的指导下，《内经》认为人体是一个以心为主宰，五脏为核心，通过经络“内属于脏腑，外络于肢节”的联络和感传作用，各脏腑组织器官共同参与精、气、血、津、液的物质代谢，在完成十分复杂生命活动的过程中，相互之间有机的配合，是一个有机联系的统一体。

《内经》同样在“通天下一气”的哲学思想指导下，构建人与自然密切相关的整体联系理论。其中“夫自古通天者，生之本，本于阴阳。天地之间，六合之内，其气九州、九窍、五脏、十二节，皆通于天气”(《素问·生气通天论》)，就是这一观点的集中体现。这就直接将“通天下一气”的哲学理念用来说明人与自然界是息息相通、密切关联的。于是进一步强调人对自然万物的依赖，自然界为人生存提供了必不可少的生命赖以存在的物质，认为“天食人以五气，地食人以五味。五气入鼻，藏于心肺，上使五色修明，音声能彰。五味入口，藏于肠胃，以养五气。气和而生，津液相成，神乃自生”(《素问·六节藏象论》)，强调了人与自然界的万事万物相通相应的整体联系思想。这一观念全面、广泛地体现在其构建的生理、病理、诊断、治疗、养生等各个医学层面，并成为中医理论的基本特点之一。

（四）道家辩证思维对《内经》理论构建的影响

“辩证”思想的核心是强调宇宙万物中的一切事物都是广泛联系的而不是孤立的，都是运动的而不是静止的，而对立统一规律是万事万物相互联系和不断运动的内在基础和前提。道家理论中的辩证思想虽然还处于初始阶段，还不能与现代辩证法原理等同，但对这些基本观点和理论原则的认识已经比较明晰，而且比较自觉地将其应用于分析世间存在的事物及其联系，建立了有无、动静、刚柔、有余不足等对立范畴，揭示了客观事物对立统一的现象和规律，仅《老子》一书所论的对立范畴就有数十对之多，不仅论述了事物之间的对立关系，还涉及对立事物之间的统一关系。其中“有无相生，难易相成，长短相形，高下相倾，音声相和，前后相随”（《老子·第二章》），就表达了事物相反相成、对立统一的辩证思想。《内经》深受这一思想的影响，不仅将其运用于阴阳对立互根、五行相生相克关系的阐述，而且将阴阳、五行之中的对立统一关系全面地运用于解释人体的形体结构、生理功能、病理变化、疾病诊断、治则治法、遣药组方、养生防病各个层面，并从医学角度提出了“升降出入”“标本根结”“上下表里”“邪正盛衰”“虚实逆从”寒热进退、正治反治、补虚泻实、治未病与治已病等对立概念，使道家创立的辩证思维在生命科学的层面得以体现和深化。

二、《内经》理论构建中的儒家思想

儒家是中国古代最有影响的学派，但作为华夏固有价值系统的一种表现的儒家，却并非通常意义上的学术或学派。一般来说，特别是先秦时，虽然儒家是最有影响的学派，但也只是诸子之一，与其他诸子的地位是平等的，于秦始皇的“焚书坑儒”时受到重创，在汉武帝为了维护其专制统治而实施的“罢黜百家，独尊儒术”后得以兴起。该学派的创始人孔子第一次打破了旧时统治阶级垄断教育的局面，变“学在官府”而为“私人讲学”，使传统文化教育播及到整个民族。如此儒家思想就有了坚实的民族心理基础，为全社会所广泛接受并逐步儒化全社会。

“儒”源于商代，自孔子始成其“家”。经孔子整理、删改和发挥的上古五代文献被后世尊为“五经”。他“祖述尧舜，宪章文武”，崇尚“仁义”“礼乐”，主张“以德治国”，提倡“孝悌”“忠恕”及“中庸之道”。他的学生对其学术思想加以发扬光大，其中影响较大的有孟子和荀子等所代表的两个学术流派。孟子继承并发展了孔子的“仁学”思想，强调“人性本善”，主张“王道”和“仁政”，提出了“民贵君轻”“保民而王”的观点，高扬了儒家“舍生取义”的理想人格。孟子的思想对宋明时期儒家的发展影响很大。荀子继承和发展了孔子的“礼学”思想，强调“人性本恶”，主张“以礼治国”，提出了“天人相分”观点，弘扬了“人定胜天”“制天命而用之”的理性精神。荀子的思想对汉唐儒学影响较大。

孔、孟、思、荀等人奠定了儒家的基本格调，注重治国和改造社会。儒家的学术思想在《内经》中的体现仅从五个方面予以简要叙述。

（一）以“治国”类比“治医”

《内经》将治国与治医进行类比，用国家中央集权最高统治阶层的建制，类比人体各脏腑功能系统之间相互协调的整体配合关系，充分体现了儒家的治国方略。这一观点充分体现在《素问·灵兰秘典论》对十二官在整体生命活动中分担不同角色的论述。认为“凡此十二官者，不得相失也。故主明则下安，以此养生则寿，殁世不殆，以为天下则大昌。主不明则十二官危，使道闭塞而不通，形乃大伤。以此养生则殃，以为天下者，其宗大危！”还十分明确地将儒家治国之道与针刺治病之道类比，认为“司外揣内”认识方法可以广泛地应用于各个领域：“非独针道焉，夫治国亦然。黄帝曰：余愿闻针道，非国事也。岐伯曰：夫治国者，夫惟道焉。非道，何可小大深浅，杂合而为一乎？”（《灵枢·外揣》）儒家治国理念及用治国类比治医的观点表露无遗。

（二）儒家“天命观”对《内经》生命科学形成的影响

儒家的“天命观”承认自然规律，承认自然规律对社会、对人类生命活动的主宰作用，《内经》在此思想指导下研究人体禀赋、体质类型（《灵枢》

的《阴阳二十五人》《五音五味》《通天》等篇）。在探讨生命活动固有规律时提出了“天年”期颐、寿夭面相等理论（《灵枢·天年》）。《内经》在承认生命规律的“天命观”指导下，构建养生的相关理论，认为养生必须遵循并顺应自然规律，只有如此才可能达到“谨道如法，长有天命”（《素问·生气通天论》）的最佳养生效果。

（三）儒家“三才观”对《内经》理论形成的影响

《内经》受儒家“三才观”的影响，构建天–地–人三才医学模型。“三才观”是《周易》提出的世界观和方法论，儒家予以继承和发扬，强调发挥天时、地利、人和的综合作用，也是儒家对宇宙结构模型的基本看法。这一观点促进了《内经》医学模型的构建，几乎将其中所论的生命科学知识都置于这一整体模型的构架之中，在其中大多篇论之中均可觅其踪迹，其学术观点贯穿于所论的生理、病理、病证、诊法、治疗、养生等各个层面。这里值得一提的是，《内经》还将“天地人三才”宇宙结构模型运用在诊法理论的构建之中，认为“天地之数，始于一，终于九焉。一者天，二者地，三者人……故人有三部，部有三候，以决死生，以处百病，以调虚实，而除邪疾。”“有下部，有中部，有上部，部各有三候。三候者，有天、有地、有人也，必指而导之，乃以为真”（《素问·三部九候论》），于是在“三才”理论的指导下，《内经》创立了“三部九候”诊脉技术，后来《难经》将其浓缩在寸口诊脉方法之中并广泛应用，东汉张仲景改良为人迎（上部，即“天”）、寸口（中部，即“人”）、趺阳（下部，即“地”）三部诊脉法，甚至三焦气化理论的建立仍未脱此“三才”的观念。即使经络系统的组成也是如此，认为该系统是由主干（经脉）、分支（络脉）及附属部分三者组成，每部分又分之为三。主干（经脉）又有十二正经、奇经八脉及十二经别，分支（络脉）也有别络、浮络和孙络，附属部分也有十二经筋、十二皮部和四气衔三者；手足阴阳十二正经又各有手三阴经、手三阳经、足三阴经和足三阳经，如此等等，足见《内经》理论构建时所受儒家“天地人三才”理念影响之深、之广、之远。

（四）儒家“以和为贵”“中庸”思想对《内经》理论形成的影响

《内经》直接将儒家“过犹不及”“不得中行而与之，必也狂狷”，应当“允执其中”（《论语》）的“中庸”观点用以构建自己的医学理论。“中庸”观点的核心是突出了保持相对平衡是事物存在、发展的根本条件。儒家中庸思想在《内经》中通过阴阳、气血、营卫、脏腑、经络的相关理论，全面体现在相关的医学理论之中。如认为“阴平阳秘”是生命活动处于最佳的和谐有序状态，这种平和状态一旦失常，就会出现“阳盛则阴病”“阴盛则阳病”，或者有“阳不胜其阴”“阴不胜其阳”，甚至“阴阳离绝”的病理变化。医生治疗疾病的终极目的就是使患病机体复归到平和状态，并作为指导治疗的最高行为准则，故有“因而和之，是谓圣度”（《素问·生气通天论》），以及“谨察阴阳所在而调之，以平为期”（《素问·至真要大论》）的治病观点，也是《汉书·艺文志·方技略》所说“有病不治，常得中医”的缘由。

儒家“中庸”思想还体现在《内经》运用五行理论说明五脏系统之间的动态关系，认为无论是相生或者相克，都应当“执中而行”，否则就会出现“母子相及”或者“相乘相侮”的病理变化。如果“气有余，则制己所胜而侮所不胜；其不及，则己所不胜侮而乘之，己所胜轻而侮之”（《素问·五运行大论》），并据此提出了五行之间的生克制化关系是“亢则害，承乃制，制则生化。外列盛衰，害则败乱，生化大病”（《素问·六微旨大论》）的著名论断。在儒家“过犹不及”观点的影响下，《内经》建立了自己的发病观。六淫致病是气候的变化太过，超过机体适应能力所致；情志致病是七情过激所致；饮食不节致病，无论是“饮食自倍”“高梁之变”“大饮”，或者五味偏嗜，均为“太过致病”；此外还有劳累太过、过度安逸致病等。因此《内经》在高扬儒家“过犹不及”中庸思想的同时，形成了“生病起于过用”（《素问·经脉别论》）的著名发病观。

（五）儒家等级观念对《内经》相关理论构建的影响

儒家十分重视“君君臣臣，父父子子”的等级观念，这一观念影响着《内经》相关理论的形成。如在“十二脏之相使、贵贱”的命题下，以封建帝制类比人体内脏的关系，确立心是“君主之官”，肺如同辅佐君主的“宰相”或“太傅”，肝像护卫君主的“将军”（《素问·灵兰秘典论》），脾如同为“君主”出谋划策的“谏议之官”（《素问·刺法论》）等。这是就整体生命活动而言的，但是《内经》发现，复杂的人体生命活动是不可能用这一简单的内脏等级划分加以认识的，于是又将儒家这一等级观念应用于解释人体生命活动不同层面的脏腑联系和相互配合关系，如为了突出肺宣散营卫之气于全身的重要作用，认为“肺者，脏之长也，为心之盖也”（《素问·痿论》），突出肺在各脏腑之中的重要地位；为了强调脾（胃）是人体五脏六腑，四肢百骸所需营养物质化生的源泉，是人体生命赖以生存的根本，认为“脾者，土也，治中央，常以四时长四脏”“脾脏者，常着胃土之精也，土者生万物而法天地”（《素问·太阴阳明论》），如果脾胃有病，就会波及全身而有“五脏不安”（《灵枢·本神》），这就从精微物质化生的角度突出了脾胃在人体各脏腑关系中的重要地位。

在论“何脏最贵”时，为了强调肝应春，主人体气机之升的重要地位，认为肝“其脏最贵”（《素问·阴阳类论》）。可以看出，在认识人体生命活动时，从整体生命活动和生命的分支活动过程中两个层面，应用儒家等级观念来说明各脏腑所担负职能的主次关系。

这一思想还体现于组方法度理论的创立，认为“主病之谓君，佐君之谓臣，应臣之谓使”（《素问·至真要大论》），此亦成为两千多年以来中医组方遵循的规矩准绳。所用的药物也有“上下三品”（《素问·至真要大论》）的等级之分。还将这种等级思想用于运气理论中对气候变化及其对物候、发病规律的分析和判断，认为“君位臣则顺，臣位君则逆。逆则其病近，其害速；顺则其病远，其害微”（《素问·六微旨大论》）。

可见，儒家的学术思想在《内经》理论的发生及构建过程中，已经深深地植根于医学理论之中，与医学理论融合在一起。

三、《内经》理论构建中的法家思想

法家是中国历史上研究国家治理方式的学派，提出了富国强兵、以法治国的思想。经过春秋之管仲、子产，战国之李悝、吴起、商鞅、慎到、申不害等人的传扬和发展，逐渐成为一个学术门派。战国末期，韩非子对该学说予以总结、综合，乃至集成为一家。法家强调“不别亲疏，不殊贵贱，一断于法”，且有一整套的理论和方法。这为后来建立中央集权的秦朝提供了有效的依据，后来汉朝继承了秦朝的集权体制和法律体制，成为我国古代封建社会政治与法制主体，并提出了至今仍然影响深远的以法治国的主张和观念，足见其对法制的高度重视，这一法制思想一直沿用至今，成为稳定社会的主要手段。法家理念对《内经》构建生命科学知识体系也有不可忽视的影响。

法家注重组织和领导的理论和方法，具有冷静的眼光和理智的态度，精于各种利害关系的计算和分析，信奉冷酷无情的功利主义。法家源于春秋时期的管仲、子产，战国时期有李悝、商鞅、申不容、慎到等人，后期则以韩非子、李斯为代表。前期法家多为从政者，是当时政治变法的积极设计者、倡导者、组织者和参与者，尤其是商鞅在秦国的两次变法，使秦国迅速强大起来。韩非子是法家思想之集大成者，在理论上提出了进化的历史观、功利的道德观，以及集“法”“术”“势”为一体的政治观点。他认为人类历史是一个不断发展的过程，社会不同阶段有各自的特点和主题，所以应当遵循“世异则事异，事异则备变”的处事原则，认为人与人之间的关系都可以归结为某种利害关系；认为政治上应该以“法”治国、以“术”治官、以“势”守之。韩非子的理论为秦所用，加速了秦对六国的统一进程。

"法家"之"法"是指法律政令，认为无论是治国、治人、治事都应当有一定的法度。《内经》全面地接受并运用了法家"以法治事"的原则，并运用这一理念形成和构建自己的医学理论。法，就是规范人们行为的律令、原则和准绳。治医也是如此，认为医生必须以"法"诊病，并确定了相应的诊病方法，如三部九候遍身诊脉法、人迎寸口二部合参诊脉法、独取寸口诊脉法、尺肤诊法、面部色诊法、虚里诊法、腹诊法等。临证在具体应用这些诊法时，还应当遵循"诊法常以平旦""持脉有道，虚静为保""察色按脉，先别阴阳""见微得过，以诊则不失"（即"见微知著"的诊治原则）；"视其外应，以知其内脏"的"司外揣内"；"常以不病调（diào 音吊，察也）病人……平息以调之为法"；人迎寸口"两者相应，俱往俱来，若引绳大小齐等"；以及人"一吸脉再动，一呼脉亦再动，呼吸定息脉五动，闰以太息"等诊病法度。治疗疾病更应当严守法度，因此有"用针之服，必有法则"（《素问·八正神明论》）。在此精神的指导下，制订了相应的治病原则和方法，认为医生治病必须遵循"虚则补之，实则泻之，寒者热之，热者寒之，逆者正治，从者反治"等法则，组方也应当遵循君、臣、佐、使法度，才能达到"谨道如法，万举万全，气血正平，长有天命"（《素问·至真要大论》）的最终治疗效果。

法家"世异则事异，事异则备变"的动态灵活处事原则在《内经》理论中也得以充分的展示。例如在论述人体生长发育变化规律时，认为由于受肾气以及五脏气血盛衰变化的影响，人体在不同年龄阶段，表现为生（出生）、长（发育）、壮（壮盛）、老（衰老）、已（死亡）的不同阶段，男女两性虽然都遵循这一生命演化总规律，但又有差异，因此在各个时期存在着不同的生理特征，要根据不同特征采用不同的养生方法，达到"形与神俱，而尽终其天年"（《素问·上古天真论》）的养生效果。病证也是不断演变的动态过程，就外感热病（伤寒病）而言，随着发病时日的延长，其病变部位、病理反应、临床表现必然是有区别的，于是在“世变则事异”的思想影响下，以六经理论为辨证体系建立的基础，初创外感热病六经辨证的思路（《素问・热论》）。内脏病证也是如此，随着时间的迁移，疾病在五脏之间传变的顺序、病变所在的内脏、病理反应、症状特征均有明显的差异（《素问・玉机真脏论》）。这一认识既是《内经》同病异治、异病同治、因人制宜、因地制宜、因时制宜等治病理论发生的基础，也是法家“事异则备变”思想的体现。这是中医“辨证论治”理论发生的文化背景。

四、《内经》理论构建中的墨家思想

墨子（约前468—前376年），名翟，鲁国人。最初受业于儒家（《淮南子・要略》:“墨子学儒者之业，受孔子之术”），后因不满儒家维护强权高贵压抑人性的统治思想，以及对儒家强调的繁文缛节和奢靡风气的疑虑，故“背周道而用夏政”，强调要学习大禹刻苦俭朴的精神。遂脱离儒家而创立新的门派。墨家的主要思想是主张人与人之间平等的相爱（兼爱），反对侵略战争（非攻），推崇节约、反对奢靡（节用），重视继承前人的文化财富（明鬼），掌握自然规律（天志）等。战国后期，墨家的一个重要分支注重认识论、逻辑学、几何学、几何光学、静力学等学科的研究，是谓“墨家后学”（亦称“后期墨家”）。

墨家学派是当时社会下层人民的思想代表，其创始人是以手工业者出身的墨子。墨子早年受过儒家思想的影响，以后则“背周道而用夏政”，创立了自己的思想体系。墨子的主导思想是“历物十事”：即“尚贤”“尚同”“兼爱”“非攻”“节用”“节葬”“非乐”“非命”“天志”和“明鬼”。在认识论方面，墨子提出了“三表法”：认为主次当推究来历，详察实情，以及考验实用三者。这是中国历史上在认识论方面首次提出了对人的认识进行检验，以及实用是检验认识（即理论）标准的观点。此后，包括医学学科在内的自然科学，在其形成与发展过程中无不自觉或不自觉地受其思想的影响。

就墨子倡导的“三表法”而言，《内经》在确定其医学理论观点时严格遵循了这一原则。如其中的阴阳五行的理论来源是先秦阴阳家所创立的阴阳、五行说，精气理论与道家的“道气论”一脉相承，辨证论治本原于法家思想等。其中所论的诊法、病证、治疗，甚至五运六气理论的建立，是墨子“详察实情”认识原则的体现，因为这些理论都是古人长期在生产生活中对天地万物、生命现象、气象物候，以及临床实践等实情详察的基础之上提出的。就临床医学而言，如果患者“数食甘美而多肥也，肥者令人内热，甘者令人中满，故其气上溢，转为消渴”，症见“口甘”（《素问·奇病论》），久则“足生大丁”（《素问·生气通天论》），总结出了消渴病（糖尿病）发生的原因，与患者长期高热量饮食有关，其主症以消瘦（即“消”）、口渴多饮（即“渴”）、口甜而黏，后期多合并皮肉感染化脓的伴发症。并制订了“治之以兰，除陈气也”（《素问·奇病论》）的治疗方法。这是《内经》作者在长期临床“实情”观察基础上总结提出的理论观点，也是这些理论之所以时至今日仍然行之有效的原因所在。

“墨子之学，以兼爱，尚同为本”，指出了“兼爱”和“尚同”是墨学的核心观念，其他内容都是这两者的补充和扩张。孟子对墨子“兼爱”的哲学思想进行了相当精辟的概括，认为“墨子兼爱，摩顶放踵（意为吃苦受累），利天下，为之”。因此，墨子的兼爱是以他人为中心，强迫自己去为别人服务，这也就是墨子自己所说的“欲天下治，而恶其乱，当兼相爱，交互利，此圣王之法，天下之至道也，不可不务也”。可见，“兼爱”考虑更多的是他人的利益或幸福。《内经》是一部以医学为主体的百科全书式的典籍，而医学正是以解除大多数人的身心疾苦为宗旨的高尚事业，任何一个从事医学事业的人都是墨子“兼爱”思想的践行者，因而其全部内容无不体现“兼爱”思想。例如《灵枢·九针十二原》开卷篇首即曰：“余子万民，养百姓，而收其租税，余哀其不给，而属有疾病。余欲勿使被毒药，无用砭石，欲以微针通其经脉，调其血气，营其逆顺出入之会，令可传于后世，必明为之法，令终而不灭，久而不绝，易用难忘，为之经纪……先立针经。”此段既是《灵枢》的开卷道白，也是《内经》作者开宗明义，畅明撰著此书的主旨。其十分明白地告诉世人，解除广大民众的疾苦是创建医学学科的根本宗旨，墨子“兼爱”思想也是治医的基本道德观念，不懂得“兼爱”是不能治医的。

讲究“实用”是墨家学术思想的主要价值取向，《内经》正是一部以医学内容为主体、实用性极强的典籍。医学的价值取向就是讲究实用，就在于解除患者的病痛，尽可能使人健康不病而“长有天命”。书中处处体现着“实用”理念，一但发现某一理论偏离“实用”（即治疗无效）就会立即加以校正，如“论言治寒以热，治热以寒，而方士不能废绳墨而更其道也。有病热者，寒之而热；有病寒者，热之而寒，二者皆在，新病复起，奈何治……诸寒之而热者，取之阴；热之而寒者，取之阳，所谓求其属也”（《素问·至真要大论》）。此处充分表现了《内经》在创建治法理论方面将墨家讲究“实用”的价值取向并使之体现得淋漓尽致。

五、《内经》理论构建中的名家思想

名学是中华传统文化学术之一，是战国时期的重要学派之一。因其从事名、利进行论辩（名，名称、概念；利，事实、价值）为主要学术活动，故被后人称为名家。早在春秋时期，《管子》就曾提出过“名实”之辩的命题。

名家又称为“辩者”或“刑（形）名家”，或“名辩家”。名家学术思想的创立者有老子、墨子等人，后来经惠施和公孙龙等人的发展，成为学术一家。名辩家的辩证逻辑与希腊的形式逻辑及古印度的因明学说三者被称为世界古逻辑学三大流派。名辩家注重“名”与“实”关系的论证，主要观点有惠施的“合同异”和公孙龙的“离坚白”。

惠施认为“大同而与小同异，此之谓小同异；万物毕同毕异，此之谓大同异”（《中国哲学史》）。墨子提出了“同异交（交，交互、相兼）得”和“二必异”的著名命题（《经上·八十九》）。所谓“同异交得”是指“同”和“异”是相互兼得的，任何事物之间总是同中有异，异中有同的。这一认识在现代哲学中被称之为“同一性”和“差异性”。所谓“二必异”是指世间的所有事物莫不相异，天地间没有两个完全相同的事物。这一观点在现代哲学里被称为“相异律”。无论是“同异交得”或者“二必异”，都是讲事物的“同”“异”关系，《内经》以此论证人与宇宙万物发生、发展、变化的总规律，并认为天地万物的总规律是相同的。但人不同于宇宙万物，是“天地之镇”，万物“莫贵于人”，并以此为异。在此论点指导下构建的相关医学知识，如生理、病理、养生、治则治法等理论，无不体现着人与宇宙万物都遵循“阴阳者，天地之道”这一“万物纲纪”（此为大同），但人体的生理病理变化又有不同的阴阳变化及其具体的表现。如“阳盛则热”“阴虚则热”“阳虚则寒”“阴盛则寒”，以及“阳盛则阴病，阴盛则阳病”等。至于《内经》所确定的“异病同治”和“同病异治”（《素问·病能论》）的治疗原则也是这种“合异同”思想的体现。

公孙龙的“离坚白”观点与“合异同”相反，认为“假物取譬，以守白辨”（《公孙龙子·迹府》）。所谓“假物取譬”，就是运用取象类比思维说明或论证相关道理的思维方法。《内经》将其作为认识人体各系统相互联系、人体五脏系统与自然界万事万物联系、构建天－地－人医学模型的主要思维方法，因此有“不引比类，是知不明”“及于比类，通合道理……可以十全”（《素问·示从容论》）等论述，例如以月地引力对海水潮汐的影响为例来类比论证月地引力影响人体气血的运行和分布状态，认为“人与天地相参也，与日月相应也，故月满则海水西盛，人血气积……至其月郭空，则海水东盛，人气血虚”（《灵枢·岁露论》）。像这样运用类比思维论证相关的医学理论，在《内经》中可以说俯拾即是，不胜枚举。这都充分体现了名辩家“离坚白”类比思维是《内经》阐述医学理论的主要思维方法。

六、《内经》理论构建中的阴阳家思想

阴阳学说是古代汉族重要的哲学思想，《史记》称其“深观阴阳消息，而作迂怪之变”，《吕氏春秋》则直接受到邹衍学说的影响。大体而言，邹衍的阴阳家思想表现在将自古以来的数术思想与阴阳五行学说相结合，并试图用来构建宇宙图式，解说自然现象的成因及其变化法则。古代汉族的天文学、气象学、化学、算学、音乐和医学，都是在阴阳五行学说的基础上发展起来的。《内经》生命科学知识体系的结构也毫无例外。

以邹衍为代表的阴阳家实际是阴阳与五行合论流派。该学术流派倡导阴阳对立统一规律，并用以解释宇宙万物的发生及演化过程；用五行特性及归类方法，解释宇宙万物之间的广泛联系；将阴阳和五行两套理论相结合，解释宇宙万物的起源、演化，甚至历史变迁、社会更替。其著名观点有“大小九洲论”和“五德终始论”。认为金、木、水、火、土五德之运也是阴阳二气作用的结果，故“深观阴阳消息”，可知“终始五德之运”（《史记·孟荀列传》）。由于这一学术流派以阴阳对立、统一、消长、变化为其学说根本，因此汉以后学者称之为“阴阳家”。邹衍的阴阳五行合论观点被《内经》全面接受，认为“五运（即五行之气的运行变化）阴阳者，天地之道也，万物之纲纪，变化之父母，生杀之本始，神明之府也，可不通乎”（《素问·天元纪大论》）。《内经》全面接受并运用阴阳五行理论，解释相关医学知识，并由此构建了以《素问》的《阴阳应象大论》《金匮真言论》《六节藏象论》等为代表的核心医学命题，即“四时五脏阴阳功能系统结构模型”。至于其阴阳理论、五行理论对其的影响，在经文中俯拾皆是，体现在其所构建生命科学知识体系的各个层面。

七、《内经》理论构建中的杂家思想

杂家，列于诸子中，是很鲜明的一派，因为其是战国末至汉初兼采各家之学的综合学派。战国末期，经过激烈的社会变革，诸思想家纷纷出现，新兴地主阶级便要求政治上、思想上的统一。在此呼声之下，需要把各派思想相互融合混杂，互相取长补短，该学派正是迎合了战国末期这种学术文化融合的总趋势。“采儒墨之善，撮名法之要”是其显著的治学理念和学术特征，通过采集各家学术立场而独立为一家。胡适在其《中国中古思想史长编》中认为：“杂家是道家的前身，道家是杂家的新名。汉以前的道家可叫做杂家，秦以后的杂家应叫做道家。研究先秦汉之间的思想史的人，不可不认清这一件重要事实。”胡适之言极是，如春秋时期的《管子》，虽以法家思想为主，但也兼具后来的道家、名家、儒家理念。再如班固在秉承司马迁观点后认为，“杂家者流，盖出于议官。兼儒墨，合名法，知国体之有此，见王治之无不贯，此其所长也。及荡者为之，则漫羡而无所归心”（《汉书·艺文志·诸子略》）。

杂家是战国后期出现的试图折中、杂糅诸子思想的学术流派，具有“兼儒墨，合名法”特点，其代表作是战国末期《吕氏春秋》和稍早于《内经》成书的《淮南子》。今人在详论杂家代表作《吕氏春秋》时说：“此书于孔子、曾子、庄子、墨子之言，伊尹、刘子之书无不采辑，不主一家，故内容庞杂。但已亡佚之先秦古籍如阴阳家、农家……之说，可由此考见一斑。”（《诸子通考》）

杂家兼采先秦诸子各家之说、兼收并蓄的学术立场对《内经》理论的形成有十分重要的借鉴作用，如果从先秦文化解读其中的医学内容时就不难发现，其生命科学知识的形成也是采用了兼收并蓄、博采众长的学术态度和立场，因而使得其中所载的医学理论丰富多彩。例如有关生命活动进程的阶段划分就有两种方法：一种方法是以“男子八岁，女子七岁”为时间段进行划分（《素问·上古天真论》），另一种方法是无论男女都是以十岁为一个时间段予以划分（《素问·阴阳应象大论》及《灵枢·天年》）。两套方法各有各的理论依据，各有各的医学意义，因此《内经》以“兼收并蓄”的价值取向而一并予以应用。再如“治痿独取阳明”的治病方法，经文在肯定了“取阳明”是治痿重要方法的基础上，从导致“五脏气热”病理原因多样性的角度，明确了“取阳明”不是治疗痿病之仅有方法。应该针对不同类型的痿病患者，“各补其荥而通其俞，调其虚实，和其逆顺。筋脉骨肉，各以其时受月，则病已矣”（《素问·痿论》）。

至于其他疾病治疗方法的应用更是如此，原文认为地域有东西南北的不同，气候有寒热温凉之殊，生活在不同地域环境的人们，各有不同的体质，因而所患病证有很大的差异，不同的病证有不同的治疗手段，医生必须“杂合以治，各得所宜，故治所以异而病皆愈者，得病之情，知治之大体也”（《素问·异法方宜论》）。诸如此类即是对各有其理的不同观点予以博采众长的“兼收并蓄”价值取向的体现。至于杂家论著中的学术观点，《内经》原文更是信手拈来，为我所用，如将《吕氏春秋·尽数》的“大甘、大酸、大苦、大辛、大咸，五者充形而生害矣。大喜、大怒、大忧、大悲、大哀，五者接神而生害矣。大寒、大热、大燥、大温、大风、大霖、大雾，七者动精而生害也。故凡养生，莫若知本，知本则疾无由生矣”稍加改造就直接引入《素问·阴阳应象大论》等相关篇章之中，论述五味、五气、五色、五志所伤致病等相关的内容。

《吕氏春秋》反对用宗教迷信方法治病的立场也对《内经》有深刻的影响。如《素问》在“上（崇尚）卜筮祷祠，故疾病愈（更加）来”（《吕氏春秋·尽数》）的思想影响下，高扬反对迷信鬼神的旗帜，态度鲜明地表示“拘于鬼神者，不可与言至德”（《素问·五脏别论》），“道无鬼神，独往独来”（《素问·宝命全形论》）。

《素问》还直接引用《淮南子》相关篇章的观点解释人与自然的关系及其对发病的影响。《淮南子》认为“清阳者，薄靡而为天；重浊者，凝滞而为地”，“天倾西北，故日月星辰移焉；地不满东南，故水潦坐埃归焉”（《天文训》），而《素问》对其稍加改造，认为“清阳为天，浊阴为地”，“天不足西北，故西北方阴也……地不满东南，故东南方阳也”（《阴阳应象大论》）。至于“天圆地方，人头圆足方以应之……此人与天地相应者也”可以说几乎全文援引于《淮南子》，于此可见杂家学术思想对《内经》理论构建的影响。

八、《内经》理论构建中的兵家思想

兵家是以孙武、吴起、孙膑等一批军事家为代表的学术流派。这一学术流派又有兵权谋、兵形势、兵阴阳、兵技巧的不同学术思想。这些兵家不同的学术思想对《内经》理论形成也有不同程度的影响，如其中以自然界无穷变化说明用兵之法无常道的军事思想时说：“色不过五，五色之变不可胜观也；味不过五，五味之变，不可胜尝也。”（《孙子兵法·势》）《素问》将此观点直接引入，解释相关医学道理，指出“草生五色，五色之变，不可胜视；草生五味，五味之美，不可胜极”（《六节藏象论》）。

在疾病治疗上，《内经》在治病用针、用药如用兵理念的指导下确立自己的治疗思想：“善用兵者，避其锐气，击其惰归，此治气者也……无邀正正之旗，勿击堂堂之阵，此治变者也。”（《孙子兵法·军争》）《内经》在此用兵之道的影响下，要求医生施针治病不但要掌握左病刺左、右病刺右、阳病治阳、阴病治阴之常规方法，还应当做到“善用针者，从阴引阳，从阳引阴，以左治右，以右治左”（《素问·阴阳应象大论》）的变通方法。甚至还直接证引其说，制订相关病证的具体治法，“《兵法》曰：无迎逢逢之气（气，指高昂的士气），无击堂堂之阵。《刺法》曰：无刺熇熇之热，无刺漉漉之汗，无刺浑浑（音义同‘滚’）之脉，无刺病与脉相逆”（《灵枢·逆顺》）。《素问·疟论》确立疟疾刺治方法时也有类似记载。“经言无刺熇熇之热，无刺浑浑（浑，音义同‘滚’）之脉，无刺漉漉之汗，故为其病逆未可刺也。”这种刺疟之法，是“其盛，可待衰而已”（《素问·阴阳应象大论》）治疗思想的具体应用，也是兵家“避其锐气，勿击堂堂之阵”用兵战术思想对《内经》确立治病原则的影响。《灵枢·玉版》在论疮疡刺治、脓肿切开引流、针具选择时也引用兵家的观点，认为针刺所用的针具虽小，但对人身伤害的副作用犹如“五兵”，“五兵者，死之备也，非生之具……夫针之与五兵，其孰小乎？”又说，“两军相当，旗帜相望，白刃陈于中野者，此非一日之谋也。能使其民，令行禁止，士卒无白刃之难者，非一日之教也，须臾得之也。夫至使身被痈疽之病、脓血之聚者，不亦离道（养生、生理之道）远乎”（《灵枢·玉版》）。此处以两国开战的酝酿积累过程类比人体痈疽化脓性疾病的发生均非一日之灾、须臾所得，将医生治病的针具与作战所使用的武器进行类比，其论证过程和论证所得的结论恰如其分，切中该病形成的原由及针刺治病的意义。

先秦诸子之学还有纵横家和农家。纵横家是指当时专门从事政治、外交活动的谋士、政客们结合其政治、外交经历创立的学术流派。其中主要有以苏秦为代表的“南与北合”的“合纵”论、以张仪为代表的“西与东合”的“连横”论两大学术流派。农家是代表当时农民思想的学术流派。《孟子》记载有相关内容，主张人人必须从事农业劳动，自食其力。《内经》所载的五谷、五果、五畜、五菜，五脏病证分别对五种谷、果、畜、菜之所宜的内容（《灵枢·五味》），“籴贵”“籴贱”（《灵枢·岁露论》），以及认为太阴司天之政的年份，“其谷黅玄”者收成好，少阴司天之政年份，“其谷丹、白”者能获丰收等（《素问·六元正纪大论》），均受农家思想的影响。

《内经》虽然成编于《史记》《淮南子》之后的西汉中晚期，但其理论与先秦诸子之学几乎是相伴发生的，其学术思想乃至遣字用词都深受诸子之学的影响，正如祝文彦《庞府堂华》所言，“《内经》一书，文气坚削如先秦诸子，而言理该（赅）博绝似管荀，造词质奥又类鬼谷。”因此本章仅举例简介诸子十家学术思想对其理论构建的影响，略示《内经》是中国中华民族传统文化结晶之轮廓。

第二论 《吕氏春秋》与《黄帝内经》

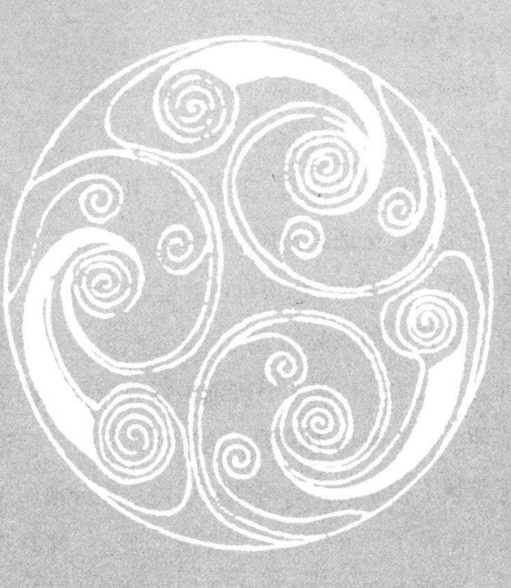

吕不韦的《吕氏春秋》是一部主旨鲜明，政治主张明晰的历史文献。吕氏在复习了上至三皇五帝，下逮春秋战国晚期各个阶段的历史经验教训乃至诸子之论，甚至引用生命科学知识作为事实依据的基础上，论证其政治主张和治国理念。此处站在生命科学立场上，仅仅对其所引用的战国末期以前的论证其治国、治事、理政、安身立命等政治主张的有关生命科学知识论据予以梳理，从中窥视其对后来生命科学发展的影响。

《吕氏春秋》以独特的视角，运用"博采众长，兼收并蓄"杂家的治学理念，全面吸纳了此前的诸子思想及学术成就，在中华民族传统文化历史进程中具有承前启后作用。其广泛、全面地吸纳前人研究成果作为论据，论证其治国、治事、理政、安身立命等政治主张，之前的人类生命科学知识很自然地也成为其所引用的重要资料，这无疑保存了汉代以前该类知识的重要资料源。其中杂家"兼收并蓄"治学理念就成为《内经》整理前人研究成果时的主导思想，因而使四五十种医学文献熔于一炉；论证的"圜道"理论就被中华民族传统文化背景下构建的生命科学知识体系充分地加以运用；从生命科学的角度阐发了"重生"和"重民"理念，又有其独特的见解和展示方法。这些内容都对后来生命科学知识体系的构建有着深刻的影响。

《吕氏春秋》是杂家学术流派的开山之作，在"兼收并蓄，博采众长"的治学理念指导下，以儒家思想为主体，将经过改造和发展的道家理论作为基础，全面吸纳法、墨、名、兵、农，以及阴阳五行诸家观点中有用的部分，构建其独有的治国理念和政治立场。该书虽然不是医药学著作，但却传载了此前丰富的生命科学知识，吕氏以政治家的立场和视角，审视和运用人们易于理解的医药学知识阐扬其政治主张和治国方略，用治医之理以明治国之道。此处仅从医药学的立场，还原其中有关生命科学的知识，一方面有助于评估此前医药学所取得的成就，另一方面也能审视《内经》构建生命科学知识体系之前的社会背景、文化背景，尤其是前期的医药学成就背景。

一、杂家理念对生命科学理论构建的影响

海纳百川是生命科学的本性，具有所有学科精髓集合的学科特征。以吕氏为代表的杂家治学理念正符合这一特性。这也是《内经》在构建生命科学知识体系时采纳杂家治学理念的缘由。

杂家是战国后期出现的试图折中、杂糅诸子思想的学术流派，具有“兼儒墨，合名法”特点，其代表作就是秦之《吕氏春秋》和西汉早期、先于《内经》成书的《淮南子》。今人在详论杂家代表作《吕氏春秋》时说：“此书于孔子、曾子、庄子、墨子之言，伊尹、刘子之书无不采辑，不主一家，故内容庞杂。但已亡佚之先秦古籍如阴阳家、农家……之说，可由此可见一斑”。

任何一个学术流派的形成都有其相应的文化背景和时代需求，仅就创立杂家学术流派的《吕氏春秋》而言，为了适应秦国统一天下的政治需要，必须兼采先秦诸子各家之长。其以兼收并蓄的学术立场，以儒家思想为主导，以经过改造的道家理论为基础，兼采各家对其有用的成分融合而成的独特政治思想，顺应了当时秦国即将统一天下的时代潮流。

《吕氏春秋》（以下所引该书内容只标注三级标题）在《易经》“天道虚，地道实”的思想引领下，提出“君虚臣实”“民本德治”的政治主张，这也是以孟子为代表的儒家思想的组成部分。《内经》在构建脏腑关系（《素问·灵兰秘典论》），运气学说中君火（热气）、相火（暑气）和客主加临之“君位臣则顺，臣位君则逆。逆则其病近，其害速；顺则其病远，其害微”（《素问·六微旨大论》），以及方剂组成之“君臣佐使”原则（《素问·至真要大论》）等理论时，就秉承了这一君臣等级理念。

对宇宙本原的认识是战国时期各家学派争论的焦点，《吕氏春秋》继承并发挥了道家精气理论，认为宇宙的本原是极其精微的物质——精气（即

太一，又称作“道”）的运动变化而产生精彩纷呈、千姿百态、性质迥异的天地万物。《内经》在“天地合气，命之曰人”“人以天地之气生”（《素问·宝命全形论》）等精气生命观的思想指引下，全面地应用精气理论解释人类存在并与天地万物的关系、人体结构、生命活动、病理变化，乃至指导疾病的治疗和预防，使这一哲学理论成为中医理论体系的基础和核心。如若从哲学背景审视精气概念的发生，先有宇宙万物的形成本原是“气”的观点，《管子·水地》在液态“水”能生万物的启示下，将医学中男女两性媾合时性器官中流溢的像“水”一样能构成胚胎人形之物称为“精”，自此之后，就以“精”解气，把精与气联系在一起。《吕氏春秋》中就有了“气”“精”“元”的概念及相关论述。后来的《淮南子》和《春秋繁露》又有了“元者，万物之本”的观点。可见气、精、元都是先哲们用以解释宇宙万物形成本质的具有相同内涵的哲学概念。就医学理论而言，《内经》在《吕氏春秋》的基础上将气、精、元分论的哲学概念统一为“精气”，稍晚一些的《难经》将气与元分论的哲学概念统一为元气（或“原气”）。《内经》在构建中医理论体系时出于解释医学自身相关知识的需要，形成了具有不同医学内涵的气、精、精气的概念，使这些概念在不脱离哲学的背景下被限定在医学的范畴之内。

吕氏虽然是以儒、道思想构建其政治主张的，但对法、墨、名（如“坚白之察、无厚之辩，外矣”《君守》《别类》）、阴阳、兵、纵横（《不侵》《报更》）乃至工、商、农、学等百余位诸子的学术立场、观点及实例予以征引。勤求古训，博采众长，汲取其中可利用的部分为己所用，充分彰显了杂家“兼收并蓄”的治学理念和学术立场。

《吕氏春秋》的这一理念和学术立场对《内经》理论的形成有十分重要的借鉴作用。如果从先秦文化的角度解读其构建的生命科学理论就不难发现，其采用了兼收并蓄、博采众长的学术态度和立场，因而使得其中所载的医学理论丰富多彩。如对“何脏最贵”的回答中，从统主生命活动的角度，有“心者，君主之官”“主明则下安”“主不明则十二官危”之论（《素问·灵兰秘典论》）；从脾运化水谷精微营养全身的角度，有“脾者土也，治中央，常以四时长四脏，各十八日寄治”（《素问·太阴阳明论》）；从肺宣肃营卫之气、津液及其解剖部位尊高的角度，有“肺者，脏之长也，为心之盖也”（《素问·痿论》）；从肝应春主升发，能启动整体气机循行运转的角度，有“春甲乙青，中主肝，治七十二日，是脉之主时，臣以其脏最贵”（《素问·阴阳类论》）等。可见，在“人以五脏为本”的前提下，各脏分别在生命活动的不同方面发挥着无可替代的重要作用，《内经》以杂家“兼收并蓄”的理念汲取不同的学术观点，丰富其所构建的生命科学理论。

此外，诸如三阴三阳的划分、人类体质类型的划分，以及前文所述的对人体生命活动进程的阶段划分、治痿证的方法等，也是对各有其理的不同观点予以博采众长的“兼收并蓄”价值取向的体现。至于杂家论著中的学术观点，《内经》更是信手拈来，为我所用，稍加改动就直接引入其相关的篇论之中，如《素问·阴阳应象大论》等篇章之论述五味、五气、五色、五志所伤致病等相关的内容即是其例。

《吕氏春秋》反对用宗教迷信，不相信鬼神，不承认天命的立场，也对《内经》构建的生命科学理论有着深刻的影响。

二、圜道观对生命科学理论构建的影响

“圜道”观念形成得很早，在《周易》《尚书》中已有体现，经过先秦诸子们的丰富和发展，于战国末期，由思想家吕不韦第一次确立并予以系统地阐述和抽象，将其升华到理性层面，认为“天道圜，地道方。圣王法之，所以立上下。何以说天道之圜也？精气一上一下，圜周复杂，无所稽留，故曰天道圜……日夜一周，圜道也。月躔（chán 历行）二十八宿，轸与角属，圜道也。精行四时，一上一下，各与遇，圜道也。物动则萌，萌而生，生而

长，长而大，大而成，成乃衰，衰乃杀，杀乃藏，圜道也。云气西行，云云然，冬夏不辍；水泉东流，日夜不休……上不竭，下不满，小为大，重为轻，圜道也……黄帝曰：帝无常处也，有处者乃无处也……以言不刑蹇，圜道也。人之窍九，一有所居则八虚，八虚甚久则身毙。故唯而听，唯止；听而视，听止：以言说一。一不欲留，留运为败，圜道也。一也齐至贵，莫知其原，莫知其端，莫知其始，莫知其终，而万物以为宗……日夜不休，宣通下究，瀸（jiān 和洽）于民心，遂于四方，还周复归，至于主所，圜道也。令圜，则可不可，善不善，无所壅矣。无所壅者，主道通也……人之有形体四枝（枝，通'肢'），其能使之也，为其感而必知也。感而不知，则形体四枝不使矣"（《圜道》）。吕氏认为从天体运行、日月星辰运转、四季寒暑变迁、昼夜晨昏更迭，到虫鱼草木、人体生命运动等大凡有节律的自然现象无一不是"圜道"理念的具体体现和映射。

何谓"圜道"？所谓"圜道"，即指宇宙万物自在的循环运动规律。今人将其径直表达为"圆运动"。圜者，动也；圜也者，环周不休也；圜也者，圆也，润也，谓其运动流畅而不可窒碍，有序而不能紊乱之谓。由于"圜道"所表达的循环运动广泛地存在于自然界、人类社会、技术领域、人类的思维之中，所以这一理念很早就成为国人牢固的思维习惯，渗透到中华民族传统文化的各个层面，因而在中国民族传统文化的诸多品性之中，或者为圜道观的衍生物，或者与其密切相关，无不深刻地影响着中华民族传统文化的发生、传承与发展。从哲学角度言之，"圜道"有其局限的一面，但在中国的哲学里，精气、阴阳、五行等理论，无一不是"圜道"观念的表现形式。

（一）阴阳消长变化的圜道观

就阴阳圜道观而言，《易经》中的八经卦所表达的宇宙万物时空变化规律即是用阳爻阴爻作为符号表达"圜道"的。吕氏认为，"精行四时，一上一下，各与遇，圜道也”（《圜道》)。《内经》于此则有更为精确的表述，“冬至四十五日，阳气微上，阴气微下；夏至四十五日，阴气微上，阳气微下”（《素问·脉要精微论》)。此乃一年四季的“圜道”。阴阳概念表达的，自朔至望为阳长阴消的过程，而自望再朔则为阴长阳消的过程，此乃月相之“圜道”。故吕氏认为，“月躔二十八宿，轸与角属，圜道也”。《灵枢·顺气一日分为四时》之“以一日分为四时，朝则为春，日中为夏，日入为秋，夜半为冬”，即是吕氏所说“日夜一周，圜道也”的体现和运用。

（二）五行相生、相克之圜道观

吕氏的五行圜道观又有两个方面的循环运动：一是五行相生的循环运动，即为了阐述天地万物之间的相互资生关系，于是后来的董仲舒对“五行相生”命题予以专章论述，并将这种关系类比“父子”，如“木生火，火生土，土生金，金生水”（《春秋繁露·五行对》)，“木生火，火生土，土生金，金生水，水生木，此其父子也……天之道也”（《春秋繁露·五行之义》)。自此，五行的木→火→土→金→水→木递相资生的关系及顺序便确立了。

二是五行相克的循环运动。吕氏认为，黄帝时期“土气胜，故其色尚黄”，禹取代黄帝，因其“木气胜”；汤时“金气胜”而取代夏，文王“火气胜”而取代商，故“代火者必将水”，“水气胜，故其色尚黑”（《应同》)。这是吕氏以邹衍“五德终始”说中的五行相克理论为依据，运用“圜道”观念解释朝代更迭和社会变迁。《淮南子·地形训》和《春秋繁露》则从哲学层面概括了五行相生和相克的圜道观。为了阐述天地万物之间的相互制约关系，于是对“五行相胜”命题予以专章论述，如“金胜木”“水胜火”“木胜土”“火胜金”“水胜火”（《春秋繁露·五行相生》)。自此五行的木→土→水→火→金→木递相制约的关系及顺序便确立了。

《内经》则将圜道观运用于解释藏象理论的构建。如“木得金而伐，火得水而灭，土得木而达，金得火而缺，水得土而绝，万物尽然，不可胜竭”（《素问·宝命全形论》)，就讲的是五行相互制约的循环运动。该理念用于说明五脏病理传变有“五脏受气于其所生，传之于其所胜，气舍于其所生，死于其所不胜。病之且死，必先传行，至其所不胜，病乃死……一日一夜五分之，此所以占死生之早暮也。黄帝曰：五脏相通，移皆有次，五脏有病，则各传其所胜。不治，法三月若六月，若三日若六日，传五脏而当死，是顺传所胜之次"（《素问·玉机真脏论》）。这就是吕氏的五行圜道观对在生命科学理论构建中的意义。

（三）精气运行的圜道观

《吕氏春秋》认为，"精充天地而不竭，神覆宇宙而无望。莫知其始，莫知其终，莫知其门，莫知其端，莫知其源。其大无外，其小无内"（《下贤》）。"天气上腾，地气下降"（《孟冬》），就指出精气是构成物质世界的本原，正因为充斥于天地间精气的不断运动，在上的精气要不断地下降，在下的精气要不断地上升，在物体之外的精气要向内运行，在物体之内的精气要不断地向外运动，如此循环运动，才是促进天地万物千变万化的动力来源。《内经》不但有如"地气上为云，天气下为雨；雨出地气，云出天气"（《素问·阴阳应象大论》）的类似表述，还将精气的循环运动高度概括为"气机升降"理论（《素问·六微旨大论》）。这就是吕氏的精气圜道观及其在生命科学理论构建中的意义。

因而在精气、阴阳、五行理论和思维方法指导下造就的《内经》也就毫无例外地秉持了"圜道"理念，并将这种理念浸润于其缔造生命科学内容的生理、病理、诊法、治法、处方用药、针灸推拿等各个方面。

（四）四季寒暑变迁的圜道观

四季寒暑变迁之圜道观实质是吕氏阴阳圜道观的具体体现。《内经》以春温－夏热－长夏湿－秋凉－冬寒四季气候寒暑变迁的"圜道"，论证生存于自然界的人类，其脉象、心跳、呼吸、气血运行等各项生理功能，无不随之发生相应的循环运动，故有"四变之动，脉与之上下，以春应中规，夏应中矩，秋应中衡，冬应中权……春日浮，如鱼之在波；夏日在肤，泛泛乎万物有余；秋日下肤，蛰虫将去；冬日在骨，蛰虫周密，君子居室”（《素问·脉要精微论》）之论。人类的养生也应遵循这一规律，要“夫四时阴阳者，万物之根本也。所以圣人春夏养阳，秋冬养阴，以从其根，故与万物沉浮于生长之门。逆其根，则伐其本，坏其真矣”（《素问·四气调神大论》）。临证处方用药更应如此，务必遵循“用温远温，用热远热，用凉远凉，用寒远寒，食宜同法”（《素问·六元正纪大论》）原则。

（五）天地之气升降的圜道观

“升已而降，降者谓天；降已而升，升者谓地。天气下降，气流于地；地气上升，气腾于天。故高下相召，升降相因，而变作矣……夫物之生从于化，物之极由乎变，变化之相薄，成败之所由也。故气有往复，用有迟速，四者之有，而化而变，风之来也。帝曰：迟速往复，风所由生，而化而变，故因盛衰之变耳。成败倚伏乎中何也？岐伯曰：成败倚伏生乎动，动而不已，则变作矣。帝曰：有期乎？岐伯曰：不生不化，静之期也。帝曰：不生化乎？岐伯曰：出入废则神机化灭，升降息则气立孤危。故非出入，则无以生长壮老已；非升降，则无以生长化收藏。是以升降出入，无器不有”（《素问·六微旨大论》）。正因为天地之气着自发的升降循环运动，才会有云雨的发生，也才有万物的生长变化，此即所谓“清阳为天，浊阴为地；地气上为云，天气下为雨；雨出地气……清阳上天，浊阴归地，是故天地之动静，神明为之纲纪，故能以生长收藏，终而复始”（《素问·阴阳应象大论》）。《内经》在这天地之气循环运动的“圜道”背景下构建的生命科学理论中，其气机升降出入理论，如肝升肺降、心肾相交、中焦脾胃为气机升降枢纽等，无不受此深刻的影响。

（六）五运六气运行的圜道观

“天有五行御五位，以生寒暑燥湿风……论言五运相袭而皆治之，终之日，周而复始……寒暑燥湿风火，天之阴阳也，三阴三阳上奉之；木火土金水，地之阴阳也，生长化收藏下应之。天以阳生阴长，地以阳杀阴藏。天有阴阳，地亦有阴阳。故阳中有阴，阴中有阳。所以欲知天地之阴阳者，应天之气，动而不息，故五岁而右迁，应地之气，静而守位，故六期而环会，动静相召，上下相临，阴阳相错，而变由生也……天以六为节，地以五为制。周天气者，六期为一备；终地纪者，五岁为一周。君火以明，相火以位。五六相合，而七百二十气为一纪，凡三十岁，千四百四十气，凡六十岁，而为一周，不及太过，斯皆见矣”（《素问·天元纪大论》）。《内经》构建的五运六气理论，无论是五运中的中运、主运、客运五步，还是六气中的主气、客气六步，都是产生风、寒、暑、湿、燥、火气象的气旋、气温、湿度三要素在特定的时间、空间区位中循环运行的体现，全面秉承了“圜道”理念。

（七）月相变化的圜道观

吕氏说的“月躔二十八宿，轸与角属，圜道也”（《圜道》），“月望则蚌蛤实，群阴盈；月晦则蚌蛤虚，群阴亏”（《精通》），“推历者，视月行而知晦朔，因也”（《贵因》），为月之“圜道”也。《内经》认为，“月始生，则血气始精，卫气始行；月郭满，则血气实，肌肉坚；月郭空，则肌肉减，经络虚，卫气去，形独居。是以因天时而调血气也。是以天寒无刺，天温无疑。月生无写，月满无补，月郭空无治，是谓得时而调之。因天之序，盛虚之时，移光定位，正立而待之。故曰月生而写，是谓脏虚；月满而补，血气扬溢，络有留血，命曰重实；月郭空而治，是谓乱经。阴阳相错，真邪不别，沉以留止，外虚内乱，淫邪乃起”（《素问·八正神明论》）。这是《内经》在构建生命科学理论的时候，以月相变化的圜道观解释人体正气的盛衰变化及其在发病、在针刺治病方面的意义。将女性的性生理周期称为“月经”（或称月事、月信），由此而发生的病理改变称为“月事不来”（《素问·评热病论》）“血枯”（《素问·腹中论》）等，都是在这一“圜道”理念之下构建的妇科理论。

（八）人体经脉流注的圜道观

“手之三阴，从脏走手；手之三阳，从手走头。足之三阳，从头走足；足之三阴，从足走腹”（《灵枢·逆顺肥瘦》），此为人体经脉结构之“圜道”。正因为人体的经脉有“阴阳相贯，如环无端”的形态结构，所以经脉之中循行的气血也必然是“循环不休，往复不已”的。“故阴气从足上行至头，而下行循臂至指端；阳气从手上行至头，而下行至足”（《素问·太阴阳明论》）。因此，临床医生在诊治疾病时必须做到“先知日之寒温，月之虚盛，以候气之浮沉，而调之于身，观其立有验也。观于冥冥者，言形气荣卫之不形于外，而工独知之，以日之寒温，月之虚盛，四时气之浮沉，参伍相合而调之，工常先见之，然而不形于外，故曰观于冥冥焉。通于无穷者，可以传于后世也，是故工之所以也”（《素问·八正神明论》）。此即人体经脉圜道观在生命科学理论中应用的意义。

（九）人气昼夜消长变化的圜道观

吕氏认为，“日夜一周，圜道也”（《圜道》）。《内经》则在人体阳气一昼夜循行于人身的理念指导下指出，“阳气者，一日而主外，平旦人气生，日中而阳气隆，日西而阳气已虚，气门乃闭。是故暮而收拒，无扰筋骨，无见雾露，反此三时，形乃困薄”（《素问·生气通天论》）。这即是人体阳气一昼夜的“圜道”规律，并应以此精神指导一日不同时段的养生活动，生活起居一旦“反此三时”，则会招致“形乃困薄”的伤害。

《内经》还在人气一日之“圜道”观理念之下构建营卫之气的昼夜循行理论。认为“人受气于谷，谷入于胃，以传于肺，五脏六腑，皆以受气，其清者为营，浊者为卫，营在脉中，卫在脉外，营周不休，五十而复大会。阴阳相贯，如环无端。卫气行于阴二十五度，行于阳二十五度，分为昼夜，故气至阳而起，至阴而止。故曰：日中而阳陇为重阳，夜半而阴陇为重阴。故太阴主内，太阳主外，各行二十五度，分为昼夜。夜半为阴陇，夜半后而为阴衰，平旦阴尽而阳受气矣。日中为阳陇，日西而阳衰，日入阳尽而阴受气矣。夜半而大会，万民皆卧，命曰合阴，平旦阴尽而阳受气，如是无已，与天地同纪”。可见，人体营卫之气的昼夜循环运动是“昼精（精，神情清爽）而夜瞑”节律发生的生理基础。否则，如果出现了“气血衰，其肌肉枯，气道涩，五脏之气相，其营气衰少而卫气内伐”的病理变化，则会有“昼不精，夜不瞑”的临床病证（《灵枢·营卫生会》）。“营气者，泌其津液，注之于脉，化以为血，以荣四末，内注五脏六腑，以应刻数焉。卫气者，出其悍气之剽疾，而先行于四末分肉皮肤之间而不休者也。昼日行于阳，夜行于阴，常从足少阴之分间，行于五脏六腑。今厥气客于五脏六腑，则卫气独卫其外，行于阳，不得入于阴。行于阳则阳气盛，阳气盛则阳陷；不得入于阴，阴虚，故目不瞑”（《灵枢·邪客》）。这是《内经》运用“圜道”理念解释人体营卫之气的昼夜循行规律，构建由此而发生的睡眠节律及睡眠失常的相关临床理论。

《内经》还据人气一日之“圜道”观念解释一日时段的病情起伏变化规律。认为“夫百病者，多以旦慧昼安，夕加夜甚……春生夏长，秋收冬藏，是气之常也，人亦应之，以一日分为四时，朝则为春，日中为夏，日入为秋，夜半为冬。朝则人气始生，病气衰，故旦慧；日中人气长，长则胜邪，故安；夕则人气始衰，邪气始生，故加；夜半人气入脏，邪气独居于身，故甚也”（《灵枢·顺气一日分为四时》）。这是以一日之中人体正气与病邪之间的盛衰变化解释病情的起伏波动，同样也反映了《内经》中的圜道观。

《内经》所构建的生命科学理论中之“圜道”理念的内涵认为，人类的生命历程就是脏腑经络、气机升降、精气血津液等进行着连续不断、流畅有序的循环运动过程，其中任何一个环节的循环运动出现窒碍不流畅，或者紊乱失序之时，便会导致人体发生疾病。医生的职责就是要及时发现并找准患者机体循环运动发生窒碍或失序的关节点，能够及时准确地实施有效的干预措施，使其复归到流畅有序的运动状态。这就是中医学“圜道”理念的精髓所在。如能深谙中医理论“圜道”之真谛，并能将其熟练地运用于临床病证之分析，依据其思想遣方用药，即可成大医。

三、“本生”理念对生命科学理论构建的影响

所谓“本生”，即以保全性命为根本。要“本生”就必须“养生”。“故凡养生，莫若知本，知本则疾无由至矣”（《尽数》），《吕氏春秋》第一次赋予了养生以生命科学知识的内涵。在这一思想背景下，吕氏从不同的立场出发，又予以“贵生”“尊生”“重生”“全生”等不同的术语表达。吕氏站在唯物的立场上看待死亡，认为人类的寿数有长有短，“久之不过百，中寿不过六十。以百与六十为无穷者之虑，其情必不相当矣”（《安死》），但是都会遵循“凡生于天地之间，其必有死，所不免也”（《节丧》）的自然规律。《内经》全部内容的主旨就是在“本生”的理念之下形成的，“天覆地载，万物悉备，莫贵于人”（《素问·宝命全形论》）则是对这一主旨的明确表达。“宝命全形”不仅道出其成书的目的和构建其理论的意义，同时也反映其成书的“本生”文化背景。“本生”应当是全人类的共同理念，也是中国历代统治阶层的治国方略，自有文字记载到《内经》成书，这一思想连绵不绝。“本生”是“民本”思想的又一体现形式，因为“民惟邦本，本固邦宁”（《尚书·五子之歌》），民众是国家的基石，只有国家的基石牢固，国家才能安宁。这就是历代统治阶层重视“民本”的执政治国思想基础。

《管子·白心》是最早提出“养生”概念者，此后《庄子·养生主》从强调于民休养生息而言“养生”。无论《兵法·月战》的“天地之间，莫贵于人”之说，还是《吕氏春秋》开卷首论“本生”又论“重生”，继论“贵生”等，无一不是“珍重生命”这一古今中外全人类共同理念的体现。吕氏指出“圣人深虑天下，莫贵于生。夫耳目鼻口，生之役也。耳虽欲声，目虽欲色，鼻虽欲芬香，口虽欲滋味，害于生则止。在四官者不欲，利于生者则弗为。由此观之，耳目鼻口不得擅行，必有所制。譬之若官职，不得擅为，必有所制。此贵生之术也”（《贵生》）。此以国家类比生命，国家的管理者要

像珍视生命那样珍重国家，《内经》正是在珍重生命这一人类共同理念的文化背景下构建其理论并成书的，所传载全部医学和语义学有关的知识，无一不是“本生”“重生”“贵生”理念的体现。

《吕氏春秋》论养生尤其鲜明的特征，其以治身、治医之理，以明治国、治事、孝行，乃至安身立命之道，充分利用此前有关生命科学的研究成果，深刻阐述其治国理念和政治主张，使后人能够从中充分领略其中传载的生命科学知识，也可窥视吕氏对生命科学知识的独特认识和对养生知识的鲜明见解。

所谓“本生”，就是将保全性命作为根本。吕氏认为“始生之者，天也。养成之者，人也”(《本生》)。每个人的寿命长短是先天决定的，能否尽享先天所赋予的寿数，完全取决于每个人后天的调养。外物既可以养生，也能够伤生，而保全生命的关键在于正确把握人与外物的关系。圣人重生轻物，“以物养性”，对于外物，“利于性则取之，害于性则舍之”，如此则能“全其天（天年、天数、天寿，自然所赋予的寿命）”。故有“人之性寿，物者扫（gǔ 搅乱）之，故不得寿。物也者，所以养性也，非所以性养也。今世之人，惑者多以性养物，则不知轻重也”。富贵之人多为外物所惑，重物轻生，“以性养物”(《本生》)。对物质贪求享受，如此则必然折伤寿命。

如何养生？吕氏认为，要想达到理想的养生境界，就必须从以下几个方面做起：

（一）节制欲望

人有多种欲望，有维持性命存在的饮食，这是人的第一欲望；有人感官所需要的欲望，如声、色、味、嗅等；有性情方面的欲望；也有名利权势方面的欲望等。吕氏认为，要想养生长寿，就必须对于诸种欲望所节制而不能放纵。否则，就会折伤寿命而违背“重生”的原则。因为“有声于此，耳听之必慊（qiè 满足）已，听之则使人聋，必弗听。有色于此，目视之必慊已，视之则使人盲，必弗视”。

所以养生家应持的立场是“圣人之于声色滋味也，利于性则取之，害于性则舍之，此全性之道也”（《本生》）。务必遵照“黄帝言曰：声禁重，色禁重，衣禁重，香禁重，味禁重，室禁重”（《去私》）的原则。

吕氏认为，取食有道是“重生”的重要原则。“饮食居处适，则九窍百节千脉皆通利矣”（《论开春》）。由于饮食具有既能养人又能伤人的二重性，所以要有节制而不可放纵。吕氏对此有深刻认识，认为“凡食，无强厚味，无以烈味重酒，是以谓之疾首。食能以时，身必无灾。凡食之道，无饥无饱，是之谓五脏之葆。口必甘味，和精端容，将之以神气，百节虞欢，咸进受气。饮必小咽，端直无戾。今世上卜筮祷祠，故疾病愈来。譬之若射者，射而不中，反修于招，何益于中？夫以汤止沸，沸愈不止，去其火则止矣”（《尽数》）。此处既强调了节制、清淡、按时饮食对健康的重要意义，还认为，如果不通过日常节制饮食的方法保养性命，而是在疾病发生之后再去治疗，对于保全性命而言犹如“扬汤止沸”。只有持之以恒地节制饮食，于健康才是“去其火而止沸”。据此认为，“巫医毒药，逐除治之，故古之人贱之也，为其末也”（《尽数》）。《内经》力倡“治未病”思想与此一脉相承，而有“是故圣人不治已病治未病，不治已乱治未乱，此之谓也。夫病已成而后药之，乱已成而后治之，譬犹渴而穿井，而铸锥，不亦晚乎”（《素问·四气调神大论》）。两者在饮食健康观方面的认识何其相似乃尔？

此处以辩证唯物的立场批判了唯心的“卜筮祈祷”治病方法，认为“今世上卜筮祷祠，故疾病愈来”，这与《内经》的“三不治”（《素问·五脏别论》）思想一致。

吕氏认为，要想“尊生”“全生”，就必须做到“修节止欲”。节制嗜欲，恬淡清静，是修养身心的重要措施。认为“六欲”虽然是人类的本能活动，是“死生存亡之本也”，若能做到“修节止欲”，则百病不侵；否则就会“身尽府种（种，通‘肿’，浮肿），筋骨沉滞，血脉壅塞，九窍寥寥（空虚貌），曲失其宜”，当病入膏肓，危及性命之时，“虽有彭祖，犹不能为也”。故吕氏认为，“适耳目，节嗜欲，释智谋，去巧故，而游意乎无穷之次，事心乎自然之涂。若此则无以害其天矣。无以害其天则知精，知精则知神，知神之谓得一”(《论人》)。还要“适衣服，务轻暖；临饮食，必蠲洁；善调和，务甘肥”(《尊师》)。如能使耳目适度，节制嗜好欲望，放弃智巧计谋，摒除虚浮伪诈，让自己的意识在无限的空间中邀游，让自己的思想立于无为的境界，这样就没有什么可以危害自己的身心了，就能略知事物的精微，就能够懂得事理的玄妙，就称之为“得道”。

又说，“全生为上，亏生次之，死次之，迫生为下。故所谓尊生者，全生之谓；所谓全生者，六欲皆得其宜也。所谓亏生者，六欲分得其宜也。亏生则于其尊之者薄矣。其亏弥甚者也，其尊弥薄。所谓死者，无有所以知，复其未生也。所谓迫生者，六欲莫得其宜也，皆获其所甚恶者”(《贵生》)。指出只有节制“六欲”(指耳、目、鼻、口等感官的感知功能)，“皆得其宜”，才是“尊生”(对性命的珍视敬重)，也才能“全生”(保全生命)。否则，不懂得节制“六欲”而过分地放纵之，就是“亏生”，就是“迫生”，必然招致性命的伤害乃至于夭亡。

吕氏强调，“有情性则必有性养矣。寒、温、劳、逸、饥、饱，此六者非适也。凡养也者，瞻非适而以之适者也。能以久处其适，则生长矣。生也者，其身固静，感而后知，或使之也。遂而不返，制乎嗜欲；制乎嗜欲无穷，则必失其天矣。且夫嗜欲无穷，则必有贪鄙悖乱之心、淫佚奸诈之事矣”(《侈乐》)。此处用人的生命比喻音乐。人的性命一定有生长、保养的问题。寒冷、炎热、劳累、安逸、饥饿、饱足六种情况都不是适于性命的保养。大凡保养性命就要长久地处于适中的环境。性命自身本是清静无知的，只有在感受到外物后才有知觉，这是由于外物影响的缘故。如果放纵其心欲而无节制，嗜欲无穷，那就必然会产生贪婪、卑鄙等想法，就会被无穷的嗜欲所牵制，必定会违背“尊生”“贵生”“全生”的理念而危害身心健康。

吕氏还认为，“天生人而使有贪有欲。欲有情，情有节。圣人修节以止欲，故不过行其情也。故耳之欲五声，目之欲五色，口之欲五味，情也。此三者，贵贱、愚智、贤不肖欲之若一，虽神农、黄帝，其与桀、纣同。圣人之所以异者，得其情也。由贵生动，则得其情矣；不由贵生动，则失其情矣。此二者，死生存亡之本也。俗主亏情，故每动为亡败。耳不可赡，目不可厌，口不可满……其于物也，不可得之为欲，不可足之为求，大失生本……百病怒起，乱难时至。以此君人，为身大忧。耳不乐声，目不乐色，口不甘味，与死无择。古人得道者，生以寿长，声色滋味能久乐之，奚故？论早定也。论早定则知早啬，知早啬则精不竭。秋早寒则冬必暖矣，春多雨则夏必旱矣。天地不能两，而况于人类乎？人之与天地也同。万物之形虽异，其情一体也。故古之治身与天下者，必法天地也”（《情欲》）。此处强调了贪婪“六欲”就不能长寿，要想长寿就不能贪求“六欲”，两者不可兼得，故曰：“天地不能两，而况于人类乎？”

《内经》将此认识进一步细化为“恬惔虚无，真气从之，精神内守，病安从来。是以志闲而少欲，心安而不惧，形劳而不倦，气从以顺，各从其欲，皆得所愿。故美其食，任其服，乐其俗，高下不相慕，其民故曰朴。是以嗜欲不能劳其目，淫邪不能惑其心，愚智贤不肖不惧于物，故合于道。所以能年皆度百岁而动作不衰者，以其德全不危也”（《素问·上古天真论》），以及“修节止欲”的养生原则，也是对节制“六欲”的进一步发展。

（二）顺性调养

所谓“顺性”，即是指顺应自然之本性。“顺性则聪明寿长，平静则业进乐乡，督听则奸塞（奸佞阻塞）不皇（皇，通‘惶’，惶惑）”（《先己》）。健康长寿是人类共同追寻的目标，故“世之人主贵人，无贤不肖，莫不欲长生久视，而日逆其生，欲之何益？凡生之长也，顺之也；使生不顺者，欲也。故圣人必先适欲。室大则多阴，台高则多阳；多阴则蹷，多阳则痿。此阴阳不适之患也。是故先王不处大室，不为高台，味不众珍，衣不燀（chǎn，炽热）热。燀热则理塞，理塞则气不达；味众珍则胃充，胃充则中大鞔（mán 通‘懑’，脘腹胀闷），中大鞔而气不达”（《贵己》）。要求人们在日常生活之中，无论是家居环境，还是饮食滋味，甚至衣服穿着，都要顺应身体的自然需求，如此则能“长生久视”。如若违逆之，则有损健康，疾病丛生。这里辩证地论证了生活必需条件对人类性命既能养又可伤的二重性。《素问·生气通天论》之“阴之所生，本在五味。阴之五宫，伤在五味”的认识与此一致。

（三）“知本”“去害”

所谓“知本”就是要掌握性命的本原，精气就是性命发生的根由。“去害”即避除一切损害性命之本（精气）的行为。如能“知本”“去害”，就能够尽终天赋之寿数，故其专论之篇名为“尽数”。

吕氏认为，“天生阴阳、寒暑、燥湿，四时之化，万物之变，莫不为利，莫不为害。圣人察阴阳之宜，辨万物之利以便生，故精神安乎形，而年寿得长焉。长也者，非短而续之也，毕其数也。毕数之务，在乎去害。何谓去害？大甘、大酸、大苦、大辛、大咸，五者充形则生害矣。大喜、大怒、大忧、大恐、大哀，五者接神则生害矣。大寒、大热、大燥、大湿、大风、大霖、大雾，七者动精则生害矣。故凡养生，莫若知本，知本则疾无由至矣。精气之集也，必有入也……精气之来也，因轻而扬之，因走而行之，因美而良之，因长而养之，因智而明之”（《尽数》）。此处明确指出了养生的终极目的在于尽终自然所赋予的寿数，故篇名曰“尽数”；也指出要想尽终天年就必须“知本”“去害”，就是要掌握如何保全“精气”这一性命的根本。否则，“动精则生害”。所以说“故凡养生，莫若知本，知本则疾无由至矣”（《尽数》）。

《内经》从生命科学的角度秉承了人之性命本原于精气的理念。何谓精？“两神相搏，合而成形，常先身生，是谓精”（《灵枢·决气》）。“故生之来谓之精，两精相搏谓之神”（《灵枢·本神》）。故有

“夫精者，身之本也。故藏于精者，春不病温。夏暑汗不出者，秋成风疟。此平人脉法也”（《素问·金匮真言论》）之论。这些养生理论中惜精保本重要原则的发生与吕氏这一思想有着明显的同宗关系。《内经》还认为“生之本，本于阴阳”（《素问·生气通天论》）。又说，“夫四时阴阳者，万物之根本也，所以圣人春夏养阳，秋冬养阴，以从其根，故与万物沉浮于生长之门。逆其根，则伐其本，坏其真矣。故阴阳四时者，万物之终始也，死生之本也，逆之则灾害生，从之则苛疾不起，是谓得道。道者，圣人行之，愚者佩之。从阴阳则生，逆之则死，从之则治，逆之则乱。反顺为逆，是谓内格”（《素问·四气调神大论》）。这就丰富了西汉以前保养精气这一性命本原的养生内容。

（四）运动锻炼

“静以养神，动以养形”是重要的养生理论。以老庄为代表的道家认为，静以养生，重在养神。因为“静为躁君”，主张“致虚极，守静笃”，“见素抱朴，少私寡欲”，要尽量排除杂念，保持恬惔虚无、清静无为、心境宁静的状态。而同样重视养生的《吕氏春秋》则主张动以养生，重在养形。认为“流水不腐，户枢不蝼，动也。形气亦然。形不动则精不流，精不流则气郁。郁处头则为肿、为风，处耳则为挶（jū 耳病）、为聋，处目则为䁾（miè 眼病）、为盲，处鼻则为鼽、为窒，处腹则为张（通‘胀’）、为疛（zhǒu 小腹胀痛），处足则为痿、为蹷”（《尽数》）。此处站在“流水不腐，户枢不蝼，动也”的高度，以临床病证为例，从“形”“精”关系的角度，论证了形体运动对精气在体内循行的影响，凸显了形体锻炼在养生防病中的重要作用。又说，“凡人三百六十节，九窍、五脏、六腑。肌肤欲其比也，血脉欲其通也，筋骨欲其固也，心志欲其和也，精气欲其行也。若此则病无所居，而恶无由生矣。病之留、恶之生也，精气郁也。故水郁则为污，树郁则为蠹，草郁则为蒉（kuài 芜秽，荒芜）”（《达郁》）。生命的过程就是不断新陈代谢的过程，肢体运动不但有助于精气血脉流通，而且能促进体内物质代谢，不断地“用其新，弃其陈”，才能长寿而尽终其天年。所以吕氏认为，

“凡事之本，必先治身，啬（sè 爱惜）其大宝。用其新，弃其陈，腠理遂通。精气日新，邪气尽去，及其天年”（《先己》）。

《内经》在构建运动养生理论时继承了这一有积极意义的养生理念，指出，春三月要“夜卧早起，广步于庭，被发缓形，以使志生”；夏三月要“夜卧早起，无厌于日，使志无怒，使华英成秀，使气得泄，若所爱在外”，要多做户外运动，多出汗，有利于阳气向外运行；秋三月要“早卧早起，与鸡俱兴，使志安宁，以缓秋刑”（《素问·四气调神大论》）；“冬三月，此谓闭藏，水冰地坼”，天气严寒，要“动作以避寒”（《素问·移精变气论》）。

（五）环境适宜

吕氏认为，“饮食居处适，则九窍百节千脉皆通利矣”（《论开春》）。指出人类居住的环境与身体健康有着十分密切的关系。“轻水所，多秃与瘿人；重水所，多尰（zhǒng 脚肿）与躄（bì 下肢有病不能行走）人；甘水所，多好与美人；辛水所，多疽与痤人；苦水所，多尪（wāng 胫、胸、背部骨骼弯曲变形）与伛（yǔ 脊柱弯曲）人”（《尽数》）。这是因为不同的地域环境，其水源所含成分对当地民众性命之源的精气有不同作用的缘故。此处以恶劣和优良地域环境对人体健康的不同影响为例，告诫人们在“尊生”“全生”“贵生”理念下，务必要选择有利于养生的优良环境居住。

《内经》也认识到地域环境对生命健康的影响，故将此精神上升为“地域寿夭观”。如“天不足西北，故西北方阴也，而人右耳目不如左明也；地不满东南，故东南方阳也，而人左手足不如右强也”（《素问·阴阳应象大论》）。“其于寿夭何如？岐伯曰：阴精所奉其人寿，阳精所降其人夭。帝曰：善。其病也，治之奈何？岐伯曰：西北之气散而寒之，东南之气收而温之，所谓同病治也。故曰：气寒气凉，治以寒凉，行水渍之。气温气热，治以温热，强其内守。必同其气，可使平也，假者反之。帝曰：善。一州之气，生化寿夭不同，其故何也？岐伯曰：高下之理，地势使然也。崇高则阴气治之，污下则阳气治之，阳胜者先天，阴胜者后天，此地理之常，生化之道也。帝曰：其有寿夭乎？岐伯曰：高者其气寿，下者其气夭，地之小大也，小者小，大者大。故治病者，必明天道地理，阴阳更胜，气之先后，人之寿夭，生化之期，乃可以知人之形气矣"（《素问·五常政大论》）。此处论述了不同地域环境的阴阳之气盛衰消长不同所致的气运变化，影响人体"形气（精气）"这一性命的本原，故而决定着不同地域背景下的人们之性命的寿夭。这就是《内经》"地域寿夭观"的内涵。

（六）调养心神

吕氏认为，"生则谨养，谨养之道，养心为贵"（《尊师》），"君子斋戒，处必揜，身欲静无躁，止声色，无或进，薄滋味，无致和，退嗜欲，定心气，百官静，事无刑，以定晏阴之所成"（《仲夏》）。吕氏在心主宰人体感官的感知功能观念指导下，以音乐为例，论证调养心神在养生中的作用。认为"人莫不以其生生，而不知其所以生；人莫不以其知知，而不知其所以知。知其所以知之谓知道，不知其所以知之谓弃宝。弃宝者必离其咎……乐之有情，譬之若肌肤形体之有情性也"（《侈乐》）。指出人无不依赖自己的生命生存，但是却不知道自己赖以生存的是什么。人无不依赖自己的知觉感知，但是却不知道自己赖以感知的是什么。知道自己能够感知的原因，就叫懂得道；不知道自己能够感知的原因，就叫舍弃宝。舍弃宝物的人必定遭殃。告诫人们，音乐和人的肌肤身体一样有其本性。就一定存在生长、保养的问题。寒冷、炎热、劳累、安逸，饥饿、饱足六者都不是适中的。大凡保养，即使生命长久地处于适中的环境，生命就可以长久。生命自身本是清静无知的，感受到外物而后才有知觉，这是由于外物的影响。如果放纵其心而不约束，就会被嗜欲所牵制，就必定危害身心健康。再说，嗜欲无穷无尽，就必然会产生种种淫邪奸佞等有损于性命的虚妄杂念。

又说"耳之情欲声，心不乐，五音在前弗听；目之情欲色，心弗乐，五色在前弗视；鼻之情欲芬香，心弗乐，芬香在前弗嗅；口之情欲滋味，心弗乐，五味在前弗食。欲之者，耳目鼻口也；乐之弗乐者，心也。心必和平然后乐。心必乐，然后耳目鼻口有以欲之。故乐之务在于和心，和心在于行适。夫乐有适，心亦有适。人之情，欲寿而恶夭，欲安而恶危，欲荣而恶辱，欲逸而恶劳。四欲得，四恶除，则心适矣。四欲之得也，在于胜理。胜理以治身，则生全以，生全则寿长矣”（《适音》）。人类的所有欲望皆发自于心，所以节制欲望，就成为调养心神的重要措施。这就是吕氏在此处反复强调，节欲才能“心必和平”，“和心”“则心适”，“心适”则“生全则寿长矣”。

《内经》所构建的养生理论认为，养神是养生中难度最大的内容。养心，即是养神。所谓调神是指调摄人的精神情志意识，去掉过多的嗜欲和名利思想，乐观旷达，轻松愉快，使内心保持恬惔平静的状态，即精神内守，就可能达到“乐恬惔之能，从欲快志于虚无之守，故寿命无穷，与天地终”（《素问·阴阳应象大论》）的目的。在生命活动中，“神”起着重要作用，如“志意者，所以御精神，收魂魄，适寒温，和喜怒者也”，“志意和则精神专直，魂魄不散，悔怒不起，五脏不受邪矣”（《灵枢·邪客》），可见精神活动影响脏腑生理，而精神内守，可以有效地预防疾病。有位名人曾说，“一种美好的心情，比十副良药更能解除生理上的疲惫和苦楚”。现代免疫学研究也证明，情绪乐观可以提高人体免疫力，而苦恼焦躁等不良情绪会降低免疫力。因此《内经》很注重心神情志变化与健康的关系，认为“恬惔虚无”，心无杂念，乐观开朗，则可脏腑和顺，气机调畅。同时提倡“行不欲离于世，举不欲观于俗”，虽生活于世人之中，但有着高尚的思想境界和道德修养，就能够摆脱精神因素的困扰，做到“志闲而少欲，心安而不惧，形劳而不倦，气从以顺……所以年皆度百岁而动作不衰”（《素问·上古天真论》），达到健康病去，长寿延年的目的。调神摄生的方法也很多，可以从多方面入手。一是要清静养神，无忧无虑，静神而不用，保持精神情志的淡泊宁静状态，减少名利和物质欲望，和情畅志，使之平和无过极。二是要四气调神，顺应一年四季阴阳之变以调节精神，使精神活动与五脏四时阴阳关系相协调。三是要运用气功，通过调身、调心、调息三个主要环节，对神志、脏腑进行自我锻炼。机体的神不是固定不移的，而是与人体的气一样经常游行出入于人体各部，神动则气行，神注则气往，以意领气，神气相随，驱邪防病，此亦是气功健身的道理所在。四是修性怡神，通过多种有意义的活动，如绘画、雕刻、下棋、音乐、书法、养花、垂钓、旅游等，培养自己的情趣爱好，陶冶情操，使精神有所寄托，达到移情养性、调神健身的目的。五是养心安神，由于“心藏脉，脉舍神”（《灵枢·本神》），“心者，君主之官”（《素问·灵兰秘典论》），“心者，五脏六腑之大主”（《灵枢·邪客》），故《内经》调神的首务是养心，只有“主明则下安，以此养生则寿”，“主不明则十二官危，使道闭塞而不通，形乃大伤，以此养生则殃”（《素问·灵兰秘典论》）。

（七）顺应自然

吕氏将“顺应自然”的养生原则称为“顺生”，即是指顺应自然界和人自身的规律而进行的养生原则。如“凡生之长也，顺之也”（《本生》），以及“古之治身与天下者，必法天地也”（《情欲》）等均是对“顺生”之意。

吕氏在“十二纪”的六十篇文献中详细论述了四季十二个月的气候、物象，与之相应的干支纪日、五数、五虫、五音、五味、五臭，以及祭祀所用动物的内脏等基础上，表达了顺应四时养生的方法。如“仲春之月，日在奎，昏弧中，旦建星中。其日甲乙，其帝太皞，其神包芒，其虫鳞，其音角，律中夹钟，其数八，其味酸，其臭膻，其祀户，祭先脾。始雨水，桃李华，苍庚鸣，鹰化为鸠。天子居青阳太庙，乘鸾辂（luán lù 王侯所乘之车），驾苍龙，载青旗，衣青衣，服青玉，食麦与羊，其器疏以达”（《仲春》）。后来的《淮南子》《春秋繁露》也有类似的记载。这种配属内容在《内经》的多篇中均有所体现，不过是在个别项目上有所出入，尤其是祭祀所用的动物“内脏”出入较大。

就四季养生而言，吕氏虽无专论，但在“十二纪”的相关内容中时有论及，如季夏之月要“衣黄衣，服黄玉，食稷与牛”（《季夏》）；孟秋之月要“食麻与犬”（《孟秋》）；冬季要“身欲宁，去声色，禁嗜欲，安形性，事欲静，以待阴阳之所定”（《仲冬》）等。

为何要顺应四时养生呢？因为“天生阴阳、寒暑、燥湿、四时之化、万物之变，莫不为利，莫不为害。圣人察阴阳之宜，辨万物之利以便生，故精神安乎形，而年寿得长焉。长也者，非短而续之也，毕其数也”（《尽数》）。吕氏认为，天地间的阴阳之气的变化产生了四时气候，产生了万物和人类，四时的更替、万物的变化既能养人也能伤人，只要能洞察和正确利用阴阳变化规律，能辨析万物对性命有利方面，就能使精、神安守于形体之中，寿命就能够长久。

《内经》在构建四季养生的理论时做了很大的发展和发挥，认为“故智者之养生也，必顺四时而适寒暑，和喜怒而安居处，节阴阳而调刚柔，如是则僻邪不至，长生久视”（《灵枢·本神》）。显然，顺应四季气候变化规律进行养生是《内经》在继承前人经验基础上所创立的重要养生理念和养生原则。

（八）全面养生

生命是十分复杂的过程，影响生命过程的因素是多种多样的，因此务必要全面地、持之以恒地养生，才能达到健康长寿的目的。所以吕氏在以“治身”喻“治国”的时候指出，“凡为天下，治国家，必务本而后末……曾子曰：身者，父母之遗体也。行父母之遗体，敢不敬乎？……养有五道：修宫室，安床笫，节饮食，养体之道也；树五色，施五采，列文章，养目之道也；正六律，和五声，杂八音，养耳之道也；熟五谷，烹六畜，和煎调，养口之道也；和颜色，说言语，敬进退，养志之道也。此五者，代进而厚用之，可谓善养矣”（《孝行》）。此处认为，每个人都必须重视养生，因为养生是最大的孝行。养生之道有五条：整修房屋，使卧具安适，节制饮食，这是保养形体的具体方法；树立五色，设置五采，排列花纹，这是保养眼睛的方法；使六律准确，使五声和惜，使八音协调，这是保养耳朵的方法；把饭做熟，把肉煮熟，调和味道，这是保养脾胃的方法；面色和悦，言语动听，举止恭敬，这是保养心志的方法。这五条，依次更替实行，就符合养生之道。其核心思想是强调养生要全面，不能有所偏废。这和《内经》所说的“能年皆度百岁而动作不衰者，以其德全不危也”(《素问・上古天真论》) 的精神一致。

(九) 全民养生

吕氏率先推出了全民养生理念，认为无论是“凡为天下”之君王帝主，还是“治国家”的各层级的管理者，乃至于庶民百姓，都应当重视养生，率先提出了“全民养生”理念。吕氏认为，“凡为天下”之君王要重视养生，才能有一个能够胜任驾驭社稷的强壮体魄；各层级的管理者要重视养生，才能担负起“治国家”的重任；每一个庶民百姓要重视养生，因为自己的身体是父母给予的，一个连父母给予的肉体都不珍惜的人，根本就不配奢谈“孝子”，又怎么在父母年迈体弱需要儿女尽心照顾之时以尽孝道呢？所以吕氏在此处用曾子的“身者，父母之遗体也。行父母之遗体，敢不敬乎”之论，表达其“全民养生”的立场。

四、“民本”理念对《内经》构建生命科学的影响

“民本”思想是儒家的一贯主张，《吕氏春秋》全面吸收了这一思想的精华，并成为吕氏极力宣扬的政治主张，也是其为秦国完成统一霸业后能够长治久安而确立的基本治国方略，所以全书都体现了这一思想。他认为民众是国家存亡安危的关键，如若“人主有能以民为务者，则天下归之矣……上世之王者众矣，而事皆不同，其当世之急，忧民之利，除民之害同”(《爱类》)。治国只要以民为本，关心民众疾苦，获得民心，就能获得天下。治理天下首先要得民心，要得民心就要切实地为民众禳灾除祸，创造福祉。认为“先王先顺民心，故功名成。夫以德得民心以立大功名者，上世多有之矣。

失民心而立功名者，未之曾有也。得民必有道，万乘之国，百户之邑，民无有不说。取民之所说而民取矣，民之所说岂众哉？此取民之要也”(《顺民》)。“古之君民者，仁义以治之，爱利以安之，忠信以导之，务除其灾，思致其福”(《适威》)。这也体现了以德治为主，赏罚为辅的治国理政方法。

吕氏认为，“宗庙之本在于民”(《务本》)。“民，寒则欲火，暑则欲冰，燥则欲湿，湿则欲燥。寒暑燥湿相反，其于利民一也。利民岂一道哉！当其时而已矣”(《爱类》)。此处以火可以驱寒、寒冰能驱散炎热、湿润能够消除干燥、干燥可以驱散潮湿等为喻，认为事物虽然是互相对立的，但却在利于百姓方面是一样的，强调顺民的道理。认为“顺民”是一条社会规律。作为帝王也要顺应并与之保持一致，“必欲得民心也，欲深得民心”(《季秋》)。故曰“凡帝王者之将兴也，天必先见祥乎下民”(《应同》)。如果民众性命得不到保障，国家的管理者就要有“身不安枕席，口不甘厚味，目不视靡曼（高诱注：靡曼，好色），耳不听钟鼓”(《季秋》)的高度责任意识。为了国家社稷，即或是帝王也要“身亲耕而食，妻亲织而衣。味禁珍，衣禁袭，色禁二。时出行路，从车载食，以视孤寡老弱之渍病、困穷、颜色愁悴、不赡者，必身自食之”(《季秋》)。并对“无道”“不义”的行为予以严厉批评，认为“守无道而救不义，则祸莫大焉，为天下之民害莫深焉”(《禁塞》。

吕氏这一“民本”思想，虽然在秦统一六国之后还未来得及贯彻，但却被后来推翻秦朝的汉代统治者充分利用并予以发扬。汉朝自开国至武帝初年，尤其是文帝、景帝，由于连续实行减轻人民负担、减轻刑罚、恢复生产和休息民力的“民本”政策，国家已拥有相当充足的经济实力。加之这近百年期间，国家无事，也无严重的自然灾害，所以出现了历史上少有的国家稳定发展、国力大大增强、民富国强的太平盛世。在这样的社会背景之下，与“民本”国策联系紧密的医学学科自然也会受到朝野的重视而得到相应的发展，这也就是凸显文景时期文化和思想特征的重要文献《淮南子》及汉武帝时期的《春秋繁露》通过传载大量医药学和养生知识，表达了这一时期的医药学成就的原因。重视医药学知识是“民本”思想的最主要的体现形式，《内经》之所以能在这一时期成书，不能不说与这一时期休息民力的“民本”政策有着十分紧密的关系。而且在《内经》原文中也有直接的表述，如“黄帝问于岐伯曰：余子万民，养百姓，而收其租税。余哀其不给，而属有疾病。余欲勿使被毒药，无用砭石，欲以微针通其经脉，调其血气，营其逆顺出入之会。令可传于后世，必明为之法。令终而不灭，久而不绝，易用难忘，为之经纪。异其章，别其表里，为之终始。令各有形，先立《针经》。愿闻其情”（《灵枢·九针十二原》），可以说这是《内经》中“民本”思想的集中体现。

《吕氏春秋》还记载了与生命科学有关的能够作为治病疗伤或者药食两用的植物品类50余种、矿物品类10余种、动物品类约40种，记载的疾病名称约30种。此处仅从杂家“博采众长，兼收并蓄”的治学理念，以及“圜道”“重生”和“民本”观念在后来生命科学知识构建中的作用及体现予以述评。

第三论　西汉文化与《黄帝内经》

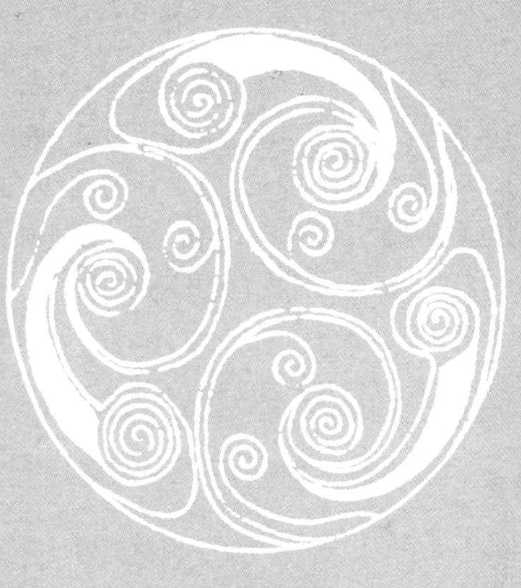

《内经》成书于《史记》之后《七略》之前的近百年间，其主要内容的构建汲取了秦汉时期的医学成就，受到秦汉诸家思想的影响极为深刻。在这一时期的“重生”“重民”“重阳”“重土”“天论”“天人合一”等思想，以及《淮南子》《春秋繁露》《史记》等重要著述都对其医学理论的构建产生了深刻的影响。至于这一时期的天文历法知识乃至医药学成就，更是其理论构建时必须吸纳的基本材料。

《内经》的成书时代有黄帝时代说、战国时代说、秦汉时代说、西汉说、两汉说等，近20年来更有成书于西汉中晚期说。笔者认为,《内经》成书应当是在《史记》问世（公元前91年）以后至公元前6年刘向《别录》完稿的近百年间。而此前近两个世纪，西汉帝国的政治、经济、文化、科技（尤其是医药科技）的发展为其成书创造了良好的条件。因为任何重大事情的发生都不是偶然的，都有其相关的特定背景,《内经》的成书也不例外。

一、社会背景

就《内经》成书的社会背景而言，春秋战国时期的奴隶制刚刚结束不久，封建大一统的中央集权制度刚刚建立，西汉初期的统治者需要巩固这一成果，但是经历了几千年的奴隶制度的残余势力和残余思想不可能在短期内消失殆尽，这些思想和实力还深深地影响着西汉初期的统治阶层，这也就是这一时期所奉行的“郡国制”的背景。封国制和郡县制并存的政治背景和思想背景在《内经》理论构建中是有充分体现的。如《灵枢・师传》之“入国问俗”则反映了当时封国制的社会背景,《素问・灵兰秘典论》则充分体现了当时的统治阶层极力推行封建大一统中央集权制度的强烈意识。

西汉，又称前汉，是中国古代一个十分重要的历史时期，与东汉合称汉朝，是中国第一个强盛稳固的朝代。公元前206年，汉高祖刘邦自称汉王，公元前202年，刘邦称帝，建国号汉，这年的5月定都长安，西汉王朝诞生。公元8年王莽称帝，改国号为新，西汉灭亡。西汉王朝共经历了210年。汉高祖称帝之后，有鉴于秦亡经验，遂在政策上采取了道家“黄老治术”“无为而治”的理念，又经过文、景、武三帝励精图治、奋力经营，奉行于民休养生息的“重民”治国方略，兴修水利，减免赋税，发展生产，使农业、手工业、商业、人文艺术及自然科学都得到了长足的发展。随着科学技术的提高，以冶金、纺织为主的西汉手工业的生产效率大大提高。加之采用了和亲匈奴的外交政策，维持了边疆的和平。这一系列政策的实施，大体维持和奠定了西汉帝国相对稳固、强大、繁荣、富有的业基。同时也进一步加强了中央集权统治。因此西汉早中期约一百五十年的时间，国家是强大的、是统一的，政治上基本是稳定的。

《内经》的成书大约在公元前91年至公元前6年之间的近百年期间，虽然这一时期是西汉王朝由强盛逐渐走向衰落阶段，但是在“武帝盛世”之后，由于继续奉行武帝晚年的休息民力、重视生产政策，政治局面重新稳定，国力得到恢复，延续了文、景、武三帝所创造的西汉盛世，史称“昭宣中兴”，这也为《内经》的成书提供了良好的社会背景。

盛世修书是一条亘古不变的规律。在这种政治背景之下孕育并产生了《淮南子》《春秋繁露》《史记》等文化巨著，同样也为《内经》这部以生命科学为主体的百科全书的出现提供了充沛的养分和丰厚的沃土。

二、文化背景

稳定的政治经济环境必然促进文化的发展繁荣。医药学科也是一种文化。“文是基础医是楼”，以《内经》为主所奠定的医药学科是建立在中华民族传统文化根基之上的自然科学。因此，西汉时期的繁荣文化是其成书必不可少的沃土和养分，为其理论的构建创造了十分有利的文化背景。

（一）对先秦诸子思想的梳理研究促进了《内经》理论的构建和成书

西汉时期对先秦诸子百家的思想进行了系统、深刻的整理和研究，其中最具影响力的杂家代表著作《淮南子》全面继承了先秦诸子的学术思想，熔诸子百家学术思想于一炉，而在以医言政、以医议事的理念之下，全面地将生命科学的相关内容渗透于对诸子思想的阐释，这就为《内经》理论的构建产生了十分重要的借鉴和示范作用。

司马谈的《论六家要旨》是西汉时期研究和梳理先秦诸子思想的代表作，在《吕氏春秋·不二》历数春秋战国诸家学术立场的基础上，将先秦诸子思想按其学术体系概括为阴阳、儒、墨、名、法、道六家，并加以论述，第一次分析出自春秋战国以来重要的学术流派。也反映出汉武帝时期以儒家思想为主，兼用阴阳家、法家和道家“黄老”的学说，即所谓“汉家自有制度，本以霸王道杂之”，而并不“纯任德教”（《汉书·元帝纪》）的思想。从而反映了汉武帝时期复杂的社会和统治思想状况。其六家之说，不仅为后来司马迁给先秦诸子作传具有重要的启示和借鉴，也为西汉末期名儒刘向、刘歆父子对先秦诸子十家的分类奠定了基础。

先秦阴阳、儒、墨、名、法、道等各流派的学术思想对《内经》理论的构建都有十分深刻的影响，这在其全书的字里行间中俯拾皆是。在这十家学术流派之中，对中国传统文化影响最大的莫过于儒、墨、道、法四大学派。《内经》在其理论构建过程中，除了受到精气、阴阳、五行、神论等哲学思想十分深刻的影响之外，诸子百家的学术思想很自然地渗透其中，糅杂其间，用以解释相关的生命现象，解决相关的医学问题，构建医学体系。各家的学术思想虽然自成其家，但却相互渗透，互相交叉，并不排斥。这种文化现象恰恰为《内经》构建自己的理论所利用。

（二）重视黄老之学对《内经》成编的影响

“黄老之学”兴起于战国中后期，盛兴于西汉前期，是西汉时期影响朝野的重要思潮。《黄帝四经》《黄帝铭》《黄帝君臣》《杂黄帝》《力牧》等，是托名黄帝的道家类书籍，其基本精神属于道家，学界称其为“黄老之学”。这一学说是先秦百家争鸣时期的一个极为重要的学术思潮，是战国末期道家学术流派的一个重要分支及延续。老子开创的道家学派在战国时期就分化为“庄子之学”和“黄老之学”，两者分别继承和发展了老子学说的不同方面，将道家学派引向了完全不同的发展方向。其在战国中后期和西汉初期的两个时段上盛极一时，两度成为真正的“显学”。西汉初期，在曹参、汉文帝、窦太后等政治人物的极力推崇和倡导之下，“黄老之学”一度成为官方的意识形态，为著名的“文景之治”奠定了意识形态基础。不仅社会上层的将相王侯们醉心于此，连文人墨客以黄老之言显闻于世的也极多。可以说，从汉高祖至文帝、景帝时期是中华民族传统文化史上“黄老之学”最为兴盛的时期。

“黄老”是指老子和黄帝。《论衡·自然》中有十分明确的界定，认为“贤之纯者，黄老是也。黄者，黄帝也；老者，老子也”。司马谈的《论六家要旨》所概括的“因阴阳之大顺，采儒墨之善，撮名法之要”的新道家的学术特征，就是黄老之学的学术特征。具体言之，就是“道法结合，兼采百家”。其中道家思想是其哲学基础，法家的观点是其基本的政治主张，兼采百家思想则是其政治主张的辅翼。可以说黄老之学是吸收了众家之长，使各家之学在新的理论体系中形成了拾遗补缺和优势互补的效果，所以才能够产生“压倒百家”的显赫效果，成为西汉前期真正的“显学”。“黄老之学”的学术取向既适应了当时为巩固中央集权的迫切政治需要，也符合了学术思想发展的内在逻辑需求。这一时期的“黄老之学”大倡法治，适应了西汉巩固政权、富国强兵的时代主旋律；其集众家之长，则是百家之学经过充分的争鸣之后的必然归宿，同时也是西汉王朝在政治上的统一局面在学术领域的反映和必然要求。这样的学术思想能够被汉高祖、窦太后，乃至文帝、景帝重视而盛极一时并最终压倒百家，自然是情理之中的事情。

《内经》之所以在西汉时期成编，与昌盛于西汉早中期的“黄老之学”有着十分密切的关系。“黄老之学”对其理论构建和成书的影响，不仅仅是将医药学著作托名“黄帝”的意识形态背景和文化背景，正如《淮南子·修务训》的“世俗之人，多尊古而贱今，故为道者必托之于神农、黄帝而后能入说”之论，也因为“黄老之学”所倡导的“道论”“无为而治”等理念直接影响着《内经》理论的发生。仅仅就“道论”而言，《内经》将“道”这一范畴引入医学领域之后，全面广泛地用来表达宇宙万物、生命活动规律和相关的理论原则，在 269 次“道”的应用中，几乎将当时人们所能认识到的与生命科学相关的所有理论原则和相关规律都纳入到“道”的范畴。将“道法自然”“无为而治”的理念全面引入并构建养生理论。

（三）“民本”思想对《内经》理论构建的影响

自汉朝开国至武帝初年，尤其是汉文帝、汉景帝时期，连续实行减轻赋税、减轻刑罚、恢复生产和休息民力的“民本”政策，国家稳定发展，国力大大增强。在这样的社会背景之下，与“民本”国策联系紧密的医学学科自然也会受到朝野的重视而得到相应的发展，《淮南子》《春秋繁露》就有丰富的医药学知识和养生知识，反映了这一时期的医药学成就。《内经》的成书，不能不说与这一时期休息民力的“民本”政策有着十分紧密的关系。而且“民本”思想在《灵枢 · 九针十二原》原文开篇即有集中体现。

（四）“重生”理念对《内经》理论构建的影响

《内经》全部内容的主旨就是在“重生”的理念之下形成的，“天覆地载，万物悉备，莫贵于人”（《素问 · 宝命全形论》）则是对这一主旨的明确表达。“宝命全形”不仅道出其成书的目的和构建其理论的意义，同时也反映其成书的“重生”文化背景。“重生”应当是全人类的共同理念，也是中国历代统治阶层的治国方略，自从有文字记载到《内经》的成书，这一思想一直连绵不绝。因为“民惟邦本，本固邦宁”（《尚书 · 五子之歌》），民众是国家的基石，只有国家的基石牢固，国家才能安宁。这就是历代统治阶层重视“民本”的执政治国思想基础。《庄子 · 养生主》强调于民休养生息，《兵法·月战》的“天地之间，莫贵于人”之说，《吕氏春秋》开卷首论“重生”，《春秋繁露》于《循天之道》中专论养生等，无一不是“重生”这一古今中外全人类共同理念的体现，《内经》正是在这一人类共同理念的文化背景下构建其理论的，其所传载的有关医学和语义学的全部知识，无一不是“重生”理念的反映。

（五）“天论”观点对《内经》理论构建的影响

何谓“天”？“所谓天者，纯粹朴素，质直皓白，未始有与杂糅者也”（《淮南子·原道训》）就给“天”这个范畴以明确的、唯物的、“自然之外别无天”的内涵界定。如若用今天的语言予以表达，所谓“天”就是指一切事物客观存在的固有规律，当然也包括自然界、包括与地相对的“天空”等。《内经》理论中大凡涉及“天”的相关论述，无一例外地秉承了这一旨意，仅仅就其中涉及“天”的篇名而言，如《素问》的《上古天真论》《生气通天论》《天元纪大论》，《灵枢》的《天年》《通天》等无不如此。在588次涉“天”之论中除了延伸到生命科学领域而被赋予特定的医学内涵之外，别无其他内涵。

（六）“重土”思想对《内经》理论构建的影响

西汉时期“重土”的思想与其所处西汉崇尚“黄老之学”有着十分密切的关系。五帝中的“黄帝”以土为德，故在当时文化界的著书立说多托名于黄帝。董仲舒更是这一西汉帝国的主旨思想的极力倡导者，在他的著作中力主以土为重的理念就不足为奇了。如“土者火之子也，五行莫贵于土……土者，五行最贵者也”（《春秋繁露·五行对》）。《内经》接受了这一思想并且用于解决医学中的实际问题。如“脾者，土也，治中央，常以四时长四脏，各十八日寄治，不得独主于时也。脾脏者常着胃土之精也，土者生万物而法天地，故上下至头足，不得主时也”（《素问·太阴阳明论》）。再如“平人之常气禀于胃，胃者平人之常气也，人无胃气曰逆，逆者死……人以水为本，故人绝水则死，脉无胃气亦死”（《素问·平人气象论》）。“脾脉者土也，孤脏以灌四傍者也……五脏者，皆禀气于胃，胃者，五脏之本也，脏气者，不能自致于手太阴，必因于胃气，乃至于手太阴也，故五脏各以其时，自为而至于手太阴也”（《素问·玉机真脏论》）。中医学的理论体系中，无论脏腑气血的生理还是病理，临床诊断还是疾病治疗，这一在“重土”思想影响下构建的人体以脾胃为本的观点都具有十分重要的学术地位，李杲所创立的脾胃学派无疑受到《春秋繁露》“重土”思想的重要影响，也是“胃者，五脏之本”观点的延伸。

（七）“重阳”思想对《内经》的理论构建的影响

《春秋繁露》在论述阴阳关系时强调“阳尊阴卑”，这种重“阳”的思想是全书的主旨，并以此论述夫妻关系，认为“丈夫虽贱皆为阳，夫人虽贵皆为阴”（《阳尊阴卑》）；论述君臣关系，认为“当阳者，君、父也”，以及论述天地万物的关系，进而得出“阴者，阳之助也”“阳贵而阴贱，天之制也”（《天辨在人》）的结论。《内经》及其缔造的医学体系秉承了这一时期“阳为主，阴为从”的“重阳”理念，并将其运用于医学体系之中，虽然有“生之本，本于阴阳”“阴平阳秘，精神乃治，阴阳离绝，精气乃竭”，阴阳是“寿命之本”的认识，但是在这一时期“重阳”思想的影响下，认为其中的阳气是最为重要的，阳气在阴阳关系中居于主导地位，故有“阳气者，精则养神，柔则养筋”，“阳气者，若天与日，失其所，则折寿而不彰”之论（《素问·生气通天论》），明确地指出了阳气是生命活动的动力，在生命过程中具有十分重要的作用。阳气所具有的温煦机体组织、抗御外邪侵袭、主持气化开合、维系阴阳平衡等多方面的重要功能，对于生命活动是至关重要的，因此有“凡阴阳之要，阳密乃固”“阳强不能密，阴气乃绝”之论述，并以太阳与天地万物的关系为喻，用“薄厥”“煎厥”疔疮等常见病证为例，凸显人体阳气在生命活动中的主导作用，这一“重阳”思想也成为后世医家重视阳气理论的源头，更是明代“温补学派”“扶阳抑阴派”创立的依据。

（八）“天人合一”观对《内经》理论构建的影响

天人合一的整体观是《内经》医学理论的基本特点之一，其“同源”“同道”“同构”“同化”的基本内涵体现于其构建的医学知识体系的各个层面。西汉时期的思想界都十分重视“天人合一”的整体观念，无论是刘安还是董仲舒都是如此。如《淮南子》是在肯定天的客观性基础上，明确提出了“人与天地相参”“人事与天地相参”的天人相应论点，认为人与天地万物皆禀一气而生，在天人同气思想的指导下，创建了天人同构理论；认为“阴阳同气相动”，故“天之与人有以相通”，实际上就是天人感应的思想；强调了天人相应的整体联系的观念，如“天地宇宙，一人之身也；六合之内，一人之制也”“孔窍肢体皆通于天。天有九重，人亦有九窍”（《本经训》）；指出人类生活在宇宙之间，和自然界万事万物是息息相通的。《春秋繁露》也认为“人有三百六十节，偶天之数也；形体骨肉，偶地之厚也；上有耳目聪明，日月之象也；体有空窍理脉，川谷之象也；心有爱乐喜怒，神气之类也。此见人之绝于物而参天地。是故人之身，首妢（fén）而员，象天容也；法，象星辰也；耳目戾戾（分明之意），象日月也；口鼻呼吸，象风气也；胸中达知，象神明也；腹饱实虚，象百物也”（《人副天数》）。考察《内经》相关内容之后就会发现，两者的精神基本一致，如“天为阳，地为阴，日为阳，月为阴，大小月三百六十日成一岁，人亦应之”（《素问·阴阳离合论》）；“天气通于肺，地气通于嗌，风气通于肝，雷气通于心，谷气通于脾，雨气通于肾。六经为川，肠胃为海，九窍为水注之气。以天地为之阴阳，阳之汗，以天地之雨名之；阳之气，以天地之疾风名之。暴气象雷，逆气象阳。故治不法天之纪，不用地之理，则灾害至矣”（《素问·阴阳应象大论》）；“人与天地相参也，与日月相应也”（《灵枢·岁露论》），以及《素问》的《六节藏象论》《生气通天论》之“天地之间，六合之内……九窍、五脏、十二节皆通乎天气”等。

三、科学知识发展的影响

华夏文化的发展，历史悠久，源远流长。根据现存古文献之追述或世代传说及出土文物，说明早在上古时期，劳动人民便逐步由结绳记事而过渡至以文字记事。故有“上古结绳而治，后世圣人易之以书契。百官以治，万民以察，盖取诸夬（大，久远）”之论（《易经·系辞传》）。

在天文、历法方面，早在殷商时期的甲骨卜辞中即有诸多记载。在先秦两汉文献中，不仅有天文、历法方面的专论，如《史记》历书有天官书、《汉书》律历志与天文志等，而且有天文、历法方面的专著，如《汉书·艺文志》著录有天文类二十一家、四百四十五卷，历谱类十八家、六百零六卷。说明该时期对天文、历法的发展，虽带有某些占星术及术数方面的唯心思想，但对天文与历法的研究已达相当水平。现就其与医学有关的内容整理如下。

（一）天体结构

中国古代天文学家对天体结构有盖天说、浑天说和宣夜说三种认识。

（1）盖天说：盖天说认为天是圆形的，像一把张开的大伞覆盖在地上，地是方形的，像一个棋盘，日月星辰则像爬虫一样过往天空，因此这一学说又被称为“天圆地方说”，可能起源于殷末周初。这一学说在先秦时期有所发展，西汉时期趋于明确，故在《淮南子·天文训》中有“天圆地方，道在中央”及“天不足西北，地不满东南”之说。

《内经》借用了盖天说这一宇宙模型构建自己的相关医学理论，认为“人之肢节，以应天地……天圆地方，人头圆足方以应之”（《灵枢·邪客》），体现医学理论中的“天人相应”观念。《内经》还应用盖天说的宇宙模型，阐述人类的寿夭与地域关系，用以解释人类的健康状况以及寿命的长短与这一宇宙结构之下的地域环境、气候变化的关系。如“天不足西北，故西北方阴也，而人右耳目不如左明也；地不满东南，故东南方阳也，而人左手足不如右强也”（《素问·阴阳应象大论》），“东南方，阳也，阳者其精降于下，故右热而左温。西北方，阴也，阴者其精奉于上，故左寒而右凉。是以地有高下，气有温凉，高者气寒，下者气热，故适寒凉者胀，之温热者疮，下之则胀已，汗之则疮已，此腠理开闭之常，太少之异耳……阴精所奉其人寿，阳精所降其人夭”（《素问·五常政大论》）。

（2）浑天说：浑天说认为全天恒星都布于一个“天球”上，而日月五星则附丽于“天球”上运行，这与现代天文学的天球概念十分接近。这一学说最初认为，地球不是孤零零地悬在空中的，而是浮在水上。后来又认为地球浮在气中，因此有可能回旋浮动，这是朴素的地动说之先河。该宇宙结构观形成于先秦，于西汉时期已趋成熟，其观点详细地记载于东汉张衡《浑天仪图注》之中，认为宇宙“浑天如鸡子，天体圆如弹丸，地如鸡中黄，孤居于内，天大而地小，天表里有水，天之包地，犹壳之裹黄。天地各乘气而立，载水而浮”。该学说强调天体没有一定形状，亦非固体之物质造成，日月星辰均飘浮于太空之中，乘气而行，进退迟速，各任其情。

《素问·五运行大论》曰：“夫变化之为用，天垂象，地成形，七曜纬虚，五行丽地。地者，所以载生成之形类也；虚者，所以列应天之精气也。形精之动，犹根本之与枝叶也。仰观其象，虽远可知也。帝曰：地之为下，否乎？岐伯曰：地为人之下，太虚之中者也。帝曰：凭乎？岐伯曰：大气举之也”。可见，《内经》在其构建相关理论时受到了这一有关宇宙结构观点的影响。

（3）宣夜说：宣夜说认为，所谓“天”，并没有一个固体的“天穹”，而只不过是无边无涯的气体，日月星辰就在气体中飘浮游动。正如《晋书·天文志》所载：“汉秘书郎郗萌记先师相传云：天了无质，仰而瞻之，高远无极，眼瞀精绝，故苍苍然也。譬之旁望远道之黄山而皆青，俯察千仞之深谷而窈黑，夫青非真色，而黑非有体也。日月众星，自然浮生虚空之中，其行其止皆须气焉。是以七曜或逝或住，或顺或逆，伏见无常，进退不同，由乎无所根系，故各异也。故辰极常居其所，而北斗不与众星西没也。摄提、填星皆东行，日行一度，月行十三度，迟疾任情，其无所系着可知矣。若缀附天体，不得尔也。”该观点是中国古代一种朴素的无限宇宙观念。宣夜说起源很早，汉代郗萌只是记下了先师所传的内容。

《内经》的“太虚寥廓，肇基化元，万物资始，五运终天，布气真灵，总统坤元，九星悬朗，七曜周旋，曰阴曰阳，曰柔曰刚，幽显既位，寒暑弛张，生生化化，品物咸章”（《素问·天元纪大论》），以及“天至广不可度，地至大不可量”（《素问·六节藏象论》）的认识，应当说是接受了西汉时期的宣夜说，并且用以构建自己的理论体系。

（二）二十八宿

《内经》在构建相关医学理论时运用了有关二十八宿的知识，如运用了“天周二十八宿，而一面七星，四七二十八星。房昴为纬，虚张为经。是故房至毕为阳，昴至心为阴。阳主昼，阴主夜”解释人体营气卫气昼夜循行规律（《灵枢·卫气行》）。再如运用“丹天之气经于牛女戊分，黅天之气经于心尾己分，苍天之气经于危室柳鬼，素天之气经于亢氐昴毕，玄天之气经于张翼娄胃。所谓戊己分者，奎壁角轸，则天地之门户也。夫候之所始，道之所生，不可不通也”阐述五气经天化五运的理论（《素问·五运行大论》）。在《灵枢》中引用二十八宿之名，已经达到完备阶段，与西汉时期所言皆同。

二十八宿是古人在天文学方面的重大发展。二十八宿亦名二十八舍，指我国古代天文学家把周天黄道（太阳和月亮所经天区）的恒星分成二十八个星座。从历史文献可见，对二十八宿的宿数、星座及星名的最后认定有一个发展的过程，早期文献如《尚书》

《诗经》及《夏小正》中，提及星名较少。至秦汉时期文献中，则逐步完善。《礼记·月令》中已有记载但数目不全。战国末期的《吕氏春秋·有始览》的记载较为完善。直至《淮南子·天文训》，二十八宿有了准确的名称和在天球中的排列顺序。1978 年，湖北省随州市擂鼓墩战国早期曾侯乙墓出土的漆箱盖上二十八宿与《淮南子》所载星数相同，惟用字取名方面有差异，说明二十八宿之数的最终确定似应在战国末至秦代，而名称的最终确定应当在《淮南子·天文训》。从《内经》所用二十八宿的名称及排列顺序来看，相关内容的形成不应当早于这一时期。

（三）五星运行

五星指水、木、金、火、土五大行星，即东方岁星（木星），南方荧惑（火星），中央镇星（一作填星、土星），西方太白（金星），北方辰星（水星）。五星之名所见甚早，在《尚书》《左传》等都记载详备，且又与五行相合，与五季（春、夏、季夏、秋、冬）相配。《淮南子·天文》《史记·天官书》均有比较系统的五行系列内容，并将五方、五行、五帝、五佐、五执、五神、五兽、五音、五日与之组合。

在《素问·金匮真言论》之五方系列组合中即含五星在内，与《淮南子》所列均同。《素问·气交变大论》关于五运太过不及之论述，亦皆及于五星。又该篇在论岁候之太过不及上应五星时，曾言及五星运行之逆顺、留守等情况。如“以道留久，逆守而小，是谓省下。以道而去，去而速，来曲而过之，是谓省遗过也。久留而环，或离或附，是谓议灾与其德也。应近则小，应远则大……岁运太过，则运星北越，运气相得，则各行以道。故岁运太过，畏星失色而兼其母，不及，则色兼其所不胜。肖者瞿瞿（迅速张望貌），莫知其妙。闵闵（深远貌）之当，孰者为良。妄行无征，示畏侯王。”说明《素问》中有关五星运行之论述，不仅与《淮南子》《史记》等同，而且其以五星反映神权之占星术思想，亦颇相近。

（四）日月行度

日月运行，亦名日躔月离。古人早已注意到日月的运行，并将其运行的周期作为制定历法的依据。关于太阳运行1度，月球运行13又7／19度的认识，《淮南子·天文训》已有记载，认为“月日行十三度七十六分度之二十六”，《素问·六节藏象论》所言的“日行一度，月行十三度有奇焉。故大小月三百六十五日而成岁，积气余而盈闰矣”与此一致。王冰注：“日行迟，故昼夜行天之一度，而三百六十五日一周天，而犹有度之奇分矣。月行速，故昼夜行天之十三度余，而二十九日一周天也，言有奇者，谓十三度外，复行十九分度之七，故云月行十三度而有奇也。”可见此说亦源于西汉。

（五）九宫八风和太乙游宫

九宫之名最早见于《易纬·乾凿度》卷下，虽有多义，但主要是指术数家所言的九个方位。八风之名，久已有之，然称谓不一，如《吕氏春秋·有始》与《淮南子·坠形训》中的提法就不一致。然《灵枢·九宫八风》所言，则与后者之义相同，乃以四正四维之八方，与八卦方位结合，加之中央为九宫。故此太乙游宫之说，疑当出自两汉时的方术家或占星术者。

（六）正月建寅

正月建寅与历法相关。所谓“建”者，亦即月建，指历法中运用十二地支分别标记一年十二个月的方法。古代以北斗七星斗柄的运转作为确定季节的标准，将十二地支与十二月相配，用以纪月。把每年的岁首正月定位在斗纲（即北斗七星的1、5、7星）所指的十二辰中寅的时位。《淮南子》的作者生活在汉文、武帝时期，书中有关“正月建寅”的历记方法应当与汉武帝于太初元年（前104）颁行的《太初历》是一致的。《太初历》规定一年为365.2502日，一月为29.53086日，将原来以十月为岁首改为以正月为岁首，开始采用有利于农时的二十四节气，以没有中气的月份为闰月，调整了太阳周天与阴历纪月不相合的矛盾，这是我国历法上一个划时代的进步。《太初历》还根据天象实测和多年来史官的记录，得出一百三十五个月的日食周期。《太初历》不仅是我国第一部比较完整的历法，也是当时世界上最先进的历法。1972 年，在山东临沂银雀山二号汉墓中出土了汉武帝元光元年（前 134）的历谱竹简，为秦及汉初采用颛顼历提供了确切的证据。至汉武帝太初元年颁行的《太初历》仍用四分法，改正月为建寅。在《素问·脉解》中就有“正月太阳寅”“阳明者午也，五月盛阳之阴也。”“太阴者，子也，十一月万物气皆藏于中。”“厥阴者，辰也，三月阳中之阴”等。《灵枢·阴阳系日月》将十二个月全部用十二辰标记，即寅者正月，卯者二月，辰者三月，巳者四月，午者五月，未者六月，申者七月，酉者八月，戌者九月，亥者十月，子者十一月，丑者十二月。仅就正月建寅而论，由于距离夏历已相去古远，《内经》的理论构建很难受其影响，故与西汉武帝时颁行《太初历》的历史背景有很大关系。大凡《内经》中涉及的历法知识内容，无论是正月建寅，还是置闰，还是二十四节气等，无不受到这一时期有关历法知识的影响。

（七）二十四气、七十二候

二十四气与七十二候是古代历法的主要内容和特征。关于二十四气之名，在《素问》《灵枢》中已言及立春、立夏、立秋、立冬、春分、秋分、夏至、冬至八个主要节气。关于七十二候之事，虽然没有提及具体名称，但《素问》中已有“五日为一候”之说，按一年计之，说明七十二候之数已经确立。《素问·六节藏象论》之“五日谓之候，三候谓之气，六气谓之时，四时谓之岁”的记载已经涉及“七十二候”及“二十四气”的问题，此乃我国古历法的重要特征之一。关于记载一年中的“候”“气”之文献亦较早，然最终确立其名称及数目则较为晚出。有些学者以为，在秦汉之时，如《吕氏春秋·十二月纪》始有孟春、仲春、孟夏、仲夏、孟秋、仲秋、孟冬、仲冬八个月，各安插立春、日夜分、立夏、日长至、立秋、日夜分、立冬、日短至八个节气。《礼记·月令》和《淮南子·时则训》都是十二月纪的合抄本，这说明了前汉初年，还没有确定二十四节气的名称。但在《淮南子·天文训》中不但有二十四节气的名称，而且其顺序及推算方法，与现今通用的二十四节气名称及次序完全相同。一年分二十四气，大概是前汉初期以后，《淮南子》成书（公元前 139 年）之前。《内经》的多篇都言及与《淮南子》相同的四立、二分、二至八节名称，故可以确认，《素问·六节藏象论》的有关内容应当是在二十四节气与七十二候之名称及时序完全确立之后提出来的，应与该时期有关文献有明显的称引关系。

四、西汉主要文献对《内经》成编的影响

在《内经》成编之前的西汉时期，对其理论构建的影响，似以《淮南子》《春秋繁露》《史记》为先。

（一）《淮南子》与《内经》的理论知识

《淮南子》的出现全面影响了《内经》的理论构建和成书。其“兼收并蓄”的治经理念成为《内经》理论构建的重要思路。《淮南子》秉承先秦道家宇宙观的本体论，认为气是宇宙万物生成本原，道是宇宙万物运动变化的共同规律，在此大前提之下，也以“道”以“气”论述人类生命活动。又在气、阴阳、五行哲学思想之下解释相关现象，其中包括人类生命活动。这些内容都与《内经》的理论具有高度的一致性。《淮南子》中有关养生、病证、治疗及药物的内容，不但反映了西汉早期的医药学成就，也说明这一时期的医学成就对包括《内经》在内的医学理论构建具有十分重要的奠基作用。

（二）《春秋繁露》与《内经》的理论知识

董仲舒所著的《春秋繁露》深受汉武帝的重视和推崇，八十二篇内容以《春秋公羊传》资料为基础，凸显了他的政治主张和学术立场。他用当时人们对人类自身的大致构造、某些生理功能、脏腑形体关系、形神关系的医学认识，言思想、言文化、言治国、言治事、言治人等，其中宣扬了“天人合一”“天人感应”观点，运用精气、阴阳、五行等世界观和方法论阐释治国方略、社会、伦理道德，

以及生命科学等的相关道理，除有专章讲述之外，养生相关内容还散见于别章，较全面地勾勒出这一时期人们对养生的认识。作为影响汉武帝期朝野思想的《春秋繁露》，也就很自然地体现了这一时期的医学成就，从中也可以窥视到此后成编的《内经》理论构建的相关背景。

（三）《史记》与《内经》的理论知识

《内经》成编虽然晚于《史记》，但是《史记·扁鹊仓公列传》仅仅二十九个医学案例约一万字的内容，就与《内经》在征引的医学文献名称、行文格式、问对体例、医学术语、精气－阴阳－五行的哲学思想、疾病传变规律、“治未病”理念、“患者为治病之本”的观念、用“整体观念”阐述医学知识、十岁的年龄段划分、重视“胃气”在疾病预后变化中的意义、“杂合以治”的治病理念等十二个方面的具有高度的一致性。认真地研读其中的内容后，就有一种可以从中找到《内经》的影子之感，《内经》紧随其后成书也成为顺理成章的事情了。

五、西汉及此前医药成就与《内经》理论的构建

先秦时期是我国科学文化比较昌盛的时期，在医学方面，不仅有诸多名医著称于时，就医学文献而言，当时也定有诸多文字材料，而且一直流传于汉代，为王公贵族所收藏，有的为医家所得，则视为禁书。所谓“禁书”者，禁秘之书也。如《史记·扁鹊仓公列传》就记载公乘阳庆传授给淳于意的医书有“黄帝、扁鹊之《脉书》《五色》”及《上（经）》《下经》《五色诊》《奇咳术》《揆度》《阴阳》《外变》《药论》《石神》《接阴阳》等十二种（《史记·扁鹊仓公列传》）。高后八年（前180），淳于意已七十余岁，故其当生在战国末期，此记其“禁方书”为“古先道遗传”，必为先秦旧籍无疑。另外，长沙马王堆出土的《阴阳十一脉灸经》及《足臂十一脉灸经》等古医书，《马王堆医书考释》认为是“秦汉以前的医学原著”。此后江陵张家山出土之《脉书》，其所述的十一脉与马王堆《阴阳十一脉灸经》内容显系同一祖本，且原有题名为《脉书》。而淳于意得到的十二种医书中就有八部

与《内经》征引的文献名相同或者相近，说明《内经》在西汉时期成书时引用了这些先秦时期的医学文献并与之一脉相承。在《内经》的经络理论中，不但沿用了《阴阳十一脉灸经》及《足臂十一脉灸经》两部文献有关五脏六腑所属十一条经脉的名称及基本循行路径，而且在《灵枢·寒热病》中有“臂太阴”“臂阳明”，在《素问》的多篇中将“太阳经”称为“巨阳经”等都与这两本出土的帛书提法相同;《灵枢·邪客》所论的“少阴独无输”就是讨论只有十一条正经的道理，显然此处论述与上述两部有关经脉的文献有直接的关系；《灵枢·五色》所用的篇名及所论的望色诊法内容无疑与其所引书目中的《五色》文献有关;《灵枢·胀论》在论述胀病内容之后于篇中明确指出所引内容出自古文献的《胀论》。另外,《内经》中虽然只记载了十三个方剂和二十多味药物，但却讲述了十分丰富的用药规律及组方法度。对《内经》理论构建和成书影响较大的《淮南子》中同样也载有八首方剂及二十多味药物，不能不说这与西汉时期及其以前的临床中药学成就有关。

总之,《内经》的成书不是偶然事件，是我国先民在长期与疾病作做斗争的过程中积累的大量实践经验的结晶，它也只能在这个古代中国第一个政治稳定、国民经济富庶、思想文化繁荣的封建王朝的大背景之下产生。

第四论

《淮南子》与《黄帝内经》

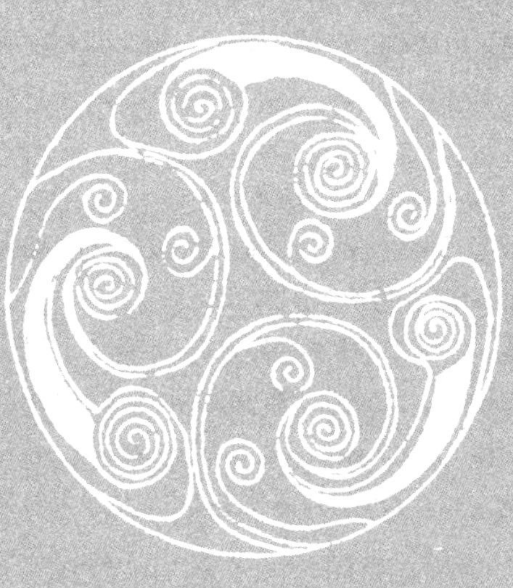

《淮南子》又名《淮南鸿烈》《刘安子》，是西汉初年淮南王刘安招集门客，于汉景帝、汉武帝之交时撰写的一部论文集。《淮南子》有“内二十一篇，外三十三篇”，其中“内篇论道，外篇杂说”。全书内容庞杂，将道、阴阳、墨、法和一部分儒家思想糅合起来，但主要的宗旨倾向于道家。《汉书·艺文志》则将其列入杂家。该书在继承先秦道家思想的基础上，综合了诸子百家学说中的精华部分，运用诸子百家的学术精华阐释其政治主张，并将其运用诸子思想阐释的生命科学知识杂糅其间。

一、“兼收并蓄”与《内经》治学理念

《淮南子》“兼收并蓄”“为我所用”的理念成为《内经》理论的构建和成书不可或缺的治学思想背景。

一方面，《内经》的具体内容如同《淮南子》一样，运用诸子百家的学术思想“解释相关的生命现象，解决相关的医学问题”。

认真研读《内经》不难发现，诸子中的阴阳、儒、墨、名、法、道、兵的思想均在其中有所体现，其中影响最大的莫过于儒、墨、道、法和阴阳五家，也可以说这五家的学术思想成为其构建的理论体系的灵魂，用以阐释生命科学中的相关内容。有的知识甚至直接引用诸子著作中的观点，如其中以自然界无穷变化说明用兵之法无常道的军事思想时说：“色不过五，五色之变不可胜观也；味不过五，五味之变，不可胜尝也”（《孙子兵法·势》）。《素问》将此观点直接引入解释相关医学道理，指出了：“草生五色，五色之变，不可胜视；草生五味，五味之美，不可胜极。”（《六节藏象论》）在疾病治疗上，《内经》在治病用针、用药如用兵理念的指导下确立自己的治疗思想。“善用兵者，避其锐气，击其惰归，此治气者也……无邀正正之旗，勿击堂堂之阵，此治变者也”（《孙子兵法·军争》）。《内经》在此用兵之道的影响下，要求医生施针治病不但要掌握左病刺左、右

病刺右、阳病治阳、阴病治阴之常规方法，还应当做到“善用针者，从阴引阳，从阳引阴，以左治右，以右治左”（《素问·阴阳应象大论》）的变通方法。甚至还直接证引其说，制订相关病证的具体治法：“《兵法》曰：无迎逢逢之气（气，指高昂的士气），无击堂堂之阵。《刺法》曰：无刺熇熇之热，无刺漉漉之汗，无刺浑浑（音义同‘滚’）之脉，无刺病与脉相逆。”（《灵枢·逆顺》）《素问·疟论》确立疟疾刺治方法时也有类似记载：“经言无刺熇熇之热，无刺浑浑（浑，音义同‘滚’）之脉，无刺漉漉之汗，故为其病逆未可刺也。”这种刺疟之法，是“其盛，可待衰而已”（《素问·阴阳应象大论》）治疗思想的具体应用，也是兵家“避其锐气，勿击堂堂之阵”用兵战术思想对《内经》确立治病原则的影响。《灵枢·玉版》在论疮疡刺治、脓肿切开引流、针具选择时也引用兵家的观点，认为针刺所用的针具虽小，但对人身的伤害和副作用犹如“五兵”：“五兵者，死之备也，非生之具……夫针之与五兵，其孰小乎？”又说：“两军相当，旗帜相望，白刃陈于中野者，此非一日之谋也。能使其民，令行禁止，士卒无白刃之难者，非一日之教也，须臾得之也。夫至使身被痈疽之病、脓血之聚者，不亦离道（养生、生理之道）远乎？”（《灵枢·玉版》）此处以两国开战的酝酿积累过程类比痈疽等化脓性疾病的发生均非一日之灾、须臾所得，将医生治病的针具与作战所使用的武器进行类比，其论证过程和所得结论恰如其分，切中该病形成的原由及针刺治病的意义。

另一方面，《内经》将这一时期的不同医学观点“兼收并蓄”拿来“为我所用”，例如对人类生长发育年龄段的划分就将“七八之数”和“十岁之数”两种方法全部纳入书中，治疗痿证就有“痿疾者取之阳明”（《灵枢·根结》）、“治痿者独取阳明”及“各补其荥而通其俞，调其虚实，和其逆顺”（《素问·痿论》）不同治疗思路的“兼收并蓄”。

仅凭以上实例就可以看出，理论构建和成书于《淮南子》之后的《内经》，其治学理念深受前者的影响。

二、道家本体论与《内经》理论

在宇宙观本体论方面,《淮南子》继承了先秦道家的思想,并加以唯物主义改造。该书《天文训》说:“道始于虚霩”“道始于一”,认为在天地未形之前,整个宇宙是个浑然一体、没有定型的“虚霩”,是由浑涵的“一”这个“气”演化而成的。《内经》在宇宙观本体论方面与此是一脉相承的。如《素问·天元纪大论》之“太虚寥廓,肇基化元,万物资始,五运终天,布气真灵,总统坤元”,以及宇宙万物之所以复杂纷繁,这都是“气合而有形,因变以正名”的结果(《素问·六节藏象论》)。

三、“道”论与《内经》理论

《淮南子》与这四篇黄老帛书有一定的关联。《原道训》与《道原》都是论“道”的专篇,言辞极为一致。此外其他相互仿佛之处也很多。可以看出,《淮南子》汲取道家思想营养的比重较大。该书是对西汉前期道家思想系统而详尽的总结,是研究黄老思想的极其宝贵而丰富的资料。就《内经》而言,“道”字也用了269次,在这269次论“道”的内容中,从宇宙的演化,天地万物的运行,到生命科学的每一个知识层面,几乎都运用“道”来概括其理论原则和规律。

四、阴阳观与《内经》理论

《淮南子》中不乏医学内容,该书倡导的阴阳理论认为,阴阳之间主要有六个方面的关系,即阴阳对立统一、互根互用、相错、转化、合和、消长。并且运用这些理论解释万事万物的发生、发展和变化。如《本经训》之“阴阳者,承天地之和,形万殊之体……终始虚满,转于无原”就用阴阳囊括了自然界的一切事物及其无穷无尽的变化。在《天文训》中以水、火、月、日喻阴阳，认为“积阳之热气生火，火气之精者为日；积阴之寒气为水，水气之精者为月”。“日者，阳之主也；月者，阴之宗也”。用人们最为常见的水、火、日、月说明阴阳的属性，这种形象而生动的类比，使枯燥、抽象的阴阳理论更易于理解和表达。《淮南子》站在本体论的立场上明确指出了阴阳的本质是气。《内经》就是凭借这一阴阳本质是气的学术立场，才将阴阳五行学说结合在一起构建中医学理论体系，用以解释人体生理、病理现象，指导临床实践。由此可以印证《淮南子》与《内经》在阴阳学说源流上的一致性。这也可以成为认识其理论构建和成书背景必不可少的内容。

五、五行观与《内经》理论

首先，《淮南子》阐明了事物的五行属性归类及其生克乘侮规律。如“东方，木也……北方，水也”“水生木，木生火，火生土，土生金”“木胜土，土胜水，水胜火，火胜金，金胜木”（《时则训》）。此与《内经》中所有涉及五行理论的内容几乎是一致的。

其次，《淮南子》以五行所属的方位论及人体的形体特征及勇怯、智愚、寿夭等。如“东方……其人兑形小头，隆鼻大口，鸢（yuān 老鹰）肩企（抬起脚后跟站着）行，窍通于目，筋气属焉，苍色主肝，长大早知而不寿；南方……窍通于耳，血脉属焉，赤色主心，早壮而夭；西方……白色主肺，勇敢不仁；北方……其人蠢愚；中央四达……其人……慧圣而好治”（《地形训》）。大体上说明了五行所属的方位及地域不同对人类体质的影响。《素问》的《金匮真言论》《阴阳应象大论》《异法方宜论》等篇中有关体质、寿夭与地域关系的内容与此精神一致。《淮南子》明确指出阴阳五行的本质都是气，完成了阴阳五行学说的进一步结合。

再次，《淮南子》的《地形训》构建了体质的五行分类法。“东方……其人兑形小头，隆鼻大口，鸢肩企行，窍通于目，筋气属焉，苍色主肝，长大早知而不寿。南方，阳气之所积，暑湿居之，其人修形兑上，大口决眦，窍通于耳，血脉属焉，赤色主心，早壮而夭……西方高土，川谷出焉，日月入焉，其人面末偻，修颈卬（áng 同‘昂’，扬起）行，窍通于鼻，皮革属焉，白色主肺，勇敢不仁……北方幽晦不明，天之所闭也，寒水之所积也，蛰虫之所伏也，其人翕形短颈，大肩下尻，窍通于阴，骨干属焉，黑色主肾，其人蠢愚，禽兽而寿……中央四达，风气之所通，雨露之所会也，其人大面短颐，美须恶肥，窍通于口，肤肉属焉，黄色主胃，慧圣而好治”。此处文辞和有关藏象的内容，不但与《素问》的《金匮真言论》《阴阳应象大论》等篇的相关部分具有高度的一致性，而且将人类体质根据五方地域气候的影响而予以分类，这一观点对《灵枢》的《阴阳二十五人》《五音五味》《通天》等篇有关体质五行归类内容的构建产生了直接的影响。

另外，《内经》出于研究生命科学的需要，将阴阳和五行两种认识方法结合起来加以运用，显然是借鉴了《淮南子》的阴阳五行都是气的观点，也是道家“道生一，一生二，二生三，三生万物”观点的体现。如“夫自古通天者，生之本，本于阴阳。天地之间，六合之内……皆通乎天气。其生五，其气三……此寿命之本也”（《素问·生气通天论》）。此处将是阴阳和五行结合阐述养生和疾病发生的相关知识。还将阴阳和五行相结合，用于指导临床上对疾病的诊断，如“微妙在脉，不可不察。察之有纪，从阴阳始。始之有经，从五行生”（《素问·脉要精微论》），以及人类体质的“阴阳二十五人”分类、五运六气等内容均是其例，无不体现着阴阳和五行结合运用的思想。

六、天人相应观与《内经》理论

《淮南子》肯定天的客观性，明确提出“人与天地相参”的论点，其内涵明显大于“人事与天地相参”。认为人与天地万物皆禀一气而生，在天人同气思想的指导下，创建了天人同构理论。《淮南子》认为“阴阳同气相动”，故“天之与人有以相通”，实际上就是天人感应的思想。强调了天人相应的整体观念，如“天地宇宙，一人之身也；六合之内，一人之制也”“孔窍肢体皆通于天。天有九重，人亦有九窍”（《本经训》）。指出人生活在宇宙间，和自然界是息息相关的。如果考察《灵枢·岁露论》的“人与天地相参也，与日月相应也”，以及《素问》的《六节藏象论》《生气通天论》之“天地之间，六合之内，其气九州，九窍、五脏、十二节皆通乎天气”等有关天人合一内容，则与此精神相合。天人相应的整体观是《内经》构建的医学理论的基本特点之一，体现在这一医学知识体系的各个层面。

七、脏腑知识与《内经》理论

《淮南子》也涉及藏象学说的内容。“有病于内者必有色于外”（《俶真训》），“孔窍者，精神之户牖”（《精神训》），指出体表组织和内脏是有机整体，内脏的病变可以通过形体诸窍的变化反映出来。其所记载的两种五行－五脏配属关系中，《地形训》记载的五行－五脏配属方法同于《内经》，属于今文经学的五行－五脏配属方法，《时则训》中记录了同于古文经学的五行－五脏配属方法，说明《淮南子》时代五行－五脏配属关系并未定型。同时，《淮南子》对五脏与五窍、五脏与情志配属也有表述。其对五脏生理功能尤其是心功能有较全面的认识，指出心的生理功能有主血脉，主神，主九窍四肢等方面，提出“心者，身之本也”（《修务训》），“心为五脏之主”的论点。认识到肝主筋，窍通于目；肺主皮革，窍通于鼻，肺主气；肾主骨干，窍通于阴；胃主肤肉，窍通于口。在《原道训》《俶真训》《精神训》《本经训》《修务训》等均涉及藏象学说的相关知识。这种重视心而略于其他各脏腑的表述，与这一时期强调中央集权、突出帝王核心地位的政治背景不无关系。其后产生的《内经》同样也秉承这一政治理念，不过在重视心的重要地位的同时，并未忽略其他内脏各自在生命活动中也具有不可替代的作用。

八、病证知识与《内经》理论

《淮南子》毕竟是社会科学文献，而不是自然科学中的医学学科文献，因而在论述病证方面的内容时，其主旨并非就病言病，而是以病言事、以病言政、以病言处事、以病言人才的选择和任用，用治病的方法言施政、言为人处世等，所以在字里行间，对病证是点到即止，始终不离其社科主旨。因此，决不能因其涉及了医学内容就放大其医学意义。就《淮南子》中所见疾病资料而言，21 卷中有 14 卷 51 条言及病证，这些病证资料提供了下列相关信息：

一是病证的分类，共 7 类 46 种病证：

①外感病证：暍（yē 中暑病）、疫、大疫、痁疾、病温、病热，共 6 种病。

②肢体病证：跛、躄（bì 跛脚）、伛背（或“伛”“伛偻”）、胫者（腿有病）、强脊、侏儒、冻（疮）、瘿、痹，共 9 种病。

③耳鼻喉、眼科、口腔疾病：盲、聋、瘖（yīn 哑，哑巴）、喑（yīn 一指哑巴，一指失音）、既喑且聋、瞽（gǔ 失明）、眇（miǎo 单眼失明）、龋、鼽窒（qiú zhì 鼻塞不通），其中盲、失明、瞽、眇四者可视为一病，瘖、喑可视为一病，共 5 种病。

④皮肤疮疡病证：痈、疽、污膺（疑为胸膺溃烂流脓水的病）、鼠（鼠瘘）、瘘（瘘管）、厉（通“疠”“癞”），共 6 种病。

⑤外伤性病证：堕而折其髀、蝮蛇螫人、经（指用绳索上吊自杀的人）、溺（溺水）、决指、断臂，共 5 种病。

⑥内伤性病证：心痛、内热、消（消渴、消瘅）、狂、眩、水（肿）、疵瘕（腹中结块之疾）、不寐、瘺病、偏枯、痼疾、积、积血、好恭（泄泻）、白汗（因劳累、惶恐、紧张而流的汗，虚汗）、张（通“胀”），共 16 种病。

⑦食物中毒：1 种病。

二是有关病因与发病，包括：外感时令邪气（外感之邪）与发病；情志内伤与发病；饮食失宜与发病；意外损伤，包括毒蛇所伤；地方水土、环境气候之偏与发病。

依据上述资料可以看出，《淮南子》对病因的论述涉及天时、情志、地理、社会等因素。例如:《淮南子》认识到风寒暑燥湿成为致病因素时可以导致疾病的发生。“人大怒破阴，大喜坠阳；薄气发瘖，惊怖为狂；忧悲多恚，病乃成积；好憎繁多，祸乃相随”（《原道训》），是对情志致病的认识，这与《内经》中“暴怒伤阴，暴喜伤阳”的观点是相同的。《内经》“生病起于过用”发病观则是对“形劳而不休则厥，精用而不已则竭”（《精神训》）认识的一脉相承。《地形训》包含了丰富的医学地理学思想，详细阐述了地理环境、气候条件对人的性格、体形、健康状况的影响，认为地理环境亦直接影响人体而为致病之由。如“坚土人刚，弱土人肥”“山气多男，泽气多女，风气多聋，林气多癃……暑气多夭，寒气多寿”（《地形训》）。这种医学思想不但在《内经》中也有类似的记载，同时也说明两书本源于古代文献而有所创新的学术立场，如《吕氏春秋·尽数》记载有“辛水所，多疸与痤人；苦水所，多尪与伛人”，是指居住在水味辛辣地方的人多患痈疽和生瘰疬病，水味苦涩地方的人多患鸡胸和驼背。“人二气则成病”“邪与正相伤”（《说山训》）则概括了邪正盛衰的发病基本原理。“人二气则成病”也是对阴阳失调病机的认识。《淮南子》还进一步解释了“邪气”“正气”的含义（《诠言训》），明确地提出“邪与正相伤”的论点。还强调正气的主导作用，提出重视培护人体正气在治疗疾病和养生中的意义。

三是有关诊法原理，如“夫有病于内者，必有色于外矣”。

《淮南子》毕竟是一部人文社科文献，故凡涉及病证、发病原因、病证的处理方法、药物主治等内容都是浅尝辄止，并且显得稚嫩、古朴和粗糙。这些内容一则反映了西汉时期非医学界人士重视医药学知识的社会现象，正是这一社会现象对《内经》的理论构建和成书营造了一个十分有利的社会背景和文化氛围；二则映射出《内经》之前的西汉时期医药学知识成就，无论怎样评价这51条医药学资料，其为《内经》理论构建和成书提供社会的、文化的、医药专业的良好氛围是不可辩驳的事实。需要注意的是，尽管《淮南子》对《内经》的成书有一定影响，但决不能因其涉及了医学内容就放大其医学意义。

九、养生知识与《内经》理论

只要将《内经》中有关养生的原文与《淮南子》注重养生之术进行对照后就不难发现，两者极为相合。《淮南子》中关于养生的内容主要有以下几方面：

（一）明确提出了养生的概念

在《俶真训》《修务训》《原道训》《览冥训》《精神训》中较为详细地论述了养生的内容。强调了养性、养德，要“静漠恬澹，所以养性也；和愉虚无，所以养德也……若然者，血脉无郁滞，五脏无蔚气”（《俶真训》）。提出精神调养时“今夫道者藏精于内，盝（lù过滤，使其清净）神于心，静漠恬淡，讼谬（讼，容也。谬，静也。讼谬，和悦）胸中，无邪气所留滞……则机枢调利，百脉九窍莫不顺比。”“神清志平，百节皆宁，养性之本也”（《修务训》）。认为心境清净，无欲无求，则五脏安和，百脉调畅，诸窍通利而健康无病。这与“恬惔虚无，真气从之，精神内守，病安从来”“以恬愉为务”（《素问·上古天真论》）的养生之道契合。

（二）坚持形气神统一的养生观

《淮南子》对形、气、神三者的关系做了如下阐述：“夫形者，生之舍也；气者，生之充也；神者，生之制也。一失位则三者伤矣……形者非其所安也而处之则废，气不当其所充而用之则泄，神非其所宜而行之则昧。此三者不可不慎守也…今人之所以眭（guì目光深邃）然能视，瞢（yíng迷惑）然能听，形体能抗，而百节可屈伸，察能分白黑，视丑美，而知能别同异，明是非者，何也？气为之充而神为之使也。”（《原道训》）其提出了“太上养神，其次养形”的养生主张。养神方面，强调静以养神、和喜怒、重视养心，以使精神内守。关于养形，认为要舍形于佚，做到节寝处、适饮食、便动静。

“形”是人的身体（“形骸”），人的生命所居之舍；“气”是充注形体之中的血气，人的生命原质；“神”是人的气、志、性、情、欲融合而转化成的无形的智慧与认识客观事物的种种能力，但又能主宰（“制”）着人的生命。“神”因“气”而显，“气”因“形”而运，“形”为“神”而用，三者互相循环作用即为人的生命运动。“形”与“气”还只是生命现象，惟有“神”表现为生命功能。关于神之功能有如下论述：“神与化游，以抚四方……神托于秋毫之末而大宇宙之总”“物至而神应，知之动也。”（《原道训》）“志与心变，神与形化。”“身处江海之上，而神游魏阙（宫门上巍然高出的观楼）之下。”（《俶真训》）“夫目视鸿鹄之飞，耳听琴瑟之声，而心在雁门之间，一身之中，神之分离剖判，六合之内，一举万里。”（《览冥训》）《修务训》里对人主体之神的发挥、作用及表现，做了更为精辟的描述。

关于形神关系，明确提出了“神制则形从”的观点，较《庄子》所宣扬的“神将守形，形乃长生”有更积极的意义，强调了神的主宰作用。提出了“以神为主者，形从而利；以形为制者，神从而害”（《原道训》）的神重于形的学术观点，这对《内经》养神重于养形的养生方法确立有重要意义。

为了论述“神制则形从”的观点，还列举了两个“神”不能为主的例子：一是精神失常的狂人，一是贪饕多欲之人。前者“动静不能中”（《原道训》），自己的形体受到各种伤害而不自知，以至“形神相失”。后者被权势所迷，名位所惑，精神为此而消耗，最后是“形闭中距，则神无由入”。《诠言训》里又重申这一观点：“神贵于形也，故神制则形从，形胜则神穷。聪明虽用，必反诸神，谓之太冲。”

（三）养生需要禁嗜欲

如“孟冬……君子斋戒，身欲静，去声色，禁嗜欲，宁身体，安形性”（《时则训》）。冬为闭藏之时，应藏而不泄，故要禁欲，保精、养性。又如

“圣人不以身役物，不以欲滑和”（《原道训》），也强调了养生禁欲的重要性。人类只有将养精神，和调其气，才能形体康健，与世间万事万物共同在自然界的规律之中生存。“是故圣人将养其神，和弱其气，平夷其形，而与道沉浮俯仰”（《原道训》）。上述表达虽与《内经》的养生理论的文辞稍有区别，但其基本精神却是一致的。

总之，《淮南子》养生学是道家养生学的发展，它的养生原则包括体道返性、顺时养生、形气神三者共养等。《淮南子》坚持形气神统一的生命整体观，提出了“太上养神，其次养形”的养生主张。养神方面，强调静以养神、和喜怒、重视养心，以使精神内守。关于养形，《淮南子》认为要做到节寝处、适饮食、便动静，这与《素问·上古天真论》强调要“食饮有节，起居有常，不妄作劳，故能形与神俱”，要“志闲而少欲，心安而不惧，形劳而不倦”，要“美其食，任其服，乐其俗”，从而达到“形与神俱而尽终其天年”的养生最高境界的精神是一致的。

有人认为《淮南子》的著作者对药物养生很有研究，《淮南子》记载的药物有二十多种列于《神农本草经》上品之药。《淮南子》养生旨趣是希望通过养生以成为真人，向往仙界。《淮南子》养生学思想对后世道教养生和中医养生的发展都产生了重要影响。

十、理法施治与《内经》治法理论

《淮南子》对疾病治疗方法的论述亦较详尽。提出治疗四时疾病要遵循“春治以规，秋治以矩，冬治以权，夏治以衡”（《时则训》）的法则。此处的规矩权衡治法与《内经》中的“四变之动，脉与之上下，以春应中规，夏应中矩，秋应中衡，冬应中权”（《素问·脉要精微论》），以及“观权衡规矩，而知病所主”（《素问·阴阳应象大论》）之“规矩权衡”合四时脉象标准的内涵有所不同。《内经》言其脉象的变化随季节不同而各异，即脉合四时，以及可根据脉象的浮、沉、滑、涩了解疾病产生的原因，以“规矩权衡”论一年各个时段的标准脉象；而《淮南子》则以规矩权衡论治法，各有所指，各有其意，但是其理则一。

《淮南子》中谈及治疗疾病要全面考虑，如“治鼠穴而坏里闾，溃小疱而发痤疽”（《说林训》），运用类比思维，强调临证治病不能顾此失彼，以免酿成大病。还有对疾病应早期治疗的记载，告诫人们“患至而后忧之，是犹病者已惓而索良医也。虽有扁鹊、俞跗之巧，犹不能生也”（《人间训》）。根据上下文意这里虽是以医学喻为政处事的道理，但其未病先防、既病早治的预防医学思想与《内经》中的“上工不治已病治未病”（《素问·四气调神大论》）之理相同。

《淮南子》记载的有关疾病的治疗方法比较丰富，其中有：

①外治法：疮疡切开术、眼疾局部滴药、毒蛇咬伤局部敷药救治、针石刺治等。

②急救法：溺水救治、上吊救治等。

③内治法：内服药物。

④药物及主治：如蝮蛇螫人，傅以和堇；貍头愈鼠；鸡头已瘘；虻散积血；斫木愈龋；大戟去水；亭历愈张（通“胀”）；天雄、乌喙，药之凶毒；地黄主属骨；甘草主生肉；梣（chén 白蜡树，树皮可入药，称秦皮）木色青，翳而蠃（luǒ 用螺肉捣碎滴眼）愈蜗睆（huǎn 明亮），此皆治目之药也。

⑤临床护理：饮食护理如“病热而强之餐”，此与《素问·热论》之“多食则遗”的精神是一致的。“救暍而饮之寒”则与“热者寒之”治法的立场一致。

有人对《淮南子》明确提出“治无病”的思想进行了研究，认为其将摄生作为治无病的重要途径。在治疗原则方面强调知病之所从生，也就是“治病必求于本”思想的体现。《淮南子》重视因循之术，强调“因”，包含“因资”“因时”两个方面，中医学三因制宜治疗原则的提出应该是来源于黄老学的因循之术。《淮南子》记载的具体治疗方法包括药物疗法 、外科手术、刺灸、巫术疗法、精神内守法等。

十一、药物知识与《内经》理论

《淮南子》记载了20多种药物，其中有植物药、动物药，其记载注重实践，在药物采集、炮制及品种鉴别等方面都有独到之处。其认为采集药物要亲口尝试，如“神农乃始教民播种五谷……尝百草之滋味……一日而遇七十毒”(《修务训》)，这是古代医家在实践中寻找和发现药物的真实写照。提出根据药物性能，按照季节采收药物，如“蝉始鸣，半夏生”言其夏至时蝉鼓翼始鸣，正是半夏成熟的采收时间。告诫人们注意药物炮制方法，“牛胆涂目……取八岁牛胆，桂三寸，着胆中，百日以成”，此言将桂（桂花，或者桂枝、肉桂末）放入牛胆中，经过百天才能药用。提出了易混淆药物的鉴别，如“夫乱人者，芎䓖之与藁本也，蛇床之与麋芜也，也皆相似者”，注重实践，使药物名实相符，是安全有效用药的保证。

由于《淮南子》非医学著作，其医学思想均散见于汪洋浩瀚的哲理演说中，但经过细心地爬抉梳理，仍可提炼出在当时具有指导意义的医学理论，甚至对中医学理论的发展亦有深远影响的观点。研究《淮南子》所包含的医学思想，也能为探讨《内经》的成编提供一些新的参考资料。

第五论 《春秋繁露》与《黄帝内经》

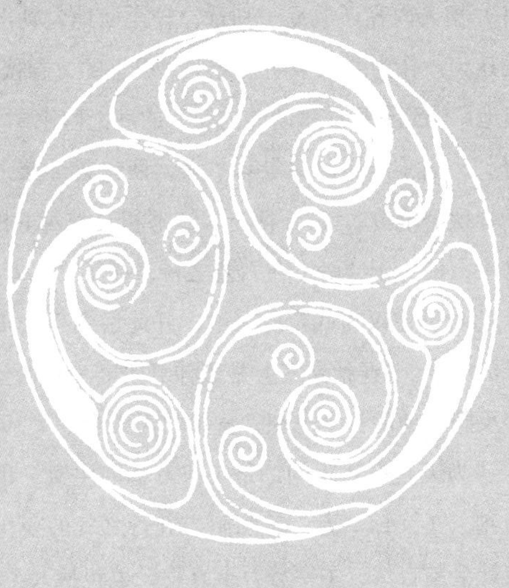

董仲舒所著的《春秋繁露》深受汉武帝的重视和推崇，17卷82篇内容以《春秋公羊传》资料为基础，论证了他的政治主张和学术立场。他用当时人们对人类自身形体大致构造、某些生理功能、脏腑形体关系、形神关系的医学认识，言思想、言文化、言治国、言治事、言治人等，其中宣扬“天人相应”“天人感应”的观点对精气、阴阳、五行等世界观和方法论有相当完善的论述，除有专章讲述养生之外，相关内容还散见于别章，较全面地勾勒出这一时期人们对养生的认识。作为西汉中期朝野主导思想的《春秋繁露》主旨，也就很自然地影响到此后成编的《内经》的理论构建。

董仲舒，广川（今属河北景县）人，西汉哲学家，今文经学大师，专治《春秋公羊传》，曾任博士、江都相及胶西王相。汉武帝举贤良文学之士，他关于“诸不在六艺之科，孔子之术者，皆绝其道，勿使并进”的对策建议为武帝所采纳，开此后两千余年封建社会以儒学为正统的先声。《春秋繁露》是董仲舒研究《春秋公羊传》后的产物，集中反映了他的哲学思想，宣扬“天人合一”“天人感应”的神学观点。认为天是有意志的，是宇宙万物的主宰，是至高无上的神。天通过精气（又曰“元”）、阴阳、五行之气的变化而体现其意志，主宰着社会与自然，主宰着万事万物，也包括人类的生命活动。草木随着季节变化而生长凋零，都是天的仁德、刑杀的表现；社会中的尊卑贵贱制度，夫妻父子关系等都是天神“阳贵而阴贱”的意志。

董仲舒的《春秋繁露》是以巩固和发展西汉帝国为主旨的，所以他本人和他的著作深受汉武帝的重视并极力推崇，其学术主张也很自然的成为西汉中期朝野的主导思想，这些思想也很自然地影响到此后成书的《内经》之理论的构建。

一、"天人相应"思想与《内经》理论

《春秋繁露》把自然现象和社会现象进行神秘化的比附，认为天按照自己的形体制造了人，人是天的副本，人类的一切都是天的复制品，这就是"天人相应"的思想。认为"人有三百六十节，偶天之数也；形体骨肉，偶地之厚也；上有耳目聪明，日月之象也；体有空窍理脉，川谷之象也；心有爱乐喜怒，神气之类也。此见人之绝于物而参天地。是故人之身，首妢而员，缘天容也；发，象星辰也；耳目戾戾（分明之意），象日月也；口鼻呼吸，象风气也；胸中达知，象神明也；腹饱实虚，象百物也"（《人副天数》。以下凡《春秋繁露》内容，其文献出处均出二级标题）。这与《内经》之精神一致，如"天为阳，地为阴，日为阳，月为阴，大小月三百六十日成一岁，人亦应之"（《素问・阴阳离合论》）。"天气通于肺，地气通于嗌，风气通于肝，雷气通于心，谷气通于脾，雨气通于肾。六经为川，肠胃为海，九窍为水注之气。以天地为之阴阳，阳之汗，以天地之雨名之；阳之气，以天地之疾风名之。暴气象雷，逆气象阳。故治不法天之纪，不用地之理，则灾害至矣"（《素问・阴阳应象大论》）。"天圆地方，人头圆足方以应之。天有日月，人有两目。地有九州，人有九窍。天有风雨，人有喜怒。天有雷电，人有音声。天有四时，人有四肢。天有五音，人有五脏。天有六律，人有六腑。天有冬夏，人有寒热。天有十日，人有手十指。辰有十二，人有足十指、茎、垂以应之；女子不足二节，以抱人形。天有阴阳，人有夫妻。岁有三百六十五日，人有三百六十节。地有高山，人有肩膝。地有深谷，人有腋腘。地有十二经水，人有十二经脉。地有泉脉，人有卫气。地有草蓂，人有毫毛。天有昼夜，人有卧起。天有列星，人有牙齿。地有小山，人有小节。地有山石，人有高骨。地有林木，人有募筋。地有聚邑，人有䐃肉。岁有十二月，人有十二节。地有四时不生草，人有无子。此人与天地相应者也"（《灵枢・邪客》）。可见，《内经》不仅仅继承了《春秋繁露》"天人相应"的思想，就连表达的句式也是极其相似。也正是在这一思想的影响下，其构建

了中医学的整体生命观其相关理论。

二、精气观与《内经》理论

《春秋繁露》秉承先秦道家的精气理论并将其发扬之，使精气观得到进一步确立和应用。

（一）首提“元气”概念

董仲舒认为，天地万物本根于“元”，“元”是天地万物发生的本质和原始物质。如认为“唯圣人能属万物于一，而系之元也”。“是以《春秋》变一谓之元。元犹原也。其义以随天地终始也。”“故元者为万物之本，而人之元在焉”。“故人虽生天气及奉天气者，不得与（触摸）天元”（《重政》）。人身之“元气”充斥于全身，内而脏腑，外“流皮毛腠理”（《天地之行》），因其是人类生命发生时原来就有的，不是后天生成的，又是人体发生、变化乃至脏腑器官活动的原动力，故命之曰“元”（即“原”）。此处的“元”即先秦道家所说的“一”“气”。显然这是《老子》“道生一，一生二，二生三，三生万物，万物负阴而抱阳，冲气以为和”思想的延续并予以了发挥，《内经》则将这一“元”“气”是天地万物发生之原的认识引入医学领域，并用以解释人类的起源。如“夫自古通天者，生之本，本于阴阳。天地之间，六合之内，其气九州九窍、五脏、十二节，皆通乎天气。其生五，其气三，数犯此者，则邪气伤人，此寿命之本也”（《素问·生气通天论》）的论述与此精神一脉相承。《内经》中虽然只有“原穴”之“原”（《灵枢·九针十二原》）而没有“元气”概念，但“原穴”是脏腑原气经过和留止的部位，所以说此之“原”就有元气的内涵。

（二）明确了“精”有别于“气”

《春秋繁露》认为“气之清者为精”（《通国身》）。此“精”是天地万物发生之本原，人类是天地万物的成员之一，虽然是天地万物之中最为珍贵的，但也是以“精”作为形体产生的基础物质，此即“天地之精所以生物者，莫贵于人”（《人副天数》）之意。这和《内经》中的认识完全一致。如“天覆地载，万物悉备，莫贵于人。人以天地之气生，四时之法成”（《素问·宝命全形论》）。正因为“精”为“身之本”（《素问·金匮真言论》），所以“精”就成为强身健体、养生保健的重要物质。因此说“治身者以积精为宝”“积精于其本，则血气相承受”“血气相承受，则形体无所苦”“形体无所苦，然后身可得安也”“夫欲致精者，必虚静其形”“形静志虚者，精气之所趋也”“故治身者，务持虚静以致精”“能致精者，则合明而寿”（《通国身》）。这与“积精全神”可以达到“益其寿命而强者”（《素问·上古天真论》）养生的最高境界是一致的。

三、阴阳观与《内经》理论

《春秋繁露》在继承先秦阴阳家有关思想的基础上，使这一肇端于西周早期《周易》的哲学思想得到进一步的梳理和提升。虽然董仲舒是用阴阳来言事理、说政治、论国家治理、言说君臣父子夫妻之礼仪等，但是却总结出了阴阳也是由气变化产生的，阴阳之间具有诸如相关、互藏、对立、消长、转化、自和关系等道理，而这些内容恰恰都是《内经》用以说明人体组织结构、生理和病理，以及指导临床诊断治疗、养生保健等理论时的哲学基础。

《春秋繁露》82 篇中有 6 篇是以“阴阳”命名的，且其对先秦时期逐渐发展成形的阴阳理论又有新的补充。

（一）确立了气分阴阳的观点

《春秋繁露》认为“天地之气，合而为一，分为阴阳”（《五行相生》）。又说“阳，天气也；阴，地气也”（《人副天数》），这就指出了天地之气分为阴阳，阴阳是由气变化产生的。“阴与阳，相反之物也”（《天道无二》）。

（二）指出了阴阳的差异性和对立关系

“天之大数，相反之物也，不得俱出，阴阳是也，春出阳而入阴，秋出阴而入阳。夏右阳而左阴，冬右阴而左阳。阴出则阳入，阳出则阴入；阴右则阳左，阴左则阳右”就十分明确地表达了阴阳的差异性和对立关系，并以此关系解释四时气候的寒暑更迭过程中，阴阳的彼此制约和消长，于是就有寒暑的更迭和变迁，认为“春分者，阴阳相半也，故昼夜均而寒暑平，阴日损而随阳，阳日益而鸿，故为暖热”“秋分者，阴阳相半也，故昼夜均而寒暑平，阳日损而随阴，阴日益而鸿，故至季秋而始霜”(《阴阳出入上下》)即是其例，与《内经》之“是故冬至四十五日，阳气微上，阴气微下；夏至四十五日，阴气微上，阳气微下”(《素问·脉要精微论》)的精神是一致的；又以“春夏阳多而阴少，秋冬阳少而阴多”(《阴阳终始》)说明四时阴阳之气的分布状况，与《内经》为了阐明寒厥证的发病原理时所说的“春夏则阳气多而阴气少，秋冬则阴气盛而阳气衰”(《素问·厥论》)完全一致。

(三)对阴阳分太少有了明确表述

为了表达四季阴阳之气的多少差异，董仲舒指出“春者，少阳之选也；夏者，太阳之选也；秋者，少阴之选也；冬者，太阴之选也”(《通国身》)。此处虽然是讲四时气候，但在“天人合一”的观念之下，这种“春夏之阳，秋冬之阴，不独在天，亦在于人”(《天辨在人》)“天有阴阳，人亦有阴阳”(《同类相动》)，所以阴阳分太少的理念，对《内经》理论构建的影响体现在以下几个方面。

1. 体现了阴阳可分特性

上述原文明确地指出，属阳的上半年，因阳气在不同时段的多少有别，故春季阳气尚少，气候乍暖还寒，故为“少阳”；夏季阳气最盛，烈日炎炎，故为“太阳”。属阴的下半年，秋季气温凉爽，阴气尚少，故为“少阴”；隆冬气候严寒，阴气最盛，故为“太阴”。此即所谓“阴中有阴，阳中有阳”(《素问·金匮真言论》)之意。

2. 用以标注四时五脏的阴阳属性

如心“为阳中之太阳，通于夏气”，肺“为阳中之少阴，通于秋气”（王冰误为“太阴”），肾“为阴中之太阴，通于冬气”（王冰误为“少阴”），肝“为阳中之少阳，通于春气”（《素问·六节藏象论》），以及“心为阳中之太阳，肺为阴中之少阴，肝为阴中之少阳，脾为阴中之至阴，肾为阴中之太阴”（《灵枢·阴阳系日月》）与此吻合。

3. 用以表识经脉的阴阳属性而予以命名

长沙马王堆汉墓出土的帛书与《春秋繁露》无法确定时间先后，但是二者与十二经脉的阴阳太少命名应当有密切的关系。

4. 用以标记不同类型的体质

如《灵枢》的《阴阳二十五人》和《五音五味》两篇都是依据人体阴阳之气的多少，将人的体质分为“太阳之人”“少阳之人”“太阴之人”“少阴之人”的不同类型。

5. 在五运六气理论中用以标记不同时段气候的阴阳属性

如“太阳寒水之气”“少阳相火暑气”“太阴湿土之气”“少阴君火热气”（见《素问》的《六微旨大论》《五常政大论》《六元正气大论》《至真要大论》），则是在五运六气理论中标记不同时段气候的阴阳属性。由于经脉和气候都有六，故《内经》发展阴阳太少四分法为六分法，于是在太少之阳中增加一个“阳明”，在太少之阴里增加一个“厥阴”。为了明确“阳明”和“厥阴”分别与阴阳太少之位次，于是用“两阳合明，谓之阳明”“两阴交尽，谓之厥阴”（《素问·至真要大论》）予以规定。

（四）明确提出了“阴阳调和”观点

“阴阳和调，万物靡不得其理矣”（《十指》），体现了“阴阳自和”的关系。何谓“阴阳和调”？就是阴阳之间互藏互用、对立互根、消长转化关系维系在一个相对稳定的动态平衡状态。董仲舒用“物莫无合，而合各相阴阳。阳兼于阴，阴兼于阳”（《基义》）说明阴阳互藏互用之理；以“大旱”“大水”为例，用“阳灭阴”“阴灭阳”（《精华》）表达阴阳相互制约关系；用春分之后“阴日损而随阳，阳日益而鸿”，秋分之后“阳日损而随阴，阴日益而鸿”（《阴阳出入上下》）说明阴阳消长规律。阴阳的消长过程也即阴阳的对立制约过程，没有阴阳的对立制约，也就没有阴阳的相互消长。阴阳之间就是通过互藏互用、对立互根、消长转化关系维系着“阴阳和调”。一旦这种“阴阳和调”的和谐状态被打破，在人则发生疾病，“故阴阳之动，使人足病，喉痹起”（《人副天数》）。《内经》中所说的“阳不胜其阴”“阴不胜其阳”“阴阳离决”（《素问·生气通天论》），以及“阴胜则阳病，阳胜则阴病”都是阴阳之间失于“和调”的异常状态。

（五）突出“重阳”思想

董仲舒在论述阴阳关系时“阳尊阴卑”的“重阳”思想是全书的主旨，如“丈夫虽贱，皆为阳；夫人虽贵，皆为阴”（《阳尊阴卑》）；在君臣父子关系中，“当阳者，君、父也”，因此说“阴者，阳之助也”。“阳贵而阴贱，天之制也”（《天辨在人》）。《内经》秉承了“阳为主阴为从”的“重阳”理念，并将其运用于医学体系之中。虽然“生之本，本于阴阳”“阴平阳秘，精神乃治，阴阳离决，精气乃绝”，阴阳是“寿命之本”，但是其中的阳气最为重要，故有“阳气者，精则养神，柔则养筋”“阳气者，若天与日，失其所则折寿而不彰”之论（《素问·生气通天论》），明确地指出了阳气是生命活动的动力，在生命过程中具有十分重要的作用。阳气具有温煦机体组织，抗御外邪侵袭，主持气化开合，维系阴阳平衡等多方面的重要功能，故阳气在生命过程中起着主导作用。如“凡阴阳之要，阳密乃固”“阳强不能密，阴气乃绝”，并以太阳与天地万物的关系为喻，用“薄厥”“煎厥”、疔疮等常见病证为例，突出人体阳气在生命活动中的重要作用，这一“重阳”思想成为明代“温补学派”及扶阳抑阴学派创立的依据。

（六）总结了阴阳之气升降出入的运动规律

董仲舒以“阴阳出入上下”为命题，以四季寒暑变迁为例，论证了阴阳运动的基本规律。这不但对后世认为天地间的阴阳之气是不断运动而不是静止的，且正因为阴阳之气的不断运动，才使得天地间的万事万物生生不息、变化不止的观点发生过重要影响，而且也是《内经》中多种认识发生的重要背景，如《素问·六微旨大论》的“气之升降，天地之更用也”“升已而降，降者谓天；降已而升，升者谓地。天气下降，气流于地；地气上升，气腾于天。故高下相召，升降相因，而变作矣”“出入废则神机化灭，升降息则气立孤危。故非出入，则无以生长壮老已；非升降，则无以生长化收藏。是以升降出入，无器不有。故器者生化之宇，器散则分之，生化息矣。故无不出入，无不升降。化有小大，期有近远。四者之有，而贵常守，反常则灾害至矣。故曰：无形无患，此之谓也”，以及《素问·阴阳应象大论》认为的在人体则“清阳出上窍，浊阴出下窍；清阳发腠理，浊阴走五脏；清阳实四肢，浊阴归六腑”。

四、五行观与《内经》理论

《春秋繁露》82 篇中有 9 篇是以“五行”名篇的。董仲舒把阴阳五行视为“天”的组成元素，并以此来解释天地自然的循环。除了将阴阳、五行视为“天”的组成内容，还将这一套循环理论延伸到四时、政治、人伦，为儒学建立了一整套“天论”哲学，从而形成了汉代的思想特性。人世间，举凡人伦、政治，皆依循天理运行。徐复观《两汉思想史》中提到：到了《吕氏春秋》，则把五行配入到四时中去，更配上他们认为与四时相应的政令与思想，第一次建立了以阴阳五行为依据的宇宙、人生、政治的特殊构造。此一特殊构造，给汉代思想家们以重大的影响。尤其是董仲舒所受的影响最为深刻，由此而把阴阳四时五行的气，认定是天的具体内容，伸向学术、政治、人生的每一个角落，完成了“天”的哲学大系统，以形成汉代思想的特性。

五行最早只是指金、木、水、火、土等一年五季气候变化迁移运行规律，后来将其与人类生产生活必需的材料加以联系，战国时邹衍将其发展为宇宙万物发生发展的元素，并用以解释朝代的变迁更替。自《吕氏春秋》开始，才将五行比附、匹配相应的政令与思想。董仲舒则更将阴阳五行用于解释组成天的具体内容。

（一）回答了什么是五行

董仲舒在《尚书·洪范》对五行五季理论认识的基础上，进一步对什么是“五行”做了回答。指出“天有五行：一曰木，二曰火，三曰土，四曰金，五曰水。木，五行之始也；水，五行之终也；土，五行之中。此其天次之序也”（《五行之义》）；“天有五行，木、火、土、金、水是也”（《五行对》）。

（二）强调五行相生关系

为了阐述天地万物之间的相互资生关系，以《五行相生》命题，将对《淮南子》已经确立的五行相生关系予以专章论述，以“父子”加以类比，如“木生火，火生土，土生金，金生水，水生木，此其父子也……天之道也”（《五行之义》）。自此，五行的木→火→土→金→水→木递相资生的关系及顺序便确立了。

（三）强调五行相克关系

为了阐述天地万物之间的相互制约关系，对《淮南子》已经确立的相克关系以“五行相胜”为命题予以专章论证，如“金胜木”“水胜火”“木胜土”“火胜金”“土胜水”（《五行相胜》）。自此五行的木→土→水→火→金→木递相制约的关系及顺序便确立了。

（四）事物五行属性类比

为了阐述天地万物之间的广泛联系，还以《尚书·洪范》内容为依据，用“木曲直”“火炎上”“金从革”“水润下”（《五行五事》）等特性进行事物的五行属性归类，如“水为冬，金为秋，土为季夏，火为夏，木为春。春主生，夏主长，季夏主养，秋主收，冬主藏。藏，冬之所成也”（《五行对》）。

这些有关五行的观念自此基本定型，《内经》在阐述人类生命科学的有关知识时，几乎全面地接受了上述观念并且灵活地运用于解决相关的医学问题，全书 162 篇中，大凡涉及五行知识的内容基本上未能脱此范畴。

（五）“重土”的思想

《春秋繁露》秉承了中华民族自古就有的“重土”思想，这与其所处西汉崇尚“黄老之学”有着十分密切的关系。五帝中的“黄帝”以土为德，故在当时的文化界著书立说多崇尚而名之于黄帝。董仲舒更是这一西汉帝国主旨思想的极力倡导者，在他的著作中力主以土为重的理念就不足为奇了。如“土者火之子也，五行莫贵于土……土者，五行最贵者也”（《五行对》）。《内经》充分接受了这一思想并且用于解决医学中的实际问题。如“脾者，土也，治中央，常以四时长四脏，各十八日寄治，不得独主于时也。脾脏者常着胃土之精也，土者生万物而法天地，故上下至头足，不得主时也”（《素问·太阴阳明论》）。再如“平人之常气禀于胃，胃者平人之常气也，人无胃气曰逆，逆者死……人以水为本，故人绝水则死，脉无胃气亦死”（《素问·平人气象论》）。“脾脉者土也，孤脏以灌四傍者也……五脏者，皆禀气于胃，胃者，五脏之本也，脏气者，不能自致于手太阴，必因于胃气，乃至于手太阴也，故五脏各以其时，自为而至于手太阴也”（《素问·玉机真脏论》）。这一在“重土”思想影响下构建的人体以脾胃为本的观点在中医学的理论体系的无论是脏腑气血的生理还是病理，无论是临床诊断还是对疾病的治疗中，都具有十分重要的学术地位，李杲所创立的脾胃学派无疑受到《春秋繁露》“重土”思想的重要影响，以及是脾“胃者，五脏之本”观点的延伸。

五、重视养生与《内经》理论

董仲舒重视养生与西汉重视“于民休养生息”的国策有密切关系。《循天之道》是《春秋繁露》中专论养生的篇章，较此前涉及养生的文献论述更为深刻，虽尚未形成养生的理论体系，但却对此后《内经》中养生理论的形成具有重要的影响。董仲舒认为，“中和”既是天地之道，也是人类养生之道。其中“循天之道以养其身，谓之道也”“能以中和养其身者，其寿极命”

为其立论主旨。如何遵循“中和”而养生呢？全篇通过以下几个方面予以论证：

（一）调摄心神，以养中和之气

董仲舒认为，养生贵在养中和之气，由于“心，气之君也”，主宰着人身之气，所以养生有道之人都注重调养心志，加强道德修养，外无贪欲，内心平和中正。懂得了如何养气，也就掌握了养生之道。故曰：“凡气从心，心，气之君也。”“是以天下之道者，皆言内心其本也。故仁人之所以多寿者，外无贪而内心静，心和平而不失中正，取天地之美，以养其身，是其且多且治。”“故养生之大者，乃在爱气。气从神而成，神从意而出。心之所之为意，意劳者神扰，神扰者气少，气少者难久矣。故君子闲欲止恶以平意，平意以静神，静神以养气。气多而治，养身之大者得矣。”（《循天之道》）

《内经》沿袭了调养心志以养神养气的养生理念，而且有了更为深刻的论述，如“志闲而少欲，心安而不惧”“适嗜欲于世俗之间，无恚嗔之心，行不欲离于世，被服章，举不欲观于俗，外不劳形于事，内无思想之患，以恬愉为务，以自得为功，形体不敝，精神不散，亦可以百数”（《素问·上古天真论》）。再如在论述心主神明的功能时强调“心者，君主之官”“故主明则下安……主不明则十二官危”（《素问·灵兰秘典论》），突出了心在五脏六腑乃至全身中的重要地位和作用。又认为“志意者，所以御精神，收魂魄，适寒温，和喜怒者也……志意和，则精神专直，魂魄不散，悔怒不起，五脏不受邪矣”（《灵枢·本脏》），说明了心志对机体的调节，对形体健康的重要影响，心志状态的好坏能影响人身体的健康状况。只有像“圣人”那样做到“为无为之事，乐恬惔之能，从欲快志于虚无之守”，才能收到“寿命无穷，与天地终”（《素问·阴阳应象大论》）的养生效果。

（二）重视养“气”

《春秋繁露》批评了“民皆知爱其衣食，而不爱其天气（即“元气”)。天气之于人，重于衣食。衣食尽，尚犹有闲（防御)，气尽而立终”，所以提出了“凡养生者，莫精于气”的观点。如何养气？只有做到“春袭（穿衣）葛，夏居密室，秋避杀风，冬避重漯（过度寒湿)，就其和也”，才可以达到“养气”之目的。这也即是《内经》所说“气和而生，津液相成，神乃自生”(《素问·六节藏象论》) 之意。

（三）重视养“精”

在先秦哲学家之“男女精气合”则生成人体的五脏六腑、形体官窍(《管子·水地》) 理念的影响下，董仲舒将“精”的概念引入养生理论，提出“气之清者为精”“治身者，以积精为宝”“夫欲致精者，必虚静其形。虚静其形着，精气之所趋也，古治身者，务持虚静以致精”“能致精则合明而寿”(《通国身》) 等重视养精的养生观。《内经》延续了这一理念并且有所发扬，明确地指出“人始生，先成精。精成而脑髓生。骨为干，脉为营，筋为刚，肉为墙，皮肤坚，毛发长”(《灵枢·经脉》) 等人体身上的一切物件都是父母生殖之精生成的，所以说“夫精者身之本也。故藏于精者，春不病温”(《素问·金匮真言论》)。因此，养生务必要重视养精，千万不能“以酒为浆，以妄为常，醉以入房，以欲竭其精，以耗散其真”，否则就会年“半百而衰”(《素问·上古天真论》)。

（四）重视形神兼养

“将欲无陵，固守一德。此言神无离形。”(《循天之道》)“若心之神，体得以全。”“若形体之静，而心得以安。”“若形体之静，而心得以安”(《天地之行》)。“血气相承受，则形体无所苦。”“形体无所苦，然后身可得安也”(《通国身》)。此处不但论证了形神关系，还提出了形神兼养的养生观点。无神则形无以生，无形则神无以附。形神合一，两者相辅相成，不可分离，共同维持着人的生命活动。健康的人，应是形神双方都保持着正常的活动，即健康的形体是精神充沛、思维敏捷的物质保证，而充沛的精神和乐观的情绪又是形体健康的主要条件。《内经》延续了重视形体与精神的整体调摄的养生理念，并且力倡形神兼养，认为守神全形，保形全神，既要遵循“法于阴阳，和于术数，食饮有节，起居有时，不妄作劳”的养生方法，又要追求“恬惔虚无，真气从之，精神内守，病安从来”的养生境界，才能达到“形与神俱，而尽终其天年，度百岁乃去”（《素问·上古天真论》）的最佳养生效果。

（五）重视“顺时”养生

《春秋繁露》的养生观强调“顺时”，如“凡养生者，莫精于气，是故春袭葛，夏居密阴，秋避杀风，冬避重漯，就其和也”“故冬之水气，东加于春而木生，乘其泰也；春之生，西至金而死，厌于胜也；生于木者，至金而死，生于金者，至火而死；春之所生，而不得过秋，秋之所生，不得过夏，天之数也。饮食臭味，每至一时，亦有所胜，有所不胜，之理不可不察也。四时不同气，气各有所宜，宜之所在，其物代美，视代美而代养之，同时美者杂食之，是皆其所宜也”。

《内经》要求掌握和适应自然界四季的春生、夏长、秋收、冬藏规律，根据春、夏、秋、冬四时气候的阴阳消长变化规律，科学地安排生活起居、形体劳逸、饮食五味，调摄精神情志，以及提出“春夏养阳，秋冬养阴”的养生思想“夫四时阴阳者，万物之根本也，所以圣人春夏养阳，秋冬养阴，以从其根……逆之则灾害生，从之则苛疾不起，是谓得道”（《素问·四气调神大论》），以达到“以中和养其身”的目的。

（六）重视饮食调养

要节制饮食，做到“食欲常饥”“饥饱无过”。人间的任何美食都有其偏性，一定要“同时美者杂食之”。之所以如此，是因为“阴之所生，本在五味。阴之五宫，伤在五味”（《素问·生气通天论》）。这也就是《内经》所说的“生病起于过用”（《素问·经脉别论》），

"高梁（通'膏粱'）之变，足生大丁（通'疔'）"（《素问·生气通天论》），以及"大饮则气逆"（《素问·生气通天论》），"饮食自倍，肠胃乃伤"（《素问·痹论》），都是从病理方面反证了饮食生活也要"以中和养其身"，毋使其过。

（七）节制房事

"食色，性也"（《孟子·告子上》）。性生活是人类生命过程和生命延续不可缺无的重要活动，是人类与生俱来的本性。但是必须节制，必须做到"中和"。不节制就违背了"以中和养其身"的原则，最易损伤精气，所以董仲舒告诫说："养身以全，使男子不坚牡，不家室，阴不极盛，不相接，是故身精明难衰而坚固，寿考无忒，此天地之道也。天气先盛牡而后施精，故其精固；地气盛牝而后化，故其化良。""是故君子甚爱气而游于房（性交），以体天也。气不伤于以盛通（即'不极盛不相接'：精气不充盛就不性交），而伤于不时、不并。不与阴阳俱往来，谓之不时（即不按春夏秋冬四时的阴阳消长规律安排房事）；恣其欲而不顾天数，谓之不并。君子治身，不敢违天，是故新牡（牡，男性生殖器。新牡，指新婚者）十日而一游于房（10日行房一次），中年者倍新牡，始衰者倍中年，中衰者倍始衰，大衰者一月当新牡之日，而上与天地同节矣，此其大略也。然而其要皆期于不极盛不相遇，疏春而旷夏（春夏季节的房事次数要少）"。如果将这些要求与《内经》的相关内容加以比较就不难发现，后者基本上是秉承了《春秋繁露》重视保养先天真气在养生中作用的旨意并有所发扬。

（八）加强运动锻炼

做到"体欲常劳，而无长佚居多""动静顺性""劳佚居其中"，也就符合了"以中和养其身"的原则。因为"天之气常动而不滞，是故道者亦不宛（通'郁'）气"，所以善于养生者"体欲常劳"。《内经》所说的"形劳而不倦，气从以顺"（《素问·上古天真论》）与此精神一致。

（九）重视环境养生

居住环境的选择也要"居处就其和……寒暖无失适""适中而已矣"，因为“高台多阳，广室多阴，远天地之和也，故圣人弗为”。《内经》所说的“动作以避寒，阴居以避暑”（《素问·移精变气论》）也是“以中和养其身”之意。

（十）讲究卫生

保持良好的公共环境卫生和个人卫生习惯，是重要养生措施。董仲舒虽然没有将讲究卫生列为确保养生获得良好效果的重要条件，但他已经关注到个人卫生与身体健康的关系。所以他要求做到“衣欲常漂”，讲究个人卫生。养成良好的卫生习惯，就是“以中和养其身”。

六、重视“心”和“心主神”与《内经》理论

“心，气之君也”“身以心为本，国以君为主”（《循天之道》）“一国之君，其犹一体之心也”“心之藏于胸”“若心之神无与双也”“若四肢之各有职也”“内有四辅，若心之有肝肺脾肾也；外有百官，若心之有形体孔窍也；亲圣近贤，若神明皆聚于心也”“若心之神，体得以全”“若形体之静，而心得以安”（《天地之行》），这些认识在《内经》理论构建时得到延续。《春秋繁露》借人形体结构类比治国之策，并且十分明确地认识到“相为使”的重要性。《内经》则是借国家中央机构各职能官员及其与帝王的关系，类比人体内脏功能及其在生命活动中的重要作用，同样也突出各个脏腑间要“相使”“而不得相失”。如认为“心者，君主之官也，神明出焉；肺者，相傅之官，治节出焉；肝者，将军之官，谋虑出焉；胆者，中正之官，决断出焉；膻中者，臣使之官，喜乐出焉；脾胃者，仓廪之官，五味出焉”（《素问·灵兰秘典论》）。“五脏六腑，心为之主，耳为之听，目为之候，肺为之相，肝为之将，脾为之卫，肾为之主外”（《灵枢·五癃津液别》）。这些有关藏象理论的内容显然受到了董仲舒时期思想界极力维护西汉王朝中央集权统治和帝王皇权主张的深刻影响；同时也能体现这一时期有关人形体结构、人体各部分的功

能、各结构之间密切配合的重要性等医学知识的认知水平。

综上所述，在特定历史背景下成书于西汉鼎盛时期的《春秋繁露》，除于中国的思想史、文化史尤其重要之外，还常常以人所共知的医学常识论证思想、文化、治国、治事、治人等深奥枯涩的内容，使这些布道式的空洞说教显得鲜活而富有生机。

第六论

《史记》与《黄帝内经》

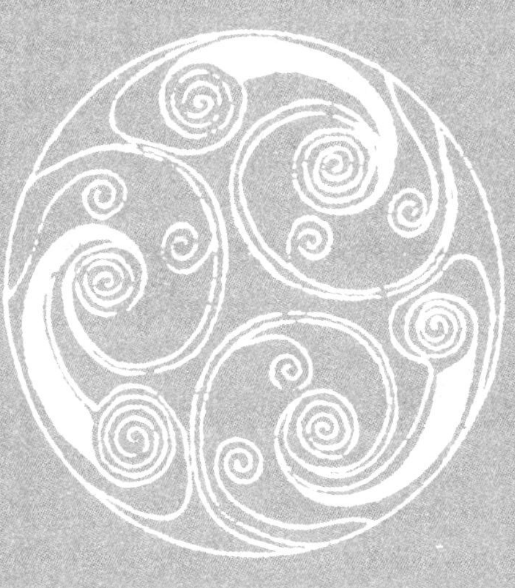

《内经》成书虽然晚于《史记》，但是《史记·扁鹊仓公列传》仅仅29个医学案例约1.1万字的内容，就与其在征引医学文献名谓、行文格式、问对体例、医学术语、精气－阴阳－五行的哲学思想、疾病传变规律、“治未病”理念、“患者为治病之本”的观念、用“整体观念”阐述医学知识、10岁的年龄段划分、重视“胃气”在疾病预后变化中的意义、“杂合以治”的治病理念等12个方面具有高度的一致性。其中所传载的医学信息提示，司马迁及之前的医学成就已经为《内经》理论的构建和成书准备了充足的文化基础、哲学基础、思维基础、方法学基础，尤其是构建医学理论时所必需的临床实践基础。只要认真地研读其中的内容，就有一种可从中找到《内经》的影子之感，《内经》紧随其后几十年成书也成为顺理成章的事情了。

一、《内经》成编时间

笔者认为，《内经》的成书应在《史记》成书之后。公元前104年，史学家司马迁在参与编制的《太初历》完稿以后，开始了他酝酿已久的《史记》编纂。期间虽然经历了3年牢狱的磨难，但终于在他55岁时（公元前91年）完成了130篇52万字的史学鸿篇巨制。《史记》记述了上至三皇五帝下逮汉武帝中期（公元前122年）长达3000余年的重大事件和名人轶事。其中引用的历史文献多达八九十种，仅医药学文献就有《脉书》《上（经）》《下经》《五色诊》《奇咳术》（有人说《奇咳术》即《奇恒》）《揆度》《阴阳》《外变》《药论》《石神》《接阴阳禁书》《脉法》《诊法》，其中“黄帝、扁鹊之脉书”（即《黄帝脉书》和《扁鹊脉书》）应当与《脉书》一致。其中的《脉书》《上（经）》《下经》《五色诊》《揆度》《阴阳》《脉法》《诊法》等文献在《内经》成书时也多次引用。但就是没有出现《内经》之名。这是理由之一。

理由之二是《史记》在70篇列传中第一次专门为医生撰写传记，实乃是秦汉之际的医学史。其共记载了29个病例（其中扁鹊的3例，淳于意的26例，其中的第26个医案蕴含在第25个医案之中），亦未涉及《内经》之名。

理由之三是司马迁对汉初名医淳于意的生平记载颇为详细，对其师公乘阳庆传给他的“黄帝、扁鹊之脉书”之名已有所载且悉数列举，而《内经》之名未见其中。

依据以上三点理由，《内经》成书早于《史记》的可能性不大。

二、《内经》成编早于《七略》

《内经》成编的时间下限不应当晚于《别录》完稿的公元前6年。西汉成帝河平三年（前26年），杰出的学者刘向、刘歆父子受命主持了我国历史上第一次大规模整理群书的工作。在每一类文献整理完成之时，刘向便撰写一篇叙录，记述这类书的作者、内容、学术价值及校雠过程。这些叙录后来汇集成了一部书，这就是我国第一部图书目录《别录》。刘向死后，刘歆继续整理群书，并把《别录》的各个叙录内容再行精修斟酌，然后把著录的文献分为六大类别而简要陈述，即六艺略、诸子略、诗赋略、兵书略、术数略、方技略，再在前面加上一个总论性质的“辑略”，编成了我国乃至世界图书史上的第一部分类目录——《七略》。其中的“方技略”著录了医经、经方、房中、神仙四类文献，大体上是医学、天文、历法等科学知识，以及方士、巫术方面杂拌的相关文献，但主要是医药方面的著作。其中的“医经”有《黄帝内经》《黄帝外经》《扁鹊内经》《扁鹊外经》《白氏内经》《白氏外经》《白氏旁篇》七部文献，自此《内经》之名才在世人面前闪亮登场。

以上是提出《内经》成编的时间是在《史记》之后，《七略》之前近百年期间的理由。

三、《史记》与《内经》的一致性

古今中外任何一部著作中的任何一个章节的内容，都能体现作者想要表达的观点和思想，也能反映与同时代的学术水平。《扁鹊仓公列传》是《史记》所载七十列传之一，是其中唯一的为西汉中期以前医学学科和医学人士树碑立传的专章。该章内容约1.1万余字，但却充分地体现着西汉鼎盛时期以前的医学成就，勾勒出中医学发展的轨迹，也能映射出《内经》理论构建和成书的影子。只要仔细地研读其中的内容，并与《内经》传载的知识体系予以比较后就不难发现，二者的医学思想和医学知识体系具有高度的一致性。

《扁鹊仓公列传》首先将"黄帝"与医药知识联系在一起。在《淮南子·修务训》有"神农尝百草"的典故，但是将"黄帝"与医学联系在一起的现存最早文献则是《史记》，如其中记载淳于意学医时，其师公乘阳庆"更悉以禁方予之，传黄帝、扁鹊之脉书，五色诊病，知人死生，决嫌疑，定可治，及药论，甚精"。从中可以看到，战国末期的名医公乘阳庆给淳于意所授书目中有"黄帝、扁鹊之脉书"，自此就将"黄帝"与医药知识联系在了一起。作为史学家的司马迁之所以要为医学学科、医学家立传，一是与西汉时期于民"休养生息"的治国理念有很直接的关系。作为汉武帝的史官，对于事关国计民生中大事的医学，运用为人物树碑立传的方式收录于传世的《史记》之中，既传扬了西汉以前的医药学知识，也乘机美化西汉王朝统治阶层体惜民情的"重民"形象。《内经》中所载的"黄帝问于岐伯曰：余子万民，养百姓，而收其租税。余哀其不给，而属有疾病。余欲勿使被毒药，无用砭石，欲以微通其经脉，调其血气，营其逆顺出入之会。令可传于后世，必明为之法。令终而不灭，久而不绝，易用难忘，为之经纪。异其章，别其表，为之终始。令各有形，先立针经"（《灵枢·九针十二原》）与此精神一致，并将此观念表达得更为明确。二是与“不懂医无以言孝子”这一盛行于包括西汉在内封建时期的士大夫阶层道德观念有很大关系。三是与西汉时期发达的医药成就及相关医药文献的存世有关，这可从该篇所介绍的医学内容和引用的12种医药文献得出结论。

《扁鹊仓公列传》所记述的医学内容与《内经》的知识体系具有高度的一致性。

（一）征引医学文献名谓的一致性

淳于意39岁时，为了提高自己的诊疗水平和医学修养，于是师从名医公乘阳庆，获得12部医学“禁书”中的《脉书》（其中“黄帝、扁鹊之脉书”即《黄帝脉书》和《扁鹊脉书》，应当与《脉书》一致）、《上经》《下经》《五色诊》《揆度》《阴阳》《脉法》《诊法》，与《内经》征引的约50部文献名相同或者相近。

（二）病证内容、行文格式的一致性

由于扁鹊与司马迁时隔久远，因此他对扁鹊的3个临证案例记述带有传奇色彩，故事成分多于临证写实。淳于意的26个临证案例则是以引用诊籍、访谈的形式展开阐述，很有现场情景感。如“齐章武里曹山跗病（例9），臣意诊其脉，曰：肺消瘅也，加以寒热。即告其人曰：死，不治。适其共养，此不当医治。《法》曰：后三日而当狂，妄起行，欲走；后五日死。即如期死。山跗病得之盛怒而以接内。所以知山跗之病者，臣意切其脉，肺气热也。《脉法》曰：不平不鼓，形弊（败坏）。此五脏高之远数以经病也，故切之时不平而代。不平者，血不居其处；代者，时参击并至，乍躁乍大也。此两络脉绝，故死不治”。研读《内经》相关原文可以发现，这些内容和对文献的征引方式都有相似之处。

（三）运用医学术语的一致性

除了药物名和方剂名之外，《扁鹊仓公列传》和《内经》中所涉及的病因、病机、病证、诊法等术语也有高度的一致性。如暴厥、尸厥、邪气、畜积、阳缓、阴急、暴厥、五脏、五脏之输、阳明脉、切脉、望色、听声、写

形、耳鸣、鼻张、目眩、三焦、膀胱、经脉、阳脉、阴脉、足阳明脉、肾脉、肺脉、脏气、二阴（经脉）、一阳（经脉）、三阳五会、气闭、绝阳、破阴、脉乱、尺肤、气口、脉口、寸口、缺盆、虚里、内关（病）、疝、牡疝、瘕、蛲瘕、脉躁、泄血、胃气、肾痹、内寒、月事不下、热病、阴阳交、风瘅、消瘅、肺消、寒湿气、迵（tóng）风、溲血、中热、阴病、阳病、中寒、阳疾、疽、痹、痟、蹶寒、喘、头痛、目不明、四时应阴阳等。

（四）运用精气－阴阳－五行哲学观点阐述医学道理的思维方法一致

《扁鹊仓公列传》虽然只记载了29个临床案例，但在案例的病因病机分析时几乎每一个案例都运用了精气－阴阳－五行的理论予以阐述。如扁鹊诊断虢太子病为“尸厥”，“若太子病，所谓尸厥者也。夫以阳入阴中，动胃繵（chán 同‘缠’，盘绕）缘，中经维络，别下于三焦、膀胱，是以阳脉下遂，阴脉上争，会气闭而不通，阴上而阳内行，下内鼓而不起，上外绝而不为使，上有绝阳之络，下有破阴之纽，破阴绝阳，色废脉乱，故形静如死状。太子未死也。夫以阳入阴支兰（指人体的脉络。张守节《正义》引《素问》曰：‘支者顺节，兰者横节’）脏者生，以阴入阳支兰脏者死。凡此数事，皆五脏蹷（cù 困窘）中之时暴作也。良工取之，拙者疑殆”（案例2）。淳于意诊治齐王中子诸婴儿小子之病是“气鬲病。病使人烦懑，食不下，时呕沫。病得之忧，数忔（yì 厌恶）食饮。臣意即为之作下气汤以饮之，一日气下，二日能食，三日即病愈。所以知小子之病者，诊其脉，心气也，浊躁而经也，此络阳病也。《脉法》曰：脉来数疾去难而不一者，病主在心。周身热，脉盛者，为重阳。重阳者，逿（dàng 冲击、摇荡）心主。故烦懑食不下则络脉有过，络脉有过则血上出，血上出者死。此悲心所生也，病得之忧也”（案例5）。无论是扁鹊诊病还是淳于意诊病都运用了气、阴阳及藏象理论解释其病机。另外，“故古圣人为之脉法，以起度量，立规矩，县（悬）权衡，案绳墨，调阴阳”（案例 28），将调理阴阳作为治病原则的立场与《内经》一致。

诊籍中体现出五行生克、脏腑学说思想并用以解释相关病理，如“此伤脾气也，当至春鬲塞不通，不能食饮，法至夏泄死”“脾气周乘五脏”“胃气黄，黄者土气也，土不胜木，故至春死”（“齐丞相舍人奴病”，案例 18）。这与《素问·脏气法时论》之“病在脾，愈在秋；秋不愈，甚于春；春不死，持于夏，起于长夏”的精神是一致的。又如齐中郎破石的病，“肺伤，不治，当后十日丁亥溲血死……其人嗜黍，黍主肺”（案例 24）。但在《素问·金匮真言论》中为“南方赤色，入通于心……其谷黍……西方白色，入通于肺…其谷稻”。显然，心“其谷黍”，肺“其谷稻”，与“黍主肺”有别。可以想象，当五行理论从哲学领域移植到医学中来，在五行的框架下面，世间万象、人体脏腑如何归类，见仁见智，观点不一。太仓公所秉承的这一家就是持“黍主肺”观点。当然，后来能被记录于典籍《内经》的只能是其中的一家，至于这一家是如何被载入的，恐怕就不是单纯的医学问题了。

（五）在疾病由表入里由轻到重传变规律的认识上一致

扁鹊诊齐桓侯疾之案例中说“疾在腠理，不治将深”，“疾在血脉，不治恐深”，“疾在肠胃间，不治将深”，并且进一步解释说：“疾之居腠理也，汤熨之所及也；在血脉，针石之所及也；其在肠胃，酒醪之所及也；其在骨髓，虽司命无奈之何。”（案例 3）这种疾病“腠理 – 血脉 – 肠胃 – 骨髓”的由表入里、由轻到重之传变规律与《素问·阴阳应象大论》之“故邪风之至，疾如风雨，故善治者治皮毛，其次治肌肤，其次治筋脉，其次治六腑，其次治五脏。治五脏者，半死半生也”观点是一致的。类似的认识在《内经》的多篇中有所讲述，如《素问》的《举痛论》《缪刺论》及《灵枢·百病始生》。

（六）在“治未病”理念上的一致性

“治未病”理念是《内经》为中医学创造的重要学术思想之一，也是中医学的治医理念。所谓“治未病”是指采取一定措施，防止疾病的发生与发展，包括未病先防、既病防变两个方面。《史记》之“圣人预知微，能使良医得蚤从事，则疾可已，身可活也”（案例3）之精神与《素问·四气调神大论》所说的“圣人不治已病治未病，不治已乱治未乱，此之谓也。夫病已成而后药之，乱已成而后治之，譬犹渴而穿井，斗而铸锥，不亦晚乎”是一致的。

（七）在“患者为治病之本”观念上的一致性

患者是能否治愈疾病的关键，是治疗疾病的矛盾主要方面，而医生及医生所采用的所有治疗措施都是矛盾次要方面。《史记》将其总结为“人之所病，病疾多；而医之所病，病道少。故病有六不治：骄恣不论于理，一不治也；轻身重财，二不治也；衣食不能适，三不治也；阴阳并，脏气不定，四不治也；形羸不能服药，五不治也；信巫不信医，六不治也。有此一者，则重难治也”（案例3）。再如扁鹊诊齐桓侯疾病案正与《内经》所言“三不治”中的“凡治病必察其下，适其脉，观其志意与其病也。拘于鬼神者，不可与言至德。恶于石者，不可与言至巧。病不许治者，病必不治，治之无功矣”（《素问·五脏别论》）精神是一致的，并将其高度概括为“病为本，工为标，标本不得，邪气不服”（《素问·汤液醪醴论》）和“标本已得，邪气乃服”（《素问·移精变气论》）的“患者为治病之本”的临证观念是一致的。

（八）运用“整体观念”阐述医学知识的一致性

“整体观念”是由《内经》缔造的医学知识具有的最基本的特征。这一特征认为人的生命活动与自然、与社会相统一性，以及人体自身具有完整性。

1. 将人“与天地相应”用于解决医学问题的思想一致

淳于意在论述病证的鉴别诊断时说：“故古圣人为之《脉法》，以起度量，立规矩，县权衡，案绳墨，调阴阳，别人之脉各名之，与天地相应，参合于人，故乃别百病以异之。”（案例 28）这与《素问 · 咳论》论述五脏咳病发生机理及脏腑咳病的鉴别诊断时所说的“人与天地相参，故五脏各以治时感于寒则受病”，以及“人与天地相参也，与日月相应也”（《灵枢 · 岁露论》）的精神一致。

2. 运用“整体观念”说明生理的思想一致

《扁鹊仓公列传》传载的 29 个临床案例，无论是望色诊病，据脉诊病，还是诸诊合参诊病，其理论依据都是建立在人是一个有机整体立场上的。正因为人是一个有机整体，因此其内脏、其气血、其经脉失调有病，都可以通过各种途径反映于体表，临床医生诊病就是在人是一个有机整体的观念指导下从事其对病证的诊断工作的。

3. 运用“整体观念”解释病理的思想一致

《扁鹊仓公列传》还运用五行生克规律和脏腑知识从病理方面说明人与自然界四时变化的关系，如“此伤脾气也，当至春鬲塞不通，不能食饮，法至夏泄血死”“脾气周乘五脏”“胃气黄，黄者土气也，土不胜木，故至春死”（“齐丞相舍人奴病”，案例 18）。

4. 运用“整体观念”指导诊断的精神一致

《扁鹊仓公列传》的 29 个案例都是在“司外揣内”“诸诊合参”、整体察病诊法原理的指导下进行疾病诊断的。所谓的“司外揣内”（《灵枢 · 外揣》）也就是“以表知里”（《素问 · 阴阳应象大论》）。事物的现象与本质具有高度的统一性，一切事物的外在现象都可以反映其内在本质，疾病过程也不例外。无论是扁鹊还是淳于意都熟知此理，并且将其娴熟地运用于疾病的诊疗过程之中。他们根据疾病表现于外的如面色、声息、饮食、二便、情志、脉象等症状，通过“司外揣内”“以表知里”的辩证思维之后予以诊治，并且是以诊脉为主，兼用其他诊法，如“切脉、望色、听声、写形，言病之所在”，以及“尺肤诊法”（案例 22）。认为临床治疗疾病“必审诊”，才能“起度量，立规矩，称权衡，合色脉表里”，也才能“有余不足，顺逆之法，参其人动静与息相应，乃可以论”（案例 25）的结论。

5. 腕后动脉的诊脉"一处三名"一致

《扁鹊仓公列传》所应用的诊脉方法是诊"气口"部位的脉动变化。虽然不像《内经》那样对手太阴肺经的腕后动脉一处称三名"寸口""脉口""气口"(《灵枢・四时气》),但在诊"齐中尉潘满如病少腹痛"案时诊得"右脉口气至紧小,见瘕气也"(案例10),名曰"脉口"诊"济北王侍者韩女病要背痛,寒热案"则"肝脉弦,出左口,故曰欲男子不可得也"(案例21),而在诊"齐中御府长信病"时是诊"太阴脉口"诊断"是水气也"(案例7),在诊"齐王太后病"时"切其太阴之口,湿然风气也"(案例8)简称为"口",又在"太史公"的按语中运用了"寸口"的术语。此处的一致性体现于两点:一是诊脉的部位也是一处三名:曰"寸口",曰"脉口",曰"气口";二是用借喻表达事物运动变化之关键的词"口"来突出其在诊脉中的重要地位。

在所运用的属于中虽然有"虚里"一词,如"所以知其堕马者,切之得番阴脉。番阴脉入虚里,乘肺脉"(案例24),但是不作诊法术语使用,此之"虚里"似与"胃之大络名曰虚里"(《素问・平人气象论》)之大络名一致。

(九)论人体各阶段变化特征的方法一致

淳于意在议"文王病喘,头痛,目不明"病证时运用了以10岁来划分机体内在变化年龄段的理论解释相关的病变机理,认为人体"年二十脉气当趋,年三十当疾步,年四十当安坐,年五十当安卧,年六十已上气当大董"。由于"文王年未满二十,方脉气之趋也而徐之,不应天道四时。后闻医灸之即笃,此论病之过也。臣意论之,以为神气争而邪气入,非年少所能复之也,以故死。所谓气者,当调饮食,择晏日,车步广志,以适筋骨肉血脉,以泻气。故年二十,是谓'易贸'。法不当砭灸,砭灸至气逐"(案例29)。这与《内经》运用以10岁为一年龄段的理论是一致的(《素问・阴阳应象大论》

《灵枢·天年》)，还与论述不同年龄人群体质差异时所说的“人年五十以上为老，二十以上为壮”(《灵枢·卫气失常》)一致。虽然《史记》是用于解释“文王”病证机理，《内经》是用于指导养生，谈论体质，但是两者遵循人体10岁为一生长壮老变化阶段的认识理念是一致的。

（十）重视“胃气”在判断疾病预后中的意义的观点一致

所谓“胃气”是指维持脾胃消化饮食，化生气血的正气（或谓精气）及其功能。由于脾胃是后天之本，气血化生之源，是人体后天赖以生存的关键，于是将“胃气”折射于面色、声息、脉象、舌象，甚至人的食欲食量变化等的特征就用“胃气”概括。《扁鹊仓公列传》虽有“胃气”概念（案例18），但却未将这一概念用于诊法，而诊病案例中分别于例11和例24两次用到“安谷”，如“病者安谷即过期，不安谷则不及期”，这里的“安谷”就是《内经》中所说的“胃气”或“谷气”。如“平人之常气禀于胃，胃者平人之常气也，人无胃气曰逆，逆者死。”“人以水谷为本，故人绝水则死，脉无胃气亦死。所谓无胃气者，但得真脏脉不得胃气也”(《素问·平人气象论》)。又有“邪气来也紧而疾，谷气来也徐而和”(《灵枢·终始》)，此处的“谷气”即指脉之胃气。可见《内经》中的“胃气”“谷气”与《扁鹊仓公列传》的“安谷”的内涵是一致的，并且两者都是作为疾病预后判断的依据。但是也可以从中看出，在《史记》时期到《内经》成书，医学中运用“胃气”概念有一个由“安谷”的“谷”（气）到“谷气”，到“胃气”的过程。

（十一）“杂合以治”的治病理念的一致

“故圣人杂合以治，各得其所宜，故治所以而病皆愈者，得病之情，知治之大体也”(《素问·异法方宜论》)。所谓“杂合以治”是指临证时根据病情的需要而将多种治疗方法结合运用的治疗思路。如《素问·评热病论》对风厥病采用“表里刺之，饮之服汤”的治疗即是其例。而淳于意诊治“齐章武里曹山跗病（案例9）”就用了“灸、镵石及饮毒药”，“灸其足少阳脉口，而饮之半夏丸”治之。又如治“齐北宫司空命妇”之“气疝”（案例13），就用“灸其足厥阴之脉，左右各一所，即不遗溺而溲清，小腹痛止。即更为火齐汤以饮之，三日而疝气散，即愈”等。其中用“汤液醴酒，镵石挢（即‘跻’）引，案扤毒熨”（案例 2）“汤熨”“针石”及“灸”法治病，所用的方药有疝气散、半夏丸、汤液醴酒、药酒、苦参汤、芫华（散）、五石散、下气汤、火齐（剂）汤、莨锃药（催产药）、消石（产后益气血，活血化瘀方）、丸药等十余种。可见，《扁鹊仓公列传》虽然仅仅有 29 个临床案例，但是所用的治疗方法和方药却是丰富的。

（十二）“太史公”按语与《内经》《难经》相关内容的高度一致性

“太史公”即司马迁。《史记》书稿完成时并无书名，当与司马迁同时代的大学者东方朔读完书稿之后署之曰《太史公记》，是后人逐渐地将其更名为《史记》的。“太史公”在完成《扁鹊仓公列传》之后，依照其他篇卷之例附以他的议论之词。在今本《史记·扁鹊仓公列传》“太史公”的按语中引用了《上池秘术》和《正义》的内容，其中有“胃大一尺五寸，径五寸，长二尺六寸……肛门重十二两，大八寸，径二寸太半，长二尺八寸，受谷九升三合八分合之一”，此段有关五脏、六腑的形态结构、解剖度量尺寸与《难经·四十二难》完全一致。其中“手三阳之脉，从手至头，长五尺，五六合三丈……凡脉长一十六丈二尺也，此所谓十二经脉长短之数也”和“肺气通于鼻，鼻和则知臭香矣……五脏不和，则九窍不通；六腑不和，则留为痈也”与《灵枢·脉度》一致。“寸口，脉之大会，手太阴之动也。人一呼脉行三寸，一吸脉行三寸，呼吸定息，脉行六寸……寸口者，五脏六腑之所终始，故法于寸口也”与《灵枢·五十营》的第一段一致。

“太史公”的按语有两种可能：一是司马迁在编纂《史记》时参阅了上述与《内经》和《难经》原文内容一致的古医学文献，而这三篇古医学文献后来被收录在两书中，成为两书的重要内容。二是后世的《史记》研究者根据两书内容补入的。

《史记·扁鹊仓公列传》仅仅29个医学案例，但其中传载的医学信息可以从多方面、多角度提示，司马迁编纂《史记》时代的医学成就已经为《内经》理论的构建和成书准备了充足的文化基础、哲学基础、思维方法基础，以及所必需的临床实践基础。虽然也有人坚持《内经》成书于黄帝时代的看法，并认为司马迁所引用的医学资料是征引了《内经》，但多数学者持前者立场。

第七论

《黄帝内经》『神』概念的发生及其意义

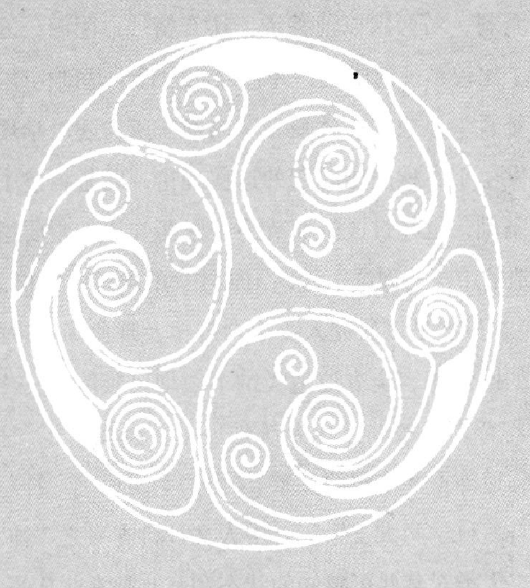

以生命科学知识为主体的《内经》，内容丰富而广博，概其要者，涵盖有哲学基础和医学知识两方面，前者有阴阳、五行、精气和神论，后者有藏象、经络、精气血津液、病因、病机、病证、诊法、治则治法、养生、五运六气理论等 14 部分。

就哲学基础而言，《内经》中以《素问》的《金匮真言论》和《阴阳应象大论》为代表的相关篇章，第一次以生命科学的相关知识为背景资料，对西汉以前神论（还有精气、阴阳、五行）等哲学思想进行了比较系统的阐述，并且以此为哲学基础构建其医学理论。因而神论等哲学思想几乎体现在《内经》所构建医学理论的各个层面，自此发生于春秋战国时期的这些理论，既是构建中医药知识体系的哲学基础，也经过改造而成为中医药知识的重要组成部分，成为由其缔造的中医药理论永远也无法抹去的思想要素和文化基因。

《内经》虽然是以研究人类生命规律及现象为主旨的医学典籍，但其传载的医学内容全方位地吸纳了中华民族传统文化中“神”的科学内涵与合理内核并予以系统地展示，且揭示了“神”与阴阳、五行、气、道等重要范畴的关系。《内经》所论之“神”大体分为人文社科和自然科学两大支系。其中人文社科支系之“神”有民族信，宗教崇拜，人类对某些可感知的状态和某些超常非凡的才能、效果、技艺及具有此类本领的人等方面的评价；自然科学支系之“神”又有自然界万事万物固有的变化规律和人类生命规律两大分支。其中，神所表达的人类生命规律又有生命总规律（即广义神）、人体自身调控规律和人类特有的心理活动规律（即狭义神），以及神所表达生命规律在临床诊治疾病中的应用等。然而这一切论神的内容，都是在“神”是以阴阳概念所表达的客观事物固有规律理念的指导下展开论述的。

“神”范畴是中华民族传统文化中十分重要的命题，深深地根植于中华民族传统文化沃土之中的《内经》，虽然是以研究和传载人类生命规律及现象为主旨的医学典籍，但其理论的发生不但全面地吸纳了这一命题，而且从医学学科的角度使这一命题的内容得到科学、系统的传扬。事实也正是如此，从《内经》及其所缔造的医学理论的各个层面，都能觅其踪迹，因此解读其中理论不同层面的论神内涵，无疑对人们更准确地把握并运用其中以“神”为核心的相关理论有所裨益。以阴阳概念表达的客观事物固有规律是“神”本质的合理内核，这是通过解读秦汉时期论神的文献之后所得出的体悟。

“神”与道、气、阴阳、五行一样，是中华民族传统文化中十分重要的概念和命题，是中国古代哲学的重要范畴，是先哲们在长期的生活、生产、社会实践过程中，通过对所感知的大量事物进行深刻理解的基础上，运用他们当时所掌握的知识，经过认真地分析、归纳、演绎，将世间一切客观事物发生、存在、发展、变化的固有规律抽象为“神”。这是中华民族传统文化中（除社会科学中的宗教文化之外。下同）“神”概念的基本格调，也是《内经》论“神”的主旨大义。就《内经》及其所造就的医学理论体系而言，“神”指人类社会的发展规律，指自然界一切事物的变化规律，指人类的生命运动规律，指人类生命活动与外界（社会的和自然界的）万事万物相通相应的规律等。就人类生命运动规律而言，“神”也指“心”对生命活动的支配、心理活动，以及五脏、六腑、奇恒之腑、形体官窍、经络，乃至精、气、血、津液等物质参与生命活动过程中的相关规律等均以“神”概之。这就是《内经》及其造就的医学理论体系中所言“神”概念内涵的本质，也是其科学内核。

一、“阴阳不测谓之神”

（一）“阴阳”是“神”概念的合理内核

“阴阳不测谓之神”（《易传·系辞上》《素问·天元纪大论》）。这是对“神”概念最早、最经典、最确切，也是最合理的表达。中国的先哲们常用“道”“阴阳”表达客观世界一切事物发生、存在、运动和变化的一般规律，如“一阴一阳之谓道”(《易传·系辞上》)，“阴阳者，天地之道也”(《素问·阴阳应象大论》)。“道”就是规律、法则。所以，此处以“阴阳”诠释“神”，既指出了“神”概念是以阴阳概念表达的客观世界一切事物的固有规律，也揭示了“神”概念是比“阴阳”概念在更高层次上的抽象。此处的“不测”（有曰“莫测”）不是“不能知”“不可知”“无法知”，而是指用“阴阳”所抽象的客观事物固有规律，虽然是物质世界固有的、自在的、不受人类主观意志影响的，但是人类用自身的五大感官无法感觉这些客观事物的固有规律是什么样子，这才是“不测”或曰“莫测”的本来面目。《内经》全面地禀承了《易传》论“神”的立场，并进一步用“阴阳”“五行”“气”“道”，甚至用在人体精气、阴阳作用下发生和存在的五脏、六腑、奇恒之腑、经络、精气血津液的活动规律诠释和丰富“神”的内涵。

（二）从“神”字的写形解读其合理内核

“神”字的写形就能充分体现这一概念发生的相关背景。“神”字是由左“礻”右“申”构成的。左“礻”又分为上“二”下三垂两部分。“示，天垂象，见吉凶，所以示人也。从二（即上，指天空）；三垂，日、月、星也。观乎天文，以察时变，示，神事也”(《说文解字·示部》)。右“申”，甲骨、金、石为“鋻”文，是闪电的象形。篆文和后来的隶书将其拉直规整后分别楷书为“电”和“申”两个变体字。变体后“电”表其原始义。“电”字左“E”和右“彐”分别象征阴阳二气所形成的云团。“乚”是分别具有阴阳属性的两个云团（即阴阳二气）相互撞击时所产生的耀眼电光的写形。此即是“电，阴阳激耀也。从雨从申”（申，音 diān）(《说文解字·雨部》)。今天仍在使用古“电”字。“申，神也。七月阴气成，体自伸来。从臼，自持也”(《说文解字·申部》)。第二个变体字形成后就有了新的读音和表义（也有人认为“神”字的右“申”为北斗星的写形)。通过对“神”字写形的剖解可以看出，字符“神”的出现及其字义的诠释也揭示“神”概念发生的背景，是古人对天地、日、月、星辰、闪电、云雨、地震、四季寒暑更迭等具体事物进行长期、反复的观察、研究，运用当时人们已经广泛应用的“气”“阴阳”“五行”等哲学理念予以分析和概括，在此基础上逐渐地将发生这些事物的内在规律进一步用“阴阳不测谓之神”(《易传・系辞上》《素问・天元纪大论》)和“阴阳者，天地之道……神明之府(《玉篇・广部》:‘府，本也。’)也”(《素问・阴阳应象大论》)概之。

（三）阴阳是宇宙的总规律

中国的先哲之所以要用阴阳诠释“神”内涵的本质，是因为阴阳是宇宙间万事万物的总规律。雷雨时的闪电是天地间阴阳之气相互撞击所产生的，那么天地、日月、星辰、云雨、四季寒暑更迭，甚至像陨星坠落和地震这样天崩地裂、物毁人亡的非常事件，是否也是阴阳二气相互作用的结果呢？先哲们的回答是肯定的。

就天地形成而言，“积阳为天，积阴为地”；“清阳为天，浊阴为地”(《素问・阴阳应象大论》)。就天体的旋转运行而言，(阴阳之)“气之升降，天地之更用也……升已而降，降者谓天；降已而升，升者谓地。天气下降，气流于地；地气上升，气腾于天”(《素问・六微旨大论》)，指出了天地阴阳二气的升降运动及由此产生的天体运行。就宇宙的发生、结构及其存在而言也不例外，“太虚寥廓，肇基化元。万物资始，五运终天。布气真灵，总统坤元。九星悬朗，七曜周旋。曰阴曰阳，曰柔曰刚。幽显既位，寒暑弛张。生生化化，品物咸彰”(《素问・天元纪大论》)。又说，“地为人之下，太虚之中者也……冯(通‘凭’)乎……大气举之也”(《素问・五运行大论》)。此处认为，宇宙中尤其是人类生存并能直视的太阳系中的天体结构、天体形成演化、月日星辰运行规律及由此发生的“万物”“寒暑”等变化规律，都是“阴阳”之气运动变化的结果。就一年四季的寒暑更迭而言，“冬至四十五日，阳气微上，阴气微下；夏至四十五日，阴气微上，阳气微下”

(《素问·脉要精微论》),指出上半年由冬至春及夏,自然界的阳热之气渐增,阴寒之气渐减,阳气制约了阴气,所以气候由寒转暖变热;下半年由夏至秋及冬,自然界的阴寒之气渐增,阳热之气渐减,阴气制约了阳气,所以气候由热转凉变寒。此正所谓“春秋冬夏,阴阳之推移也;时之短长,阴阳之利用也;日夜之易,阴阳之化也”(《管子·乘马》)。即或是像地震这样特殊的自然现象也是地下之“阳(气)伏而不能出,阴(气)迫而不能蒸,于是有地震。今三川实震,是阳(气)失其所而镇也”(《国语·周语上》)。即或是太空中的陨石坠落,也是“阴阳之事,非吉凶所在也”(《左传·僖公十六年》)。

凡此种种,都是人们可以直观感知的,这些事物及其现象的发生和存在都必然有其内在的固有规律。规律是自在的、自然而然的、客观的,规律是人类通过长期、反复对大量可以直观感知的各种事物的具体形象或者表现进行认真的探索、求证、检验,然后在此基础上归纳或者总结出的具有共性的理性知识。我国古代哲学家将这种对长期、大量具体事物的形象变化进行探索、求证,然后认真总结或者谓发现事物内在规律的认知过程称为“形而上者谓之道”(《易传·系辞上》)。用今天的哲学术语表达,这一认识方法就是由个别到一般的认识方法。“形”就是指人类可感知的个别的、具体的事物或现象,如视觉所察知的物体的性状、质地、色泽、动态变化等,嗅觉所感知的各种气味,听觉所感知的各种声息,触觉所感知物体的温度、湿度、软硬等,都属于“形”或“象”。“道”是指引发或者产生“形”或“象”的内在规律或者原理。“形”和“象”是具体的、表面的,而“道”是抽象的、内在的、本质的。“上”就是对具体事物的理性升华,就是抽象过程。这种从个别到一般、由具体到抽象、由表象到内在本质的认知方法,就是“形而上者谓之道”内涵的本来面目。上述所言的天地、日月、星辰、四季、寒暑、地震等自然现象，就是具体的“形”和“象”，发生这些具体事物形象的内在规律，就是阴阳的对立和消长运动过程，就是“道”，就是“神”。因此可以认为，“神”是引发天地万物之形（物质的形质）之象（运动、变化种种现象）变化的总原则和总规律。因而在哲学领域中“神”概念具有高度的抽象性。

二、“神”与阴阳、五行、“道”的关系

“神”是高于阴阳，甚至气（精气）、五行等哲学范畴的观点，在《内经》中得到充分展示。“夫五运阴阳者，天地之道也，万物之纲纪，变化之父也，生杀（shài）之本始，神明之府也”（《素问·天元纪大论》）。此处原文提示了五行、阴阳虽然可以概括天地万物运动变化的规律（“道”），但“神”是比用阴阳、五行概念所表达的天地万物运动变化规律层次更高的抽象概念，因此说，“天地之动静，神明为之纪”（《素问·五运行大论》）。“神用无方谓之圣”（《素问·天元纪大论》）。“无方”，是指用“神”高度概括和抽象的天地万物运动变化规律是无形无象、无影无踪、无色无味、无声无息的，人类既不能直接感知，又不能制造或改变，但是大到天体宇宙、日月星辰，小到草木鱼虫、人的生老病死等，所有的事物和现象都逃脱不了“神”这一总规律和总法则的主宰和控制。因此说“神，在天为风，在地为木，在体为筋，在脏为肝，在色为苍，在音为角，在声为呼，在变动为握，在窍为目，在味为酸，在志为怒”（《素问·阴阳应象大论》）等。正如张介宾阐发的那样，“神之用，变化不测，故曰无方。无方者，大而化之之称也”。“神用之道”，即“天地阴阳之道，有体有用。阴阳变化之体（体，即内在规律，是天地万物发生变化的前提和依据），变化者阴阳之用”（《类经·运气类》）。可见，一切可视、可察、可触及的事物形象和变化，都是“神”这一客观存在总规律的体现。

“阴阳不测谓之神”（《易传·系辞下》）是哲学层面“神”概念的抽象及其相关理论发生过程完成的标志。自从哲学层面确定了“神”是天地万

类物种运动变化总规律的高度概括之后，《内经》传载的内容中就将“神”概念又分化为人文社科和自然科学（主要是医学学科）两大支系。

三、《内经》中人文社科支系的“神”论

人文社科支系的神论又可剖解为三个层面：

（一）民族信仰、宗教崇拜的“天神”“鬼神”之“神”

今人将“神”释为是“天地万物的创造者和主宰者”，认为神“是超自然的人格化的存在”，是能“主宰物质世界的、超自然的，具有人格和意识的存在”。这一抽象发生“在西周后期，是人们不能理解和驾驭自然力量及社会力量时，这些力量以人格化的方式在人们头脑中的虚幻反映”，是全球各民族传统文化中共有的，是人们无限信仰、崇拜、敬畏，甚至是至高无上、无所不能、无处不在、人力不可违逆的“存在”。这一“神”论观念，进一步被宗教界界定为“天神”“鬼神”，是一种被崇拜、被敬畏的偶像，后来发展为具有浓郁宗教内涵的“神”概念。《内经》在构建其医学理论时，对此层面之“神”的学术立场非常坚定，态度也十分明朗，是予以彻底否定和完全摒弃的。“拘于鬼神者，不可与言至德”（《素问·五脏别论》）之态度足可反映《内经》反宗教“神”论之立场。尤其是“道无鬼神，独往独来”（《素问·宝命全形论》）之论，以更加鲜明的辩证唯物主义立场向人们昭示，《内经》所构建的医学理论体系及其揭示的人体生命活动内在规律（即“道”）是自然而然的客观存在，是不以人们主观意志而变化的（即“独往独来”），更不会与带有浓郁宗教色彩的“鬼神”有什么联系。《内经》所传载反映生命科学内在规律的医学知识与具有宗教色彩的“鬼神”观念之间风马牛不相及，也就必然不受“鬼神”的影响和支配（即“道无鬼神”）。因而人文社科中宗教色彩的“神论”，在《内经》中是没有任何存在的空间和

市场。

其实，宗教色彩的“神论”的背后仍然隐匿着神指客观事物变化的固有规律这一内核。限于当时人类对客观事物固有规律的认知、揭示、探求的能力，限于人们在客观事物的固有规律面前的无能为力和束手无策，只能顺应而不能违逆，限于事物客观规律虽然不可直觉而又无处不在，表现出无穷的主宰事物发展的力量，因此古代的人们有时只能将其以“神”秘之。

（二）人类自身某些可感知的状态

人文社科中常常将人类自身某些可感知的状态也以“神”概之，如“神彩飞扬”“神彩奕奕”“神态可掬”“延安精神”“人是应当有一定精神的”等。此处的“神”概念，是对人的心理活动、人生的某种追求等综合状态的概括。

（三）对高超非凡的技艺、效果或者具有这样本领的人的评价

人文社科中常常将掌握某知识领域的真缔，或掌握解决某一问题的规律，具有高超技艺，或者做事达到非凡效果，或者具有上述本领的人评价为“神”，如“神医”“神工”；或对那些超乎常规的举止而获得意想不到最佳效果行为评价和赞誉为“神”，如“神奇”“神妙”等。例如“按其脉，知其病，命曰神；问其病，知其处，命曰工”（《灵枢·邪气脏腑病形》），此处就将精通脉理，擅长凭脉诊病的医生誉之以“神”。再如秦越人在诠释“工巧神圣”四个级别的医生或者医术境界时指出，“望而知之谓之神”（《难经·六十三难》）。于此可见，这一层面的“神”概念，是对具有非凡才能并能获得超常效果的人或者技能，或者达到某种高超境界等方面的评价。

四、《内经》生命科学支系的“神”概念

（一）以“神”概括自然界无穷客观事物的固有变化规律

“阴阳者，天地之道也，万物之纲纪，变化之父母，生杀之本始，神明之府也，治病必求于本”（《素问·阴阳应象大论》）。这既是《内经》论“神”的基本立场，也是《内经》论“神”的总纲。此处给我们有以下几点

重要的启示：

1.“神”概念的发生是建立在人类对天地、万物运动变化长期观察、探究的基础之上，所以“神”是天地万物运动变化规律经过“阴阳”概念抽象的最高概括。因此在紧承“阴阳者，天地之道也”论述之后又有“神在天为风，在地为木，在体为筋，在脏为肝，在色为苍，在音为角，在声为呼，在变化为握，在窍为目，在味为酸，在志为怒”(《素问·阴阳应象大论》)等论述。

2.“神”和“阴阳”是两个不同层次的“范畴”,“神”是高于阴阳的范畴，进一步印证了“阴阳不测谓之神”(《素问·天元纪大论》)的观念。

3.在肯定“神”是天地万物都必须遵循的总规律的前提下，认为人也是天地间万类物种之一（如“天覆地载，万物悉备，莫贵于人”)(《素问·宝命全形论》),因此人类生命规律也必然要受“神”这种自然界总规律的支配、主宰和影响，该节原文最基本的观点就是要告诉人们，“神”是阴阳对立统一法则最高层次的抽象，是天地间最普遍最一般的规律，生命科学也必然遵循之。这就是《内经》以医学知识为主体论述生命科学之“神”概念发生的由来。

（二）以“神”概括人类生命运动的固有规律

《内经》将所论人类生命科学范围中的“神”概念又进一步分为几个不同的层次：

1.“神”指生命活动的总规律

人类生命科学中最高层次的“神”概念（即广义神），是指人体生命活动的固有规律及其由此引发的一切生命现象的总称。在“神”是天地万物运动变化总规律这一哲学层面“神”论的思想指导下，认为人类的出现是天地万物演化到特定阶段时的必然产物，因而人类生命的固有规律及其产生的一切生命现象也必然遵循这一总规律，同样也可以用“神”概之。此即所谓“天之在我（我，指天地间的万事万物）者德也（德，道也，指天地间万类物种发生、存在的条件和规律），地之在我者气也（气，指天地间万类物种发生和存在的必需物质，如空气、水等）。德流气薄（薄，通‘迫’，指天地间万类物种的发生和存在，是在宇宙特定空间、特定时间中发生和存在着不断变化的条件、环境，以及必需物质间的相互作用）而生者也（生者，指宇宙中尤其是像地球这样的天体演化到特定时段所产生的生命体，即生物类物种的出现）。故生（此处的‘生’，特指人类的生命体）之来谓之精，两精相搏谓之神”（《灵枢·本神》）。此处十分清楚地指出了天地间万类物种演化到人类出现的进化历程。简言之，《内经》在此处认为，先有“天地”，有了天地就为万类物种提供了发生和存在的因素（“德”）和必需的物质（“气”）。生物体的出现，是在有了“天地”，有了物种（“我”）之后，又经过漫长的“德流气薄”产生的，天地间只有在有了生物体（即“生”）之后才产生了“人类”。人类是天地间万类物种之一，其发生、存在的条件（“德”）和必需的物质基础（“气”）同样也是宇宙间的客观存在。但因人类是万类物种演化的最高级阶段，人类之所以不同于其他物种，是因为人类能发现自然规律，利用自然规律为人类自身服务，因而称人类是“天地之镇”（《灵枢·玉版》），“天覆地载，万物悉备，莫贵于人”（《素问·宝命全形论》）。发生人类、形成人体的物质（“气”）也是存在于天地间最为珍贵、最为精粹的部分，于是在“男女媾精，万物生焉”（《管子·水地》）及“烦气为虫（其他物体），精气为人”（《淮南子·天文训》）哲学理念的指导下，《内经》进一步肯定并明确了形成人体的物质为“精”，此即“人始生，先成精”（《灵枢·经脉》），以及“故生之来谓之精，两精相搏谓之神”（《灵枢·本神》）等有关人体生命形成和发生由来的认识。后世将这一最高层次的人体之“神”称之为“广义神”（以下均准此称谓）。

自《内经》确定了将人类生命活动规律及一切生命现象以“神”概之以后，这一广义“神”的概念全面体现在《内经》所传载的医学知识体系之中并延续至今，如“以母为基，以父为楯。失神者死，得神者生……何者为神……血气已和，荣卫已通，五脏已成，神气舍心，魂魄必具，乃成为人”（《灵枢·天年》）。此处不但指出父母之精是广义神及其“载体”（人的形体）发生和存在的原始物质，而且指出了鲜活的人体不但要有“以母为基，以父为楯”构建身形，还必须具备与气相伴而生的生命规律及相应的生命现象（即广义神），才能成为一个独立存在于天地自然之中的“人”。因此说，“形者神所依，神者形所根，形神相离，行尸而已”（姚止庵《素问经注节解·上古天真论》“形与神俱”注）。这就是《内经》的“形神观”，就是《内经》确立并倡导“形与神俱而尽终其天年”（《素问·上古天真论》）养生原则的依据和出发点，也是中医诊断学中将“望神”诊法列为望诊内容之首的理论基础。

2. 广义神是在脏腑经络、形体官窍、精气血津液共同参与、协调配合下实现的

“何谓神？”“以母为基，以父为楯……血气已和，营卫已通，五脏已成，神气舍心，魂魄必具，乃成为人”（《灵枢·天年》）。又说，“故生之来谓之精，两精相搏谓之神，随神往来谓之魂，并精出入者谓之魄”（《灵枢·本神》）。此处原文明确了：①“神”是对生命规律及其现象（即“生”）的最高层次概括；②“神”（生命规律及其现象）是由来自父母双方的两种生殖之精结合并发育而成的医学事实。这也是中华民族传统文化中以“精”命“神”构成“精神”一词并被古今广泛应用的医学基础；③生命规律及其现象（广义神）是在人身“气血”“荣卫”“五脏”（包括六腑和形体官窍）的共同参与下实现的；④此处还提示，《内经》认为仅用一个最高层次的“神”概念，是无法全面表达复杂的生命规律及其现象，于是又提出了“神气舍心”下一层次的“神”概念，并进一步将其分化为“心藏神，肺藏魄，肝藏魂，脾藏意，肾藏志，是谓五脏所藏”（《素问·宣明五气》）的“五神”观念。

3. 以神概括人体生命活动的调控规律

人体生命活动过程中，自身固有的调控系统及其活动规律是十分复杂的。《内经》以心、五脏、经络、精气血津液为基质，通过神（或神明）、魂魄、志意三个层次解释人体生命活动十分庞大而复杂的自身调控规律。魂魄、意志都是心藏之神的表现方式，相互间既有分工，又有配合，存在着相互交叉、互相调控的复杂关系。

其一，“心藏神”，“神明出焉”。心是人体生命活动的调控中枢。《内经》认为，“心藏神”（《素问·宣明五气》），“心者，君主之官也，神明出焉”“故主明则下安”“主不明则十二官危”（《素问·灵兰秘典论》）。此处强调了心藏之神对五脏六腑、形体官窍，乃至全部生命活动的总体调节和支配作用，心藏之神是人体生命活动的调控枢纽。

其二，魂魄支撑着心神对生命活动的调控。

何谓“魂”？“随神往来者谓之魂”（《灵枢·本神》）指出“魂”和调控中枢之心神一样，是与生俱来的，是神（心神）对人行为的支配和调节作用。“魂者，神之别灵也”（《太素》杨上善注），是人“精神性识渐有所知”（《左传》疏注）。“魂之为言，如梦寐恍惚，变幻游行之境皆是”（《类经·藏象类》）。总而言之，魂是与生俱来的，与生命规律之广义神俱生俱灭、相伴始终，与“意志”、心理活动共同完成对人体各种功能的支配、调节、控制作用。

何谓“魄”？“并精出入者谓之魄”（《灵枢·本神》），指出魄的发生是在父母生殖之精结合、形成胎儿之体，即生命规律广义神发生的同时产生的。“魄之为用，能动能作，痛痒由之而知也”（《类经·藏象类》）。还包括人在“初生之时，耳目心识，手足运动，啼呼为声，此魄之灵也”（《左传》疏注）。可见，“魄”是心所藏之神中主管并调节、控制、支配人体诸如痛觉、触摸觉，以及肢体、内脏、官窍本能活动的功能。

其三，“志意”有机地联系着心藏之神与魂魄，共同配合，完成人体自身的调控活动。

《内经》在论人"神"支系中的"志意"时，又有"合论"和"分论"之别。分而论之，"肾藏志"(《素问·宣明五气》)，此之"志"有记忆（即资讯的储存）、志向、信心和决心等相关的心理活动。"脾藏意"(《素问·宣明五气》)，此处之"意"为"心有所忆谓之意"(《灵枢·本神》)，是指人在相关的心理活动中对既往储存资讯的回顾，也包括思考或处理、决定并附之于行动前的某种"意向"等。显然"意"和"志"分论时是指人的某种相关的心理活动。

《内经》中的"志意"合论，不是上述"志"和"意"的叠加，或者修辞中的偏义，而是将"志意"上升到与"魂魄"同为心藏之神的下线支系，是指"心神"对心理活动中的情绪表现、机体反应性、机体对环境气候和病理状态下调适性等方面的机理及其能力，此即所谓"志意者，所以御精神，收魂魄，适寒温，和喜怒者也"(《灵枢·本脏》)。此处表达了"人神"的"意志"支系具有四个不同方向的作用：

一是"志意"具有"御精神""收魂魄"的作用。认为"志意"能驾驭"魂魄"和精神，能对人的行为、意识、精神状态及本能活动进行调控。此处在肯定了"志意"属于"神"范畴的前提之下，据其所产生的"御精神，收魂魄"及"志意和则精神专直（直，正也)，魂魄不散"前提下的生理效应进行分析，认为"志意"是高于"精神"和"魂魄"的人体之"神"，仍属于机体的自我调控能力。

二是"和喜怒"的作用。"喜怒"泛指人的全部情绪活动，而情绪（或曰"情感"）是人类复杂心理活动过程中最明显、最突出的表达方式。"志意"能使"喜怒"和调，在调节人的心理活动并使之和谐有序之时，如怒、悔等不良的情绪就不能发生。根据"志意"具有"和喜怒"并可以使人"悔怒不起"的生理作用进行分析，"志意"能调节人的心理活动，尤其是调节情绪表达，说明"志意"与现代"心理"概念有着密切的联系，但却并不完全等同。

三是“适寒温”的作用。“志意”这一生理作用的机理较为复杂。首先是指人体处于生理状态时对体温的“寒温”调适，使人类体温保持恒定，这一作用是通过卫气“司开合”的双向作用实现的。因为“卫气者，所以温分肉，充皮肤，肥腠理，司开合者也”（《灵枢·本脏》）。当盛夏气候炎热之时，“志意”就会通过卫气使人的汗孔腠理处于松弛“开张”状态，汗出热散而降温，故曰“天暑衣厚则腠理开，故汗出”（《灵枢·五癃津液别》）。若在隆冬严寒之时，“志意”就会通过卫气使人的汗孔腠理闭合，腠理致密，汗孔闭塞，以防止卫气为了“温分肉”而产生的热量耗散，达到维持人体生理所需的体温。

“志意”还对人体处于病理状态下的“寒温”进行调适。当人体在感邪发病出现恶寒、发热等病理反应时，“志意”也是通过卫气对汗孔的“司开合”及“温分肉”双向作用达到对人体“寒温”效应的调适。仅就外感表证的恶寒和发热症状而言，“阳虚生外寒”（《素问·调经论》）是对外感表证恶寒症状发生机理的概括。何以致此？因为“阳（指属阳的卫气）受气于上焦（指肺），以温皮肤分肉间。今寒气（外感之邪外袭）在外（肌肤的外侧层或曰表层），则上焦不通（指肺卫失宣），上焦不通则寒气独留于外（指肌表外侧层缺乏上焦肺气宣散卫气的温煦，只有邪气，尤其是寒邪，故曰‘独留’），故寒栗”。“阳盛生外热”是对外感表证发热症状机理的概括。何以致此？因为“上焦不通利，则皮肤致密，腠理闭塞，玄府（汗孔）不通，卫气不得泄越（肺气不能宣通卫气，卫气不能使汗孔腠理疏松开张），故外热（外感发热）”（《素问·调经论》）。这是外感表证症状的发生机理，间接地论述了“志意”作用失常时，就会有“寒栗”“发热”的病理反应。倘若患者“志意”的“适寒温”作用较强，卫气“司开合”的作用能充分发挥，便会有“体若燔炭，汗出而散”（《素问·生气通天论》）的正向效应，症状就会因此而消失，疾病向愈。否则就会有“阳胜则身热，腠理闭，喘粗为之俯仰，汗不出而热，齿干以烦冤，腹满，死”或者“阴胜则身寒，汗出，身常清（逆冷），数栗而寒，寒则厥，厥则腹满，死”（《素问·阴阳应象大论》）

两种不同的病理反应。

四是“志意”“专直”则“五脏不受邪”的防御作用。“志意和（和调、和谐）则精神专直，魂魄不散，悔怒不起，五脏不受邪”（《灵枢·本脏》）。此处再次重申了“志意”对魂魄、对精神、对情绪的调控作用，还补充了“志意”能调动人体的防御系统（包括机体对邪气入侵时的抵御或屏障作用、躯邪外出的本能反应、病后的自我修复能力三个层面），使人体免受邪气伤害之苦。

通过对“志意”四个层面作用的剖析可以得出以下几点启示：

①“志意”是人“神”的重要的活动，是紧承广义神的下一级分支，仍然属于高层次神的范畴，应当是指人体的控制、调节机制（所以杨上善《太素》对此处“志意”作“脾肾之神”的注解很难尽赅其意）。

②“志意”从“统摄精神，令之不乱”“安魂定魄，使之不散”“调适寒温，使体温恒定”“调和心态，不过其度”“防御外邪，健康不病”等方面体现其对广义神的支持作用。

③“魂”“魄”是与生俱来的先天之“神”，此即“随神往来者谓之魂，并精而出入者谓之魄”（《灵枢·本神》）之义。而“志意”属于后天获得之“神”。因为“志”是人类为思维活动储备信息资料（“意之所存谓之志”），“意”是思维过程中对以往储存信息的回顾和提取（“心有所忆为之意”）。

④“志意”和“魂”“魄”虽属于支撑广义神的两个支系，但并非是独立系统，都是在广义神的支配作用下，各自在发挥作用的过程中发生横向的联系和相互渗透，共同支撑着整体“神”的所有功能。

4. *以“神”概括人类心理活动的规律*

自从有了“心之官则思”（《孟子·告子上》）观念以后，中华民族传统文化中“心脑”共主思维的理念便已确立，并以中国人的独特思维视角将客观事物在人头脑中的反映过程称之为“心理活动”。《内经》是这一文化理念的创立者、践行者和传承者。请看以下事实：

“所以任物者谓之心，心有所忆谓之意，意之所存谓之志，因志而存变谓之思，因思而远慕谓之虑，因虑而处物谓之智”(《灵枢·本神》)。这是中医也是中华民族传统文化对心理活动发生及其过程不同阶段最为经典而确切的表述。

《内经》作者在此处十分明确地表述了以下事实：

（1）人类发生心理活动的脏器是“心”，这是从医学的角度对“心之官则思”(《孟子·告子上》的诠释，因为“思”字的写形为上下结构，下“心”上“田”(田字为“囟”的规整写形，不读 tián。甲骨文中的“囟”音义同“思”)，就从音、义、形三者确定了中国人“心脑共主思维”的理念。

（2）任何一种心理活动都不是无端发生的，总是在人体接受某种外界事物的刺激作用下发生，此即“所以任物”之意。

（3）心理活动的过程比较复杂，这一复杂过程可分解为五个阶段：

①志，是指人对外界事物刺激人体信号的储存和记忆（即“意之所存谓之志”)。婴儿的生命历程很短，“记忆”“储存”的相关资讯极少，因而其心理活动必然是极为单纯的。因此一切复杂的心理活动是以记忆、储存大量资讯为基本材料的。

②意，包括意识、意志（意志，即态度、志趣、志向，与上述“志意”的内涵绝然不同）和对以往记忆和储存资讯的回顾、检索、选取、提取和利用，故曰“心有所忆谓之意”。

③思。“思”和“虑”是心理活动过程的两个环节，是对上述经过回顾、检索、选择之后所提取的、可利用的相关资讯进行分析、比较、剖解、判断，以及对相关资讯的整合及思辨等心理活动过程，此即所谓“因志而存变谓之思”之意。更精细点言之，即对储存、记忆中的原始资讯进行加工、整合，使其被启动并转变为思辨后新理念的心理过程，《内经》用“存变”文词予以表达。

④虑，是指人在接受新的外界事物刺激的作用下，将这些新感知的资讯与原来储存、记忆的资讯进行联系、比较、判断时，必须运用由近及远、由表及里、由此及彼、从现象到本质的去粗取精、去伪存真的“加工”处理和广泛联想，故曰“因思而远慕谓之虑”。

⑤智，是心理活动的最佳终端，是思维过程的结果，也是对思维过程和思维结果要求的最高评价标准。

何出此言？因为要达到“智”的结果，一是要求采集的思维材料必须是真实的，二是要求在心理活动中的思维过程是严谨、缜密的，三是要求分析、判断所产生的结论必须是准确的，四是针对引发人体发生心理活动的外界事物的处理方法和手段必须切合实际而恰当，五是要求经过“处物”所收到的效果必须是最优的。这就是“因虑而处物谓之智”（尤其是用“智”予以表达）符合经旨而又切合实际的诠释，这也是《内经》作者用“智”概括心理活动全过程及发生效应的真正目的和良苦用心。这是《内经》对心理活动过程各个环节最经典的表达。在两千年后的现代心理学者看来，《内经》的这一认识仍然是科学的、合理的、符合人类心理活动实际过程的。

人类心理活动是内在的、不可直觉的，其过程也是相当复杂的，人类心理活动无法像体温、血压、呼吸和脉搏那样可以直觉，不可能有精确的量化指标予以评价。正因为如此，《内经》作者才将其用“(阴阳）不测谓之神”予以概括。

人类复杂的心理活动可以通过多种方式表达于外，古代及今世都是凭借这些表现于外的征象，运用“司外揣内”(《灵枢·外揣》)“见微（细小的表象）知著”（复杂的）“以表知里”(《素问·阴阳应象大论》) 的思维，经过“形而上者谓之道”的理性认识而求证的。情绪 (《内经》称为五志，后世称为情志、情感、七情）是心理活动最突出、最常见、最重要的表达方式，因此对情绪的研究就成为《内经》研究心理活动最重要的途径。《内经》在“人有五脏（的阴阳之气作用下）化五气，以生喜怒悲忧恐”（《素问·阴阳应象大论》）观念的指导下，认为情志活动的发生，是人类在受到外界事物的刺激之后，或者在人体自身生理、病理反应的作用下，“精神”“魂魄”“志意”对人的整体和脏腑功能活动予以调控，五脏及其所藏精气进行重新分配，不同性质的外界事物刺激，五脏及其所藏精气的活动规律、分布状态有所不同，于是就会以五脏中某一脏为主完成相应的心理活动过程，然后以不同的情绪发生并表现于外，临床心理医生就是通过患者不同的情绪波动及其程度，结合其他相关的临床表现，对发生于不同内脏、不同类型的心理活动做出诊断的。这就是《内经》所谓“精气并于心则喜，并于肺则悲，并于肝则忧，并于脾则畏，并于肾则恐，是谓五并，虚而相并者也”（《素问·宣明五气》）。这种以情绪为主要表现形式的心理活动过程及剧烈的情绪波动对人体内脏的伤害，可以示如下图：

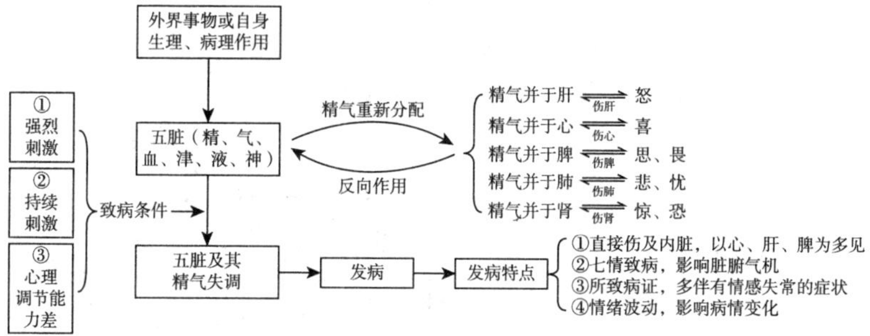

可见，情绪活动是在人体某种外界事物作用下（即“所以任物”）以五脏及其所藏精气为基础发生的。情绪失常不但是心理活动的重要表达方式，而且其负反馈作用是损伤相关内脏及五脏所藏精气而成为重要的致病因素，这就是《内经》将异常情绪活动视为病因理论的发生背景和理论基础。

情绪活动虽然是心理活动的表现之一，是复杂心理活动过程中向外释放方式中的一种类型，但是心理活动所释放出的情绪，无论是良性的或者不良的，都会反向作用于发生心理活动的内脏（即心和其他相关内脏）。在一般情况下，良性的情绪如愉悦、轻松的情绪，会对人的心理活动及发生这样心理活动的内脏产生正向调节，不但可以解除或者缓解诸如忧愁、抑郁、悲哀、悔恨、恼怒、烦躁、焦虑、恐惧等不良的情绪，还能对产生这些不良情绪的相关内脏功能产生良性的正向调节。反之，不良心理状态下所释放的上述不良情绪，就可能对人的心理活动及发生这些不良情绪的内脏产生负面影响，使原本就处于不良状态下的心理活动呈负向加剧，原本不良的情绪更加恶化，这些内容前已详述，此处不赘。

5. 以“神”概括脏腑的活动规律

“五脏所藏：心藏神，肺藏魄，肝藏魂，脾藏意，神藏志，是谓五脏所藏”（《素问·宣明五气》）有两层含义：一是如上述所言，五脏以心谓中枢的生命活动调控规律。二是每一内脏又有相对自主的生理活动规律，如心藏神，“主身之血脉”“在体合脉，其华在面，开窍于舌，在志为喜，在液为汗”；肾藏志，藏精，主生殖，主身之骨髓，纳气，主水，在体合骨，其华在发，开窍于耳，在志为惊为恐，在液为唾等。正因为五脏以其自主的生理作用参与整体生命活动，又能参与心对整体生命活动的调控，故而将其称为“五神脏”。六腑及奇恒之腑概亦莫能外。

6. 以“神”概括精气血津液的活动规律

精气血津液既是脏腑活动的产物，又是生命活动的物质基础，其生成、分布、运行，以及在整体生命活动过程中所发挥的作用，都有其各自的固有规律，《内经》对此也是以“神”概之。如将血和气的活动规律称之为“血者，神气也”（《灵枢·营卫生会》），“血气者，人之神”（《素问·八正神明论》）；将人体正气在抗御外邪中的活动规律亦以“神”名之，如“神者，正气也”（《灵枢·小针解》）；认为男女两性生殖之精按其固有规律而形成新生命体，亦以“神”概之，故有“两精相抟谓之神”（《灵枢·本神》）之论；人身的津液是构成人体、维持人体生命活动不可缺少的重要物质之一，其在体内奥妙“不测”的活动规律亦是整体生命活动的重要组成部分，因此有“津液相成，神乃自生”(《素问·六节藏象论》)之说。

精气血津液既是生命活动过程中的产物，又是构成人的形体，维持人体生命活动的基本物质。其既有自身的活动规律，又是生命活动总规律的重要组成部分和具体体现，因此《内经》在以阴阳概念表达客观事物固有规律之“神”概念的前提下，分别对精、气、血、津液的活动规律也以“神”概之。

7. 以“神”概括经络的活动规律

经络是人体内具有通行全身气血，联络脏腑肢节，沟通上下内外，感应传导作用的、纵横交错的、立体的、网络状的特殊通路。经络担负着人体自身、人体与外环境之间物质（如气血）的转输和各种资讯的接收（即“感”)，传导并产生相应反应（包括生理的、病理的、各种治疗的效应）的作用，是人体要完成复杂生命活动不可缺无的特殊结构和通路，因而在协调、配合各个局部的生理作用中具有特殊的活动规律，于是《内经》仍然以“神”名之，将体现经络特殊活动规律的经气称为“神气”(《素问·离合真邪论》)。这恐怕是西医将 never 对译为“神经”的背景和初衷。

概言之，在脏腑经络、精气血津液层面的“神”概念，其基本内涵体现于以下四个层次：①参与整体生命活动的活动规律；②参与心理活动的活动规律；③参与整体各个局部之间相互联系的活动规律；④各个相对自主的生理作用的活动规律。无论是脏腑经络还是精气血津液，无论是相对自主的生理活动还是参与整体生命运动，都是在遵循生命总规律的前提下进行的，由于个中的复杂变化规律同样体现了气、阴阳、五行的理论原则，因而《内经》对人体各个层面复杂的固有生命规律均以“神”概之，都是在“神”是以阴阳概念表达的客观事物固有规律这一理念的前提下实现的。

五、《内经》对“神”概念的应用

《内经》及其缔造的中医学在神是以阴阳概念表达的固有生命规律前

提下，将神概念广泛地运用于养生及疾病的诊治之中，充分体现了《内经》作者将哲学中的神范畴引入医学领域的动因和指归。“凡刺之法，先必本于神”(《灵枢·本神》)，将“治神”作为指导养生和临床诊治疾病之首务(《素问·宝命全形论》)，充分反映了《内经》的论“神”观念和价值取向。

(一)“神”概念在养生中的应用

养生又称为“道生”“摄生”，是“治未病”的主要内容。《内经》认为，一个合格的临床医务工作者，必须具备五方面的知识和技能，“一曰治神，二曰知养身，三曰知毒药为真，四曰制砭石小大，五曰知腑脏血气之诊”(《素问·宝命全形论》)。《内经》不但提出了如此要求，而且在其传载的医学知识中也是身体力行的。如在其确立的养身原则和具体方法时要求，务必做到“恬惔虚无，真气从之，精神内守，病安从来”；要“志闲而少欲，心安而不惧”；要“积精全神”；要“适嗜欲于世俗之间，无恚嗔之心”(《素问·上古天真论》)；要“乐恬惔之能，从欲快志于虚无之守”(《素问·阴阳应象大论》)等。并据此原则，制订了顺应四时气候特征的“养神”措施(《素问·四气调神大论》)。只有如此，才能达到“形与神俱而尽终其天年”(《素问·上古天真论》)的养生最高境界。

可见，《内经》确立养生理论中的“养神”原则和措施，其内涵主要有两层意义，一是遵循生命总规律而“养神”。强调人类要遵循生命规律安排自己的生活起居而不能违逆之。如果“以酒为浆，以妄为常，醉以入房，以欲竭其精，以耗散其真，不知持满……逆于生乐，起居无节”(《素问·上古天真论》，或者五味偏嗜(《素问·生气通天论》)等，如此非但不能“尽终其天年”，反而会有年“半百而衰”(《素问·上古天真论》)之虞。二是遵循人类心理活动规律而“养神”。如“恬惔虚无，真气从之，精神内守，病安从来”“志闲而少欲，心安而不惧”“喜欲不能劳其目，淫邪不能惑其心”(《素问·上古天真论》)等，均属于此。还有如前文的心理活动规律内容中所说的七情及七情致病内容也是其例。

（二）“神”概念在诊法中的应用

在“神”是以阴阳概念所表达的客观事物固有规律的观念指导下，《内经》所创立的诊法理论也广泛地应用了“神”概念，并且以此作为判断疾病、评价病情、预测吉凶的指标。因为四诊所搜集的症状和体征都是生命活动规律在特殊状态（即病理状态）时的外在表现，无论是望诊所收集的五色、舌象、形体姿态、目光等资料，或是闻诊中的语言气息，或是问诊患者的饮食口味，还是切脉诊法中的脉象等，都存在着有神（又谓得神）、少神（又称神气不足或神虚）、无神（又称失神），甚至“神乱”和“假神”等五种不同量级的病理表现。这都是患者整体生命规律（即广义神）在轻重不同病理状态下的外在表现。无论是色之有神无神、舌象之有神无神、脉象之有神无神、目光之有神无神，或者饮食口味、语言气息、形体姿态之有神无神，都有其客观自在规律，都是整体生命规律在特定病理阶段在局部的映射或投影。医生就是掌握并利用这些规律和相应的思维方法，将神在色、舌、脉、目光、饮食口味、语言气息甚至形体姿态方面的投影（即症状和体征），作为判断整体生命规律之“神”盛衰、多少、有无、真假的标准，进一步将之作为指导临床治疗的依据，这就是“失神者死，得神者生”(《灵枢·天年》)，以及“得神者昌，失神者亡”观点发生的由来和背景。

（三）“神”概念在治疗学中的应用

《内经》将人体正气对各种治疗措施的反应性及其规律也以“神”概之，如《素问·汤液醪醴论》中将患者正气衰微出现“针石不能治，良药不能及”的现象称为“神不使”即是其例。

综上所述，通检并深刻研究《内经》190次论神的内容和《内经》以前相关的文献后，笔者认为，“神”是中华民族传统文化中十分重要的范畴和重要命题，用阴阳概念所表达的客观事物固有规律是“神”概念的合理内核。在中华民族传统文化沃土中成长壮大的《内经》及其造就的中医学理论，全面地吸纳了先秦文化中的“神”论养分，并以其传载的医学知识为基质，使发育于先秦的“神”文化以自然科学中的医学知识为基质得到了较系统的展示。

《内经》禀承了先秦时期“神”是以阴阳概念表达的客观事物固有规律这一基本观念，因此其中所论之“神”与其传载内容中的“道”是等价的，是同一层面的“范畴”或曰概念。“道”是客观的、固有的、不以人类意志而改变的，天地间一切事物都有各自发生、存在、运动变化之“道”，但又遵循天地万物整体运动之“道”。正因为无论哪一层面的“道”都是人类不能用感官直觉（即“不测”或“莫测”）的，而人类又必须认识、掌握、顺应而决不能（也不可能）改变或者违逆，因此用“神”予以表达。就哲学层面而言，气分阴阳，别为五行。气为宇宙万物发生、存在、演化的本原。阴阳和五行是人类对宇宙万物进行探求的思维方法，同时也是人类用阴阳和五行的思维方法揭示宇宙万物的存在规律，因此《内经》用“阴阳”和“五行”表达客观事物固有规律之“神”“道”。所以有“夫五运阴阳者，天地之道也，万物之纲纪，变化之父母，生杀之本始，神明之府也，可不能乎”（《素问·天元纪大论》）之论。可见，“道”和“神”的内涵常常是通过阴阳或五行表达的。

《内经》190次论神内容分为人文社科之神和自然科学之神两大支系。人文社科支系之神主要有民族信仰或宗教崇拜，人类自身可感知的某种状态，以及人类对掌握了解决某种知识或技能、具有高超的技艺、达到了非凡的效果或者具有上述本领之人的褒奖或评价三个层面的内容。《内经》自然科学支系之神论又分为自然界事物变化规律之神和人类生命科学之神两个方面。人类生命科学论神是《内经》论神的重点，因此在神是以阴阳概念表达的生命固有规律（广义神）之理念的前提下，又从生命活动的总规律、生命活动的整体调节规律（又分为心藏神、主神明对整体生命的调节规律、魂魄调节规律、志意调节规律，五脏藏神调节规律）、脏腑经络活动规律、精气血津液活动规律，以及心理活动规律（狭义神）等多个层面，从医学科学的角度全方位地展示了其论神观和论神内容。

《内经》及其造就的中医学，在全面地继续了先秦时期神文化的观念和内容的基础上，不但用神概念表达生命活动一般状态下的活动规律（即生理），也用神概念表达生命活动特殊状态下的活动规律（即病理），还在指导养生和对疾病的诊断治疗时广泛地应用神概念，并以此为依据，制订具体治疗措施的评价指标和依据。

《内经》“神”论发生的背景及论神的内容可以下图示之。

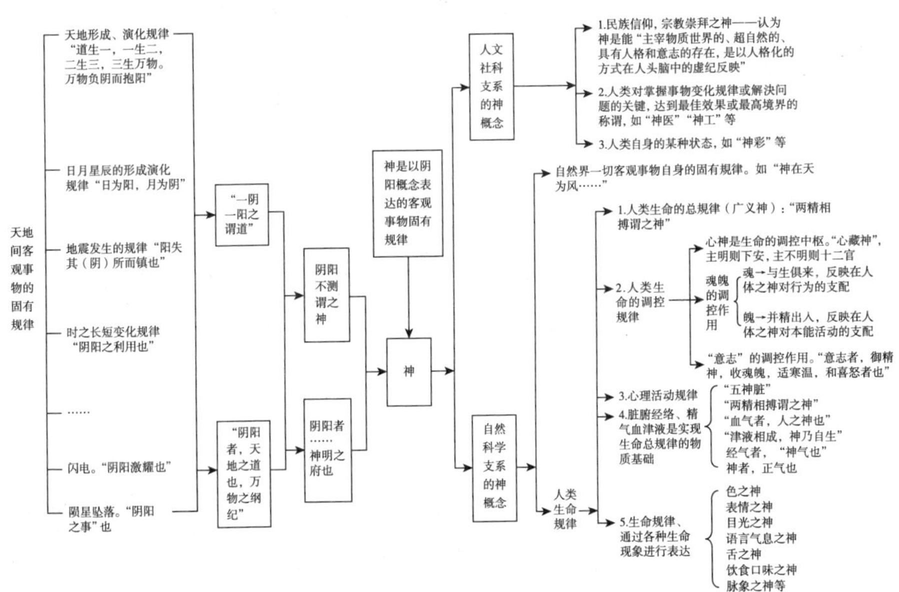

总之，《内经》乃至中华民族传统文化所论之神，是以阴阳概念表达的客观事物固有规律（民族信仰和宗教崇拜之神除外）为其基本格调。

第八论 中医『火』的概念与内涵

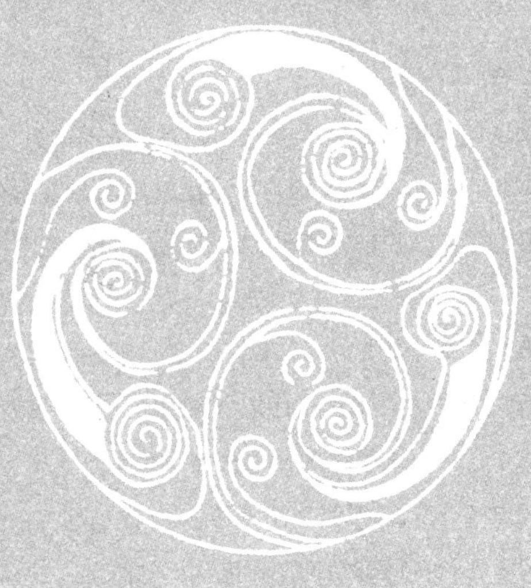

中医理论中“火”概念的内涵很丰富，应用也相当广泛，探究中医理论“火”概念的发生及其嬗变过程后不难发现，中医“火”概念的发生是以生产生活中须臾不能离开的常识的火为其原型，经过取象类比思维，逐渐抽象出了具有气、阴阳、五行哲学意义的“火”概念，并以此为指导构建了中医理论中“火”的概念及其相关理论。

一、生产生活常识中的“火”

火的发现和利用加速了人类进化和人类文明的进程。在长期生产生活过程中，人们发现火是须臾不能缺无的最基本的物质之一，正因为人类生存对火的极大依赖，故有“水火者，百姓之所饮食也”(《尚书正义》) 的记载。因而对火的观察亦十分认真和细致，认识到火具有温热、色赤、烧灼，火焰具有明亮、升腾向上等特性和作用，这一认识是中华民族文化，尤其是中医理论“火”概念抽象的原型和思维背景。古代哲学家由此而总结出了火也是“气”存在的一种方式，“火，即是气”(《素问集注 · 卷二》) 故也称“火气”，火性属阳，以及火的五行特性等结论。在此认识的基础上逐渐地构建了中医学的“火”概念及其相关理论。

二、五行中的“火”

古代哲学家在进行五行理论构建时，是通过对包括“火”在内的、人们生产生活中最基本物质为其抽象的原型，经过长期的观察和分析，运用取象类比思维逐渐形成了五行学说，并以此来解释宇宙万物特性及其广泛联系。正如《尚书 · 洪范》说:“五行：一曰水，二曰火，三曰木，四曰金，五曰土。水曰润下，火曰炎上，木曰曲直，金曰从革，土爰稼穑。”所谓“火曰炎上”是指火具有温热、焚烧、明亮、上升等特性及作用，哲学家以此进行类比，将凡具有上述特性及作用的事物之属性皆概括为“火”，此时“火”表示的是具有上述特性及作用的事物之五行特性而非“火”的原型。五行理论在这一思维方式的指导下，将方位中的南方、季节中的夏季、气候中的暑热、颜色中的赤色、滋味中的苦味等事物的五行属性皆概为“火”。人体的心、小肠、脉、舌、汗、喜、笑等五行属性亦用“火”概括。中医理论在“火曰炎上”的哲学内涵指导下，构建了以“火”为“纽带”的人体心系统与自然界相关事物之间相互联系的生态“链”。这一五行中“火”的模型是中医学研究心系统生理、病理的思维基础，也是指导中医临床对心系统疾病的定位诊断、病势判断、处方用药乃至取穴刺灸的依据。

三、六气中的“火”

在气是构成宇宙万物本原的哲学背景下，“火”亦是气，是物体在特定状态下存在的另一方式，故亦称火为“火气”。“六气”是中医学对自然界三类六种气候的抽象概括，即有气的流动（即风，或曰风气），有温度（也叫气温）变化（即寒、寒气，热、热气，暑、暑气），有湿度变化（即湿、湿气，燥、燥气）。热气和暑气同是盛夏气温偏高的气候特点，五行属性都属“火”，《内经》为了区分二者，于是将热气命之为“君火”，暑气命之为“相火”（《素问·天元纪大论》）。后世医家虽然对此有不同注释，使其内涵发生了变化，但其本义在于区分热气和暑气，这是“君火”“相火”概念产生的源头是不争的事实。

四、六淫中的“火”

六淫是六气失常后成为致病因素的称谓，故曰：“夫百病之始生也，皆生于风、寒、暑、湿、燥、火，以之化之变也。”（《素问·至真要大论》）显然，“火”作为病因概念是在火即是气及五行理论背景下产生的。

中医理论认为，火邪属性为阳，有炎上、升散、烧灼的性质，具有热象、伤津、耗气、伤人上部、易于生风动血、犯扰心神、腐肉成脓生疮等致病特点。可见“火”作为病因概念及其性质和致病特点的抽象，无不是以常识概念中的火为原型，结合临证经验，然后运用类比思维加以总结认识的结果，火疫（或曰火疠）概念的形成亦是如此。中医临证进行病因辨证都是以上述的认识方法为思维背景，对火淫证候、火疫证候进行分析辨证的。大凡经过辨证所确认的火邪、火疫所致之证，务必以苦寒泻火、清热解毒之法治之。

五、药食四气（性）中的“火”

在火亦是“气”的哲学背景下，《内经》认为药食之气（即性）中的温性、热性亦为“火”（《素问·阴阳应象大论》），并指出“水为阴，火为阳。阳为气，阴为味……气厚者为阳，薄为阳之阴……气薄则发泄，厚则发热。壮火之气衰，少火之气壮；壮火食气，气食少火；壮火散气，少火生气。”马莳对此有十分贴切的注解，认为“气味（复词偏义）太厚者，火之壮也。用壮火之品，则吾人之气不能当之而反衰矣。如用乌、附之类，而吾人之气不能胜之，故发热。气味之温者，火之少也，用少火之品，则吾人之气渐尔生旺而益壮矣。如用参、归之类，而气血渐旺者是也”（《素问注证发微·卷二》）。丹波元简更为简洁明了地指出：“壮火、少火，承上节文发热以喻之，气薄喻少火，厚喻壮火”（《素问识·卷一》）。这一认识对指导临证组方选药有重要指导意义，十分明确地指出了药物既能治病亦能“致病”的双重性。但明代温补理论兴起以后，壮火、少火概念的内涵发生了转移，转变后的壮火、少火已非《内经》之本义。

上述“火”概念的内涵均是以常识中的“火”概念为思维背景，在气和五行的哲学理论指导下发生和演变的。这一发生和演变过程可概括为：常识中的“火”概念→抽象出气和五行理论中的“火”概念→六气概念中“火”概念（又分化为“君火”热气和“相火”暑气）→结合医学实践及“火”亦是气的哲学基础，分别抽象出六淫概念的“火”（火邪、火疫）和治病药物之温性（少火）、热性（壮火）为“火”。中医理论中另一类“火”概念的发生则是以气和阴阳理论为哲学背景形成的。现今将擅长“扶阳抑阴”治法者称之为“火神派”，就是指该学派将马莳所解“乌附之类”（即“壮火”）药物运用得“出神入化”而得名。

六、阴阳理论中的“火”概念

人类不但发现“火”是生产生活中必需的基本物质之一，而且对其具有温热、烧灼、明亮、向上等特性及作用有了深刻认识，于是在气和阴阳理论的哲学背景下，认为火与水能充分体现哲学意义上的阳和阴最本质的特征，因此《内经》作者总结这认识时指出：“水为阴，火为阳。”又说：“水火者，阴阳之征兆也。”（《素问·阴阳应象大论》）自此以后，在阴阳的哲学理论中，“火”常常是“阳”的另一种表达方式。

七、“火”指人体阳气的生理状态

在气和阴阳的哲学背景下建立“火”的概念的基础上，中医学将人体阳气的生理状态称之为火，又称为“少火”。这种观点在《内经》时代虽有所认识但却未见明确的文字表达，唐代王冰在注释《素问·至真要大论》曰：“益火之源，以消阴翳。”这是最早用“火”指代人体阳气的记载。明代倡温补理论以后，这一认识日益强化。

用“火”的概念类比人体阳气的正常状态有三点思维背景：一是基于人们对概念抽象的原型“火”有温煦、给人以热量的原始认识和直接体验，二是根据气分阴阳和对事物属阳特性及作用的抽象，三是将人体阳气的正常状态与“火”的特性及作用进行类比。这种认识自《内经》以降逐渐强化，直至明代以后才完全确立，如张介宾所言：“火，天地之阳气也。天非此火，不能生物；人非此火，不能有生。故万物之生，皆由此阳气。”（《类经·卷二·阴阳类》）

在“火”即阳气的观点确立之后，各脏腑之阳虽然有其共同的特性和作用，但又存在着明显的差异，不能仅用一个“火”的概念概括所有脏腑之阳，于是明代医家借用《内经》六气概念中的“君火”“相火”概念，分别用以表达不同脏腑之阳。张介宾率先以“君火”类比心阳，以“相火”类比肾中元阳（《类经·卷二十三·运气类》），李中梓紧承其后。由于心为“君主之官”（《素问·灵兰秘典论》），所以“君火”指心阳是专一的。“相火”为何脏之阳？“相”相对于“君”而言，辅君之谓相，故除心之外其的他各脏之阳皆可曰“相火”，但中医理论中通常将肝胆之阳、肾阳、三焦之阳、心包之阳称为“相火”。临证中肝肾之阳应用最广，为了区别两者，于是又将肝藏之相火称为“雷火”，肾寓之相火为“龙火”，或曰命门之火。君火、相火相互配合，共同完成对人体各脏腑器官的温煦、推动作用，共同维系着精、血、津液等液态物质在体内的运行敷布，因为血等液态物质都具有“喜温而恶寒”及温则行、寒则滞（《素问·调经论》）的特性。

八、“火”指阳气失常的病理状态

“火”的概念既可概括生理状的阳气，又可用以表达在致病因素作用下阳气失常的病理状态，由此便发生了“火”概念的病理内涵。

“火”概念的病理内涵发生于《内经》，如“诸热瞀瘛，皆属于火”“诸痛痒疮，皆属于火”“诸逆冲上，皆属于火”“诸躁狂越，皆属于火”“诸病胕肿，疼酸惊骇，皆属于火”（《素问·至真要大论》）。后经刘完素的发挥，使“火”概念的病理内涵更加丰富，并提出了“六气皆能化火”“气有余便是火”的论点。后世病理之“火”论述较多者有三：一为“壮火”，指阳气亢盛之实性病理，又称为实火、实热，并针对性地制定了苦寒清热泻火之法。临证常见的实火病理有心火上炎、肝火上炎、胃火炽盛，以及疮疡之火毒等。二为“相火”，指阴虚阴不制阳而致阳气相对偏盛的虚性病理，又称为虚火、虚热。此论为朱震亨将运气理论中暑气为“相火”移植所倡，并制订了滋阴降火之法以治之，临证有“相火妄动”之病理。三为“阴火”，指因饮食劳倦而致脾所生之热，以及喜怒忧思过度所生之心火，此说为李杲所倡。

秉持“扶阳抑阴”治法的“火神派”所论之“阴火”，既不属于李杲所论之“阴火”，也有别于滋阴降火法所治之“火”，而“扶阳”派所论“阴火”是指阴证所生之火，又称“假火”，本质是阳虚阴寒偏盛，导致虚阳上浮、外越、下陷而引起的种种“肿痛火形”，常见的如慢性咽炎、口腔溃疡、牙龈肿痛、舌疮、口臭、头痛、颧红、目赤、耳鸣、脑鸣、内伤发热、皮肤包块红斑、足心发热如焚等都是“阴火”证极为常见的临床表现。

可见，在气和阴阳理论的指导下，以生产生活常识中的“火”总结出了“火”有属阳的特征，以此为出发点，运用取象类比思维抽象出了“火”的医学概念。这一思维过程为：常识中“火”的概念→运用气和阴阳理论为哲学背景，总结出“火为阳”的结论→在“火为阳”前提下，类比人体阳气的正常状态为“火”（即“少火”），并分化出了“君火”“相火”等相关概念→阳气一旦失常，即为病理之“火”，由此分化出了“壮火”（实火）、“相火”（虚火）、“阴火”（指内生的火热，如饮食积聚、七情怫郁而致的火热。阴，内也。还有“扶阳抑阴学派”，以及“火神派”所说的虚阳外越、上浮、下陷，或者阴盛格阳于上之“戴阳”，或格阳于外之“假热”等病理状态，也成为“阴火”）概念。

综上所述，中医理论复杂纷繁的“火”概念，其形成的源头只有一个，即以生产生活常识概念的“火”，以此为原型，经过气、阴阳、五行哲学理论为背景，运用取象比类这一中国传统的系统思维，抽象出了诸多“火”的概念。在气和五行哲学背景下，抽象出了火的五行特性，以及火的六气、六淫、疫气等病因概念和药食性质的概念内涵。在气和阴阳理论的哲学背景下，仍以常识中的火概念为原型，升华出“火为阳”的结论，并以此为出发点，将人体阳气的正常状态类比为火（又称“少火”）并分化出君火、相火、雷火、龙火、命门之火等概念。人体阳气一旦失常，即为病理之“火”，又有“壮火”（即实火）”、“相火”（即虚火，与生理状态下的“相火”名同实异）和“阴火”之不同。

从上述中医“火”概念的发生及其内涵的解读可以看出，中医理论的构建是古人在长期的生产生活过程中对事物原型进行深刻观察和认真分析基础上，以气、阴阳、五行等理论为哲学背景，运用以表知里、以我知彼、取象类比等思维方法，逐渐形成相关的医学概念并构建了中医相关的理论。因此要深刻理解中医学的重要概念以及由此概念所构建的相关理论，必须要了解该概念发生的背景，否则只能了解其皮毛而难识其本质。

附：“火”概念发生示意图。

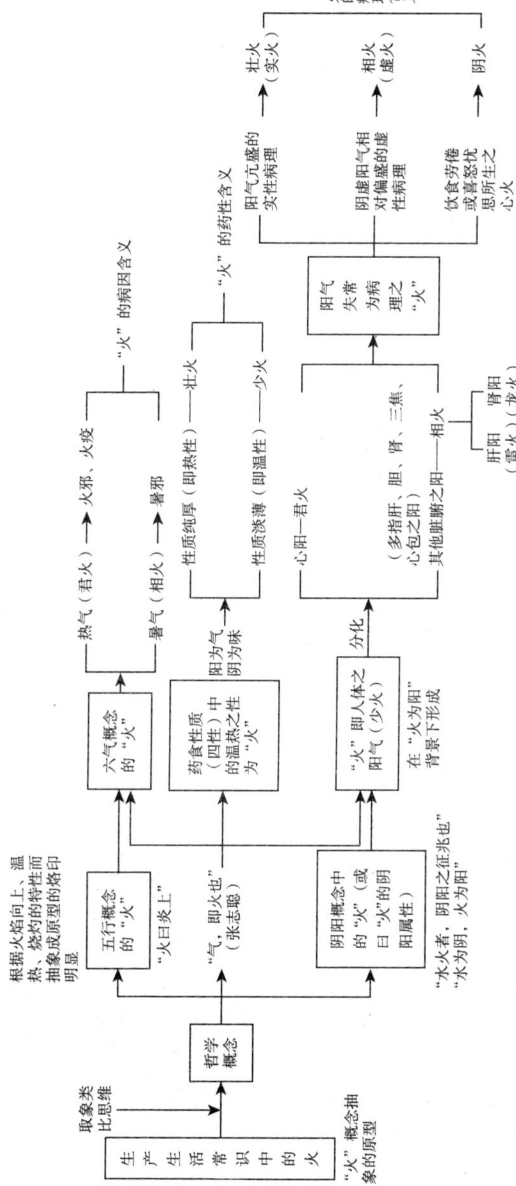
生产生活常识中的火
"火"概念抽象的原型
取象类比思维
哲学概念
五行概念的"火"
根据火焰向上、温热、烧灼的特性而抽象成原型的烙印明显
"火曰炎上"
"气，即火也"（张志聪）
阴阳概念中的"火"（或曰"火"的阴阳属性）
"水火者，阴阳之征兆也"
"水为阴，火为阳"
六气概念的"火"
热气（君火）→火邪、火疫
暑气（相火）→暑邪
"火"的病因含义
药食性质（四性）中的温热之性为"火"
阳为气
阴为味
性质纯厚（即热性）——壮火
性质淡薄（即温性）——少火
"火"的药性含义
"火"即人体之阳气（少火）
在"火为阳"背景下形成
分化
心阳—君火
其他脏腑之阳（多指肝、胆、肾、三焦、心包之阳）——相火
肝阳（雷火）
肾阳（龙火）
阳气失常为病理之"火"
阳气亢盛的实性病理→壮火（实火）
阴虚阳气相对偏盛的虚性病理→相火（虚火）
饮食劳倦或喜怒忧思所生之心火→阴火
火的病理含义

第九论

《黄帝内经》气化理论及其意义

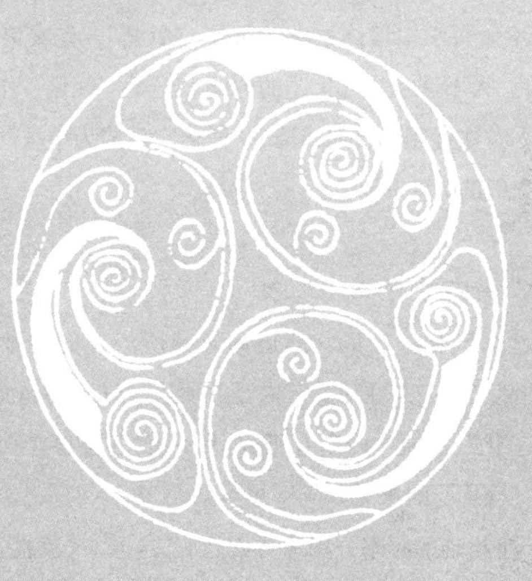

气化是中医理论中的重要概念，气机理论蕴含于其中。气化、气机是人体生命活动存在的基本方式和状态，脏腑经络是其发生的场所，脏腑经络的功能是其具体体现，脏腑阳气为其动力源泉。气化、气机失调是人体疾病发生的基本病机之一，扶助阳气，调理气化、气机就成为临证干预此类病证的重要方法，也是研究这一命题的指向和归宿。“气化”是中华民族传统文化的重要范畴，也是《内经》所论生命科学知识体系中的重要“命题”，先秦诸子们但凡论“气”之时，无不涉及“气化”的内涵。但是“气化”作为词语，则是《内经》首次运用。自此以降，“气化”就成为中医药学的重要理论而广受人们的关注和研究。

一、“气化”的内涵

简言之，气化，是指气的运动及其所产生的各种变化。解读“气化”的涵义，务必在熟悉《内经》所论“气”的涵义之后，还要对其论述“化”的原文内涵有所认识。如此才能够全面而深刻理解其中所论“气化”的意义。

“化”字出现的频率分别为《素问》524 次，《灵枢》34 次，“气化”仅仅出现了 13 次。如若结合“化”的内涵而言“气化”，其内涵主要有：

①天地间阴阳之气相互作用所导致的一切变化。如《素问·六节藏象论》就有“天地之运，阴阳之化，其于万物，孰多孰少”之论，《灵枢·本脏》有“五脏者，所以参天地，副阴阳，而连四时，化五节者也”的天人之“化”。杨上善认为是人体“从五时而变，即化五节”。张介宾则认为人体“化五节者，应五行之节序而为之变化也”。故《素问·五常政大论》有“化不可代，时不可违”的结论。

②天地间一切事物（包括人类）的新生过程及其所需的力量。如《素问·六微旨大论》所论，“夫物之生从于化，物之极由乎变，

变化之相薄，成败之所由也”。张介宾对此进一步解释为“变化之薄于物者，生由化而成，其气进也；败由变而致，其气退也，故曰变化之相薄，成败之所由也”。

③生物生、长、化、收、藏过程中“化”的阶段（包括人类的生长壮老已），五行中“土”主“化”，有“化育，孕育”之意。《素问·天元纪大论》有“木、火、土、金、水，地之阴阳也，生、长、化、收、藏下应之”的论述，《素问·六元正纪大论》也有“长化合德，火政乃宣，庶类以蕃”的说法。所以高世栻释之为“化，土气也”。

④运气术语。风、热、暑、湿、燥、寒六气的运行变化及其相应的自然界变化（包括气运变化对人体的影响）。如《素问·气交变大论》的“各从其气化也”，《素问·六元正纪大论》的“凡此太阳司天之政，气化运行先天……厥阳所至为生为风摇，少阴所至为荣为形见，太阴所至为化为云雨……气化之常也”，《素问·六微旨大论》的“气有胜复，胜复之作，有德有化，有用有变”等，即是其例。

⑤人体脏腑及其精气所发生的一切生理变化及能量、信息的转化。如《素问·阴阳应象大论》之“水为阴，火为阳，阳为气，阴为味。味归形，形归气，气归精，精归化。精食气，形食味，化生精，气生形。味伤形，气伤精，精化为气，气伤于味”之论；《素问·天元纪大论》的“人有五藏化五气，以生喜、怒、思、忧、恐”所论。故王冰有“化，谓生化也”的诠释。

⑥阳气运化津液的作用和过程。如《素问·灵兰秘典论》的“膀胱者，州都之官，津液藏焉，气化则能出矣”即是其例。张介宾对此进一步解释为“津液之入者为水，水之化者由气，有化而入而后有出，是谓气化则能出矣”。

有人将《内经》所论的“气化”概括为“自然生化”（宏观）、“自然与人的气化联系”（中观）和“人体内部气化”（微观）三个维度。此处将这一认识可以演绎如下：

其一，就宏观维度而言，“气化”是指天地间阴阳之气相互作用所导致的一切变化。包括天地阴阳之气对一切事物的新生、成长、消亡所带来的影响。“运气七篇”所论即属于此。由于宇宙之气自身的运动，产生了天地阴阳之气，阳气在上，阴气在下。在上者必降，在下者必升。天地阴阳之气的升降交感化生万物。故《素问·六微旨大论》认为，“气之升降，天地之更用也。帝曰：愿闻其用何如？岐伯曰：升已而降，降者谓天；降已而升，升者谓地。天气下降，气流于地；地气上升，气腾于天。故高下相召，升降相因，而变作矣……夫物之生从于化，物之极由乎变，变化之相薄，成败之所由也……成败倚伏生乎动，动而不已，则变作矣……帝曰：不生化乎？岐伯曰：出入废则神机化灭，升降息则气立孤危。故非出入，则无以生长壮老已；非升降，则无以生长化收藏。是以升降出入，无器不有。故器者生化之宇，器散则分之，生化息矣。故无不出入，无不升降。化有小大，期有近远。四者之有，而贵常守，反常则灾害至矣。故曰：无形无患，此之谓也”。

其二，就中观维度而言，“气化”是指天地阴阳之气变化与人的生命融为一体，主要体现在自然气化所表现的时间节律与人体生命现象及人体结构之间的关系，以及对人体的生理功能、病理变化和治疗措施产生的影响。

其三，就微观维度而言，“气化”是在自然之气的参与下的以下几方面内容：①饮食化生为精、气、血、津、液等维持生命活动的基本物质，并在此过程中产生各种生理功能活动；②人体脏腑将精微物质经过代谢转化为汗、尿、粪渣等作用；③人体生命过程（生、长、壮、老、已）的演化作用；④在各种致病因素影响下，人体自身的调整、防御、修复作用；⑤机体在病理状态下对药物、针刺、艾灸等治疗所发挥的效应等。

现代生物学认为，新陈代谢是生物体生命活动存在的基本方式。

而上述所说的“气化”内涵，能够准确表达人体这一复杂的物质和能量的代谢过程。这就是笔者对《内经》“气化”内涵的理解和诠释。

二、“气化”与“气机”

“气化”蕴含着“气机”，“气机”是“气化”必须经历的过程。既然“气化”是指气的运动及其所产生的各种变化，气机就指气的运动。“机”，本意指弩机，大凡事物的关键皆可概之曰“机”。恒动是“气”的本性，“气”就是在其不断运动之中才能体现其存在，也才能产生各种功能。可见，“气化”概念蕴含着“气机”并在其运动过程之中产生着各种变化，而“气机”是“气化”活动必须经历的过程、基础并影响着“气化”，两者密切关联。

由于气机的升降出入运动是对人体脏腑功能活动的基本形式的概括，能使体内外物质在新陈代谢过程中产生升降与出入的变化，并保持协调关系。所以自《内经》始，就把人体生命活动的基本过程高度概括为气机的升降出入运动。正如《素问·六微旨大论》所说的“气之升降，天地之更用也”“高下相召，升降相因而变作矣”，以及“非出入，则无以生长壮老已，非升降，则无以生长化收藏”之意。张介宾对此注释说:“生长壮老已，动物之终始也；生长化收藏，植物之盛衰也。”

可见，气机的升降出入运动和新陈代谢一样，是生物体的基本生命特征之一，是维持生物体生长、繁殖、运动过程中变化的总称。体现于生命活动的各个环节，贯穿于生命活动的始终。气机的升降出入运动能够协调、有序进行，就能维持机体正常的生命；如果气机的升降出入运动失常，机体就会发生疾病；如果这一运动一旦停止，那生命也便告终结。这就是《素问·六微旨大论》所说的“升降息则气立孤危，出入废则神机化灭”之意。“气化”活动则自始至终相伴着气机的升降出入运动而有序进行着。

气化还表现为“聚合”和“离散”两种基本形态或者谓运动状态，即《正蒙·太和》所谓的“太虚不能无气，气不能不聚而为万物，万物不能不散而为太虚”。指出当气表现为“聚”（聚合）的运动状态时，才会表现为有形物质（即“有”“显”形态）；当气表现为“散”（离散）的运动状态时，就表现为无形状态（即“无”“隐”状态）。就人类而言，“人之生，气之聚也；聚则为生，散则为死。若死生之徒，吾又何患！故万物一也”（《庄子·知北游》）。

可见，人体生命活动过程的每一环节无不与气机的升降出入运动方式，以及气化的“聚合”“离散”运动状态有密切关系。

三、气化、气机是各脏腑功能发生的基本方式

在生物体内不同层次里有着不同本质的运动规律，既不能相互混淆，也不可互相取代，其间有着极其缜密的制约关系。如果不能认识到这一不同层次、不同运动规律和依次制约的关系，那就必然无法评价各个脏腑组织器官各自的运动规律。人体各个脏腑的功能活动都是以其特定的形式予以表现的，必然有其各自不同的气化、气机活动方式，从而决定其各自独特的生理功能。所以，脏腑经络都是气化、气机活动的场所，其各项功能活动也都是气化、气机活动的具体体现。

（一）心的气化、气机活动

心动以推动血液运行。“动”是心脏的生理特征。脉宗气“聚”于心中即为心脏搏动的动力，鼓动着“血肉之心”进行有节律的搏动，维持气血有序地在心脏“离散”“聚合”“升降”“出入”。“离散”“升”“出”运动则能使血液运行于诸经，充养全身；“聚合”“入”“降”则能使脉中之血及时返流于心内。一出一入，一散一聚，保持血在体内“阴阳相贯，如环无端”，往复不已的环流状态。

就整体气化、气机活动而言，心阳下“降”而温煦于肾，维持着心肾之阴阳相交、水火互济的和谐关系，才能有效地完成心主血

脉的功能。这是心之气化、气机运动过程的体现。

（二）肺的气化、气机活动

肺气有升有降，但却是以降为主要运动方式进行其气化、气机活动的。肺主气，司呼吸，通调水道，其功能的发挥全赖肺之气化、气机活动的聚散和宣（升、出）降（降、入）作用。“散”则将水谷精微及津液化为“气”并宣发到全身，“上焦开发，宣五谷味，熏肤、充身、泽毛，若雾露之溉，是谓气”（《灵枢·决气》）即是此意。“聚”则在元气的激发作用下，既能将吸入的清气与脾转输来的水谷精气聚合为“宗气”，又能将代谢后的水液肃降于下焦肾。其宣发之力是指肺气对吸入的清气、脾转输来的水谷精气（卫气、营气）及水液，以及汇聚于肺的全身血液具有向上的升宣和向外周的布散作用，还能呼出体内代谢后的浊气。肺的肃降作用，是指肺对吸入的清气、脾转输的水谷精气和水液、汇聚于肺的血液，以及代谢后的水液，借助其“通调水道，下输膀胱”（《素问·经脉别论》）的作用，调节水液代谢平衡。此即肺气“升降出入”运动的具体表现。

肺气的升降出入运动不但影响全身的气机活动，还体现在与大肠的表里关系方面。大肠为六腑之一，以降为顺，以通为用，然大肠气机之降仍须借助于肺气的肃降之力，方能保持其“虚实”更作，通利下行的状态。因此临床上常见到久患肺病之人往往兼见大便秘结、排便不利等大肠气机不降、传导失职的病证，用降肺之药常可收通利大肠之效果。

肺在人体之整体气化、气机活动中，是以“降”为其主要运动形式参与其中的。

（三）脾的气化、气机活动

脾以升为其气化、气机运动的主要方式。

其一，能将消化吸收的水谷精微升输至肺，尔后布于全身。《素问·经脉别论》所说的“食气入胃，散精于肝，淫气于筋，食气入胃，浊气归心”等过程，都需经过“脾气散精，上归于肺”的“升”的途径。

其二，是升托内脏，维持内脏正常位置的作用。所以脾虚升降运动无力，清阳之气不能升于头部，可致出现“上气不足，头为之苦倾，耳为之苦鸣，目为之弦”（《灵枢·口问》）的病证，亦会出现腹部坠胀、内脏下垂等脾气不升的表现。所以叶天士有“脾宜升则健”（《临证指南医案·脾胃》）之论。脾脏在完成“升清”的同时，亦在进行着“出”和“入”的运动。精微物质借助于其“入”的力量，经胃和小肠的吸收才能“上归于肺”，然后又需利用其升清之力方能“出”于脾脏，上升而输于心肺，而后布达于全身。显然，脾脏的气机运动虽然以升为主要方式，但同时亦进行着“出入”运动。倘若脾脏气机“出入”障碍，精微物质就不能“出入”于脾脏，亦就无“清”可升，或表现为全身乏力、少气懒言等失养症状，或出现脘腹胀满、食欲不振等中焦郁滞之征。

（四）肝的气化、气机活动

肝主藏血、主疏泄，促进着全身的气化和气机。疏泄是医家借用自然界木性条达之义，对肝之气化、气机活动的概括。“疏泄”一词最早见于《内经》，如《素问·五常政大论》：“发生之纪……土疏泄，苍气达。”结合《素问·宝命全形论》“土得木而达”之论，“土”只有得到“木”之“疏泄”，才有“达”的效果。这是历代医家论述“肝主疏泄”功能的理论源头。金代朱丹溪是迄今所能检索到最早将“疏泄”与肝联系的医家。唐容川认为，“肝属木，木气冲和条达，不致遏郁”（《血证论·脏腑病机论》），指出了肝脏气机升降活动要保持不郁不亢、升降相宜、疏通条达的状态。

肝之气化、气机活动主要是通过调节情志活动影响脾胃的消化吸收、精微物质的输布、血液的贮藏和调节作用、津液的输布代谢，以及男子排精、女子月经和排卵等生殖活动过程体现的。

（五）肾的气化、气机活动

肾藏精主水，为人身阴阳之根本。肾的气机升降运动方式是以潜降、封藏为主。故在《素问·六节藏象论》中有“肾者主水，封藏之本，精之处也”之论。肾所贮藏的精有调节全身之精的作用，诸脏腑阴精充足，受肾脏气机的潜降作用而藏之于肾。所以说肾能“受五脏六腑之精而藏之”（《素问・上古天真论》）。当诸脏腑活动对精气所需量增加时，肾所藏之精又能借助肾阳的蒸化作用对脏腑之精进行反向调节，从肾中升散于所需的相应都位。所以肾精亏虚，亦可导致其他脏腑不足。前人所说的“补脾不若补肾”之说应当源于这一认识。肾中所藏的相火以潜降内藏为顺，以升浮妄动为害。在生理情况下，肾中相火靠肾中阴精的制约。肾阴充足，相火降伏；肾阴亏虚，相火无制则浮亢为病，就会出现失眠健忘、梦遗、五心烦热等症状。所以肾阴与相火间的升降必须适度，封藏有节制，才能维持肾中阴阳的动态平衡，使机体既能获得肾中相火的温养，又不至于亢而为害。

肾精通过气化而生成肾气，肾气凝聚而为肾精。肾的精气又能化生“肾阴”（又称元阴、真阴、命门之水）和“肾阳”（又称为元阳、真阳、命门之火）。其中肾阴具有滋润、抑制、凝聚、内敛等功能，肾阳有温煦、兴奋、生化、推动等功能。肾阴、肾阳之间的和谐有序既是维持肾各项功能的前提，也是影响全身各个脏腑功能活动的重要因素。所以有肾为人一身“阴阳之根，水火之宅，五脏六腑之阳气非此不能发，五脏六腑之阴气非此不能滋，脾胃中州之土非此不能养”（《景岳全书・传忠录・命门余义》）之说。所以说，肾为全身气化、气机之本源。

人体在生长发育过程中，由于肾的气化、气机作用，肾的精气化生为天癸，促进人体的性器官发育成熟，也促进着人体的生长发育。

肾主水是其主要功能之一，同样依赖着肾的气化、气机活动。在肾的气化、气机作用下，输于下焦的水液经过肾阳的蒸化，将浊中之清重新吸收，向上输布到心、肺，重新发挥滋润作用，浊中之浊在肾气的作用下经膀胱排出体外。

此外，肾之纳气、充耳、司二阴的功能，无一不是肾的气化、气机活动的结果。“聚”则肾气凝聚为肾精，“散”则肾精化为肾气；“升”则肾中精气上充于脑，听觉灵敏，思维敏捷；“降”则能使吸入体内之清气为肾所纳，呼吸有力、通畅、平稳，否则可有肾不纳气而为喘证；肾气充足，升降相宜，二阴开合启闭有度。

（六）六腑的气化、气机活动

六腑总的功能是“传化物而不藏”（《素问·五脏别论》）。胆腑贮藏胆汁，各腑则受盛清浊混杂之物，相互之间保持着“虚实”更替、转输通畅的生理联系，达到“以降为顺，以降为和，以通为用”的“传化”功能。六腑的气化、气机活动是以“通行下降”为主要方式，如果通降一旦失常，糟粕不能传化，就会有痛、胀、闭、吐的症状出现。但六腑亦有其升的一面，如胃、小肠、大肠、膀胱均可将吸收的浊中之清升转于全身以供机体利用。使下焦之元气升达全身各处，故有“三焦者，元气之别使也”（《难经·六十六难》）。不过六腑气机活动的方式主要是降。所以目前中医治疗六腑之急症时，多以“通降”之法为主要治疗手段。

（七）脏腑表里关系中的气化、气机活动

1. 心与小肠的气化、气机联系

心与小肠经脉相互络属，构成表里相合关系。心阳温煦小肠，则其“受盛化物”“泌别清浊”功能得以正常发挥；小肠吸收水谷精微，上输于心肺，依赖心肺之阳的温化而生心血。这是心与小肠之间的气化联系。如果其间的气化、气机活动失常，则会心火亢盛，通过经脉下移于小肠，使小肠泌别清浊功能失常，出现尿少、尿黄、尿痛等症；小肠有热，亦可循经上扰于心，使心火亢盛，而出现心烦、失眠、舌红、口舌生疮等症。

2. 肺与大肠的气化气机联系

肺与大肠经脉上相互络属而成表里相合关系。肺气肃降与大肠的通降传导功能相辅相成，相互为用。肺气清肃下行，气机调畅，津液布散，则可促进大肠传导下行；大肠传导正常，糟粕下行，则有助于肺的肃降和呼吸功能。如果肺失肃降，气不下行，津液不布，

可见肠燥便秘、咳逆气喘；肺气虚弱，气虚推动无力，可见大便艰涩难行，即为气虚便秘；肺气虚弱并大肠气虚，固摄失职，可见大便溏泄或失禁；若大肠实热内结，腑气不通，则可影响肺的肃降，在出现便秘的同时可见胸满、咳喘等症。

3. 脾胃气化、气机联系

脾胃同居中焦，是气化、气机活动的枢纽。脾为阴土，喜燥恶湿，主运化；胃为阳土，喜润恶燥，主受纳消化。脾与胃虽各有其气化的“聚”“散”和气机升降出入运动方式，但二者一阴一阳，燥湿相济，纳运结合。在中焦的气机升降出入运动中，脾主升，胃肠受纳熟腐消化后所吸收的精微物质“上归于脾”而达全身；胃主和降，经过初步消化熟腐的食糜借助其下降主力，转输到小肠以行进一步的精细消化吸收。胃主和降的意义不局限于其本身，主要是影响了整个传化之腑的“虚实”更替和“实而不满”的生理状态。

脾胃二者的气化、气机活动是升降相宜、互为因果，对立之中保持统一，统一之间又相互制约。气化、气机和谐，升降出入有序，维持了机体内物质不断地进行着“清阳出上窍，浊阴出下窍，清阳发腠理，浊阴归五脏，清阳实四肢，浊阴归六腑”（《素问·阴阳应象大论》）的代谢过程，成为人体的“后天之本”“气血化生之源”。所以《医门棒喝》认为，脏腑气机的升降出入运动“升则赖脾气之左旋，降则赖胃气之右旋”“脾为仓廪之本，故升降之机又在脾气之健运”。因此说脾胃是整体气机升降出入的枢纽，当然，其他的脏腑表里关系也有其相应的气机运动。

4. 肝与胆的气化、气机联系

胆附于肝叶之间，肝与胆经脉相互络属，构成表里相合关系。主要体现在消化和情志活动的密切配合。消化功能方面，在肝胆的气化、气机活动之下，二者同主疏泄，共同发挥着促进脾胃消化的作用。肝一方面通过气化，将肝气聚合为胆汁而贮存于胆；另一方面调畅胆腑得气化、气机，促进胆汁向肠道排泄。胆的气化活动是使胆汁排泄通畅，反向促进肝主疏泄作用的发挥。情志方面，肝为将军之官，主谋虑；胆为中正之官，主决断。肝之谋虑需要胆之决断，而决断来自于谋虑。于是在肝胆的气化气机活动相互配合之下，人思维活跃、遇事果断，故张介宾认为，“胆附于肝，相为表里，肝气虽强，非胆不断，肝胆相济，勇敢乃成”(《类经·藏象类》)。肝胆气化失常，可有肝胆之气虚、气郁、湿热、火旺等病变，表现为胆怯易惊、失眠多梦、气短乏力，或精神抑郁、胸胁胀痛、口苦眩晕、胁痛黄疸，或烦躁易怒等症状。

5. 肾与膀胱气化、气机联系

肾与膀胱有“系”（输尿管）连通，经脉相互络属，构成表里相合关系，生理上主要表现为主尿液。肾为水脏，膀胱为水腑。水液经肾的气化作用，浊者下降贮存于膀胱，而膀胱的贮尿和排尿功能又依赖于肾的气化与固摄，如此才能开合有度。肾与膀胱相互协作，共同主司尿液的生成、贮存和排泄。若肾之阳气不足，气化失常，固摄无权，则膀胱开合失度，可出现癃闭或尿频、多尿、尿后余沥、遗尿，甚至尿失禁等症；若膀胱湿热，开合不利，亦可影响于肾，在出现尿频、尿急、尿黄、尿痛的同时伴有腰痛等肾伤的症状。

四、整体气化、气机是各个局部功能的综合作用

（一）各脏腑以不同方式参与整体的气化、气机活动

整体的气化、气机活动是各脏腑综合作用的结果，同时又是维持脏腑间平衡的重要因素，正是脏腑及精微物质的气化、气机之聚散、升降出入运动，才构成了整体气化、气机活动的总画面。与此同时，这种由各脏腑组织构成的综合作用，在“神”的支配下，又是协调机体各组织之间的关系，保持内环境和谐有序的重要因素。机体各部分既有明确的分工，又有密切的合作，共同维持着生命活动的有序进行。

如肝气的升发，能够制约肺气的清肃下降，反之，肺气之下降

能协调制约肝气之升发；心居上焦属火，肾位于下焦属水，心阳要不断下降以温肾脏，肾阴需不断上升，奉养心阴以制心火，心肾之间的气机升降运动，既维持了心肾之间的相互交通、水火既济的关系，也协调了整体的阴阳平衡。所以《慎斋遗书·阴阳脏腑》认为，“心肾相交，全凭升降，而心气之降，由肾气之升，肾气之升，又因心气之降。”这就明确指出了心肾之间气机升降的因果关系。心阳又能下降中焦以温脾胃，脾胃得心阳之温，方能纳运结合。升降相宜，消化正常，气血源源不断地化生，补充心血而养全身；心肺同居上焦，肺主一身之气，心“主身之血脉”，心肺之间的气机升降出入有序，才能完成“毛脉合精”以维持全身气血循环和充养作用。肺司呼吸，肾主纳气，肺肾气机升降出入正常，息道通利，呼吸均衡。肝肾同居下焦，精血互生，肝阳易亢浮动，需赖肾阴滋养潜降。

（二）津液代谢过程中各脏腑的气化、气机活动

脏腑之间的气化、气机活动不但体现于两脏腑之间，更重要的则是多脏腑之间的配合作用。如津液的吸收、敷布及排泄过程，就是多个脏腑在气化、气机的聚散、升降出入运动中协调、配合作用的结果。

津液代谢是一个很复杂的过程，其基本方式是“聚合”“离散”和“清升浊降”，是以肺、脾、肾三脏为核心，主要分为三个阶段完成的。

首先，当饮食进入胃中，经胃初步消化为食糜，降于小肠进行精细消化，并大量吸收其中之“清”（包括津液和水谷精微）。其中的津液经胃和小肠吸收后上输于脾，于是借助脾气主升之力，将津液“上归于肺”，而浊者则在胃和小肠的下降作用下输于下焦，分别经肾传于膀胱和大肠。由于脾为“仓廪之本”，脾之升为胃及小肠的下降作用创造了条件。同时，胃肠的下降作用又有助于脾的升清。升与降相互影响，完成了以脾为中心的第一次“清升浊降”的气化、气机活动。此即“中焦如沤”之意。

其次，当津液“上归于肺”之后，经肺的宣发作用布于全身，组织利用后的浊液在肺气的肃降作用下，一部分从口鼻、皮肤排出体外，另一部分则借其肃降之力“下输膀胱”。这是以肺（还有心）为主所进行的第二阶段

气化、气机的“清升浊降”活动。这也是所谓的“上焦如雾”(《灵枢·营卫生会》)之意。

第三则是将输送至下焦的浊液在肾阳的蒸化作用下，“浊中之清”再由肾脏吸收并上输于心、肺，而后布散于全身供脏腑器官再利用。“浊中之浊”则借助肾的气化作用，降入膀胱而后排出体外。这是以肾为中心所进行的第三阶段津液代谢活动。此即所谓“下焦如渎”之意。

此外，心、肝、大肠、三焦等脏腑在这一清升浊降的津液代谢运动中也发挥了各自的重要作用，这就是《素问·经脉别论》所总结的“饮入于胃，游溢精气，上输于脾，脾气散精，上归于脾，通调水道，下输膀胱，水精四布，五精并行”。从这一实例可以看出，人体一切生理活动的完成，一切物质的转化，均是在气化的聚散和气机运动的出入升降过程中完成的。同时，各脏腑间又是在气化、气机活动中保持着和谐、有序的关系，如果气化、气机活动失序，机体的和谐动态便立即遭到破坏而发病。

在津液代谢过程中，气化的“聚”“散”运动状态具有至关重要的作用。生理情况下，肺、脾、肾、三焦气化之“聚”“散”对津液发挥着双向调节作用。“散”，可以使津液以无形之“气”的状态在人体表里内外输布，以发挥其濡润作用。此即所谓“上焦开发，宣五谷味，熏肤充身泽毛，若雾露之溉，是谓气”(《灵枢·决气》)之意。又使代谢之后的水液在各脏腑的气化作用下，分别“聚”合为“五液”(泪、汗、涎、涕、唾)及尿液，或滋润孔窍，或排出体外，以维持机体水液代谢平衡。如若气化之“散”的作用不足，或者“聚”的作用太过，就会使津液凝聚为痰、饮、水、湿等病理产物。可见，这些病理产物的形成与气化、气机失调关系十分密切。

五、阳气是脏腑气化、气机活动的动力源泉

“阳气者，若天与日，失其所则折寿而不彰，故天运当以日光明。是故阳因而上，卫外者也”（《素问·生气通天论》）。此处原文运用类比思维的方法，以自然界的万事万物与太阳的关系为喻，深刻地论证了阳气与性命的关系，肯定了阳气是决定性命寿夭的重要因素，强调了阳气在人体健康中所发挥的重要作用。首先从阳气是生命的动力，阳气具有卫外御邪的能力，阳气能产生热量、温煦机体、保持机体一切功能所需温度等方面，明确指出阳气对人体的生理重要作用。其次从阳气具有运动的特性，运动的趋向是向外向上，人体阳气像太阳一样具有一定的节律特征等方面，揭示了人体阳气在机体健康活动中所具有的生理特性。

无论人体阳气在生理功能还是生理特性方面出现了异常，都会影响机体的健康状态而发生疾病。这就是《内经》所确立的“阳气与健康”关系的基本立场和思维方法，也是本课题的工作思路。

阳气是生命的动力，“阳气者，若天与日”。太阳是天地间一切生命体存在的前提和基础，没有太阳就没有生命，这是一条绝对真理，也是亘古不变的法则。那么如太阳般的人体阳气也必然对于人的生命活动具有同样重要的作用和意义。阳气也必然成为生命运动的基本动力。阳气充足则生命充满活力，阳气虚弱则生命活力减退，阳气衰退则生命趋于衰老，这就是原文“失其所，则折寿而不彰”结论的由来。所以说阳气的盛衰是决定人性命寿夭的主要因素，可以从阳气对人体的综合作用得以体现。

1. 阳气促进人体的生长发育

阳气促进人体的生长发育，是肾的精气在肾阳的作用下，化生“天癸”后实现的。故有男女七岁、八岁，“肾气盛”“齿更发长”；二七、二八，“天癸至”，“阴阳和，故能有子”；五七、五八，“肾气衰，堕齿槁”；七七、八八，肾气衰，“天癸竭”，齿发去，步入衰老期（《素问·上古天真论》）的生长发育过程。

2. 阳气促进脏腑功能活动的实现

如心之主血脉、藏神，肺之主气司呼吸、宣发肃降、通调水道、助心行血，脾之主运化、主统血、主升，肝之疏泄气机、藏血，肾之主藏精、主水、主纳气等，无不依赖阳气的温煦、推动、气化活动而得以实现。

3. 阳气促进精、气、血、津液化生、输布与代谢

“人之血气精神者，所以奉生而周于性命者也”（《灵枢·本脏》）。“人之所有者，血与气耳”（《素问·调经论》）。原文指出，精、气、血、津液是人体赖以生存的基本物质。然而这些物质都是在各个脏腑阳气的推动作用下，相互配合，共同完成其化生、输布代谢的。仅就其输布过程而言，更能体现阳气推动作用在其中的重要意义，如血、津液就是凭借着阳气的推动，保持其相应的运行，血液才能够沿着脉道流行不止，环周不休，津液才能在全身表里上下得以布散。如若阳气虚弱，推动无力，脉中之血就会运行迟滞或瘀阻，津液不能输布而化为痰湿水肿等病证。这也就是张仲景提出“病痰饮者，当以温药和之”（《金匮要略·痰饮咳嗽病脉证治》）用瓜蒌薤白白酒汤、瓜蒌薤白半夏汤、枳实薤白桂枝汤、人参汤、薏苡附子散、九痛丸等方药治疗“上焦阳虚”所致的“胸痹心痛短气”诸证（《金匮要略·胸痹心痛短气病脉证治》）的理论依据。

4. 阳气促进人体气化、气机活动

人体之气是不断运动着的具有很强活力的精微物质。它流行于全身各脏腑、经络等组织器官，无处不到，时刻推动和激发着人体的各种生理活动。人体之气的运动，称作“气机”。“气机”，即是指气在人体脏腑组织器官中的运动状态。“机”，本意是指古代弩上发箭的装置，引申义是指事物的关键。此处以“机”命“气”的意义是突出人体之气存在的关键在于“运动”，气不“运动”就失去存在的意义。

气的运动形式多种多样，《内经》将其概括为“聚”“散”和升、降、出、入。其中聚与散、升与降、出与入对立统一，相辅相成。人体的脏腑、经络等组织器官，都是气的聚散、升降、出入的场所。

在阳气的温煦、推动作用下，气化活动维持着聚散、升降、出入运动状态。这是人体生命活动的根本，不仅推动和激发了人体的各种生理活动，而且只有在脏腑、经络等组织器官的生理活动中，才能得到具体的体现。例如，肺的呼吸功能，呼气是出，吸气为入；宣发是升，肃降是降。脾胃主消化，脾主升清，以升为健，胃主降浊，以降为和。肝气之升，肺气之降，共同维系着人的整体气机升降。心阳下温于肾，肾水上济于心，共同维持着心肾相交，水火既济的关系。脏腑之间的气机升降，促进了精气血津液的输布代谢和能量的转化，维持着机体功能活动的正常进行。通常将气的升降出入协调正常称为“气机调畅”，异常时称为“气机失调”或“气机不利”。气机失调又有多种表现形式，如某些原因引起气的运动受到阻碍称作“气机不畅”，局部发生阻滞不通时称作“气机阻滞”，上升太过或下降不及时称作“气机逆乱”等。对气机失调的临床辨证论治还应结合具体的脏腑经络气血等做出诊断，如肺失宣降、肝气横逆、经脉阻滞、气血逆乱等。

所谓“气化”，是通过气的运动所产生的各种变化。广义气化指人体内气机的升降出入运行变化，如脏腑的功能作用，气血的输布流注，脏腑之气的升降、开阖等，都有“气化”的含义。狭义气化指三焦之气的流行宣化、输布水液功能，如三焦对水液的调节称“三焦气化”，肾与膀胱生成尿液、排尿的功能称“肾的气化、膀胱气化”。

人体的气化活动也是在阳气的推动作用下完成的。

5. 肢体运动

“阳气者，精则养神，柔则养筋”（《素问・生气通天论》）。指出阳气具有养筋肉而使其柔韧的作用，有利于筋肉骨节的灵活运动。阳气虚弱，温煦、推动乏力，则会有骨节筋肉拘急挛缩之症，此即所谓的“诸寒收引”（《素问・至真要大论》）“寒则气收”（《素问・举痛论》）之意。这些观点都是可用以指导养生、指导临床对疾病的分析、判断和治疗的。

既然阳气是人体生命的动力，是影响性命寿夭的重要因素，那么作为性命活动存在基本方式的气化、气机而言，与脏腑经络、精气血津液一样，毫无例外需要依赖阳气对其的温煦和推动，才能确保其旺盛、有序、协调进行。因此每当人体阳气呈病理性亢奋时，脏腑的气化、气机活动必然亢进，出现诸如发热、呼吸急促、烦躁不宁、面赤、舌红舌苔黄燥、口干而渴思饮、尿少色黄、大便干燥、脉数等症状。《内经》就以“阳胜则热”病机予以概括。如若人体阳气呈病理性减退时，脏腑的气化、气机活动一定衰弱，出现诸如怕冷畏寒、肌肤手足不温、精神萎靡不振、嗜睡、面色淡白、舌淡苔白而润、口不渴、小便清长、大便或稀溏不成形、脉沉而细无力等。

综上所述，气化蕴含着气机，气机是气化活动的方式，脏腑器官是气化、气机活动的处所，脏腑阳气是气化、气机的动力源泉，而气化、气机活动的存在则是以人体以脏腑为核心发生的所有功能予以体现的。所以，决不能离开脏腑经络、精气血津液功能而孤立的讨论气化、气机。

六、气化、气机失常是疾病发生的重要病机

“百病皆生于气也，怒则气上，喜则气缓，悲则气消，恐则气下，寒则气收，炅则气泄，惊则气乱，劳则气耗，思则气结”(《素问·举痛论》)。这里的“气”并不是直接病因，是包括气化、气机障碍在内的病机，指出了不论是情绪的刺激，还是气候的影响，或是诸如劳倦内伤等原因，都能引起气化、气机紊乱而发病。仔细推敲临床病证，无不与此有关。归纳起来，主要有以下三个方面。

（一）气化、气机无力——气虚

人体生长发育，各脏腑经络的生理活动，血的循环，津液的输布，都要靠气化、气机的激发和推动。如果久病不愈，年老体衰，

或其他原因伤耗于气，都会发生种种气化、气机乏力所致的病证。临床常称之为“气虚证”，就会有脏腑功能衰减的种种症状。就全身而言，患者有头晕目眩、少气懒言、疲倦无力、自汗、舌淡脉弱等症。“劳则气耗”，故上述症状遇劳加重，这是气化、气机活动无力时所反映出来的症状特点，是辨证时的定性要点。但各脏腑有其各自的气化、气机活动方式。所以，某脏气化、气机活动无力，还有该脏特有症状出现，如在心则有心悸、怔忡、心慌等，在肺则有咳嗽、气喘、咳痰等，在脾则有腹胀、腹痛、腹泻、出血等，在肝则有头晕、头痛、目眩、胁肋胀闷不适等，在肾则有腰膝酸软、头晕耳鸣、遗滑早泄、小便频数等。这是脏腑病证辨证的定位要点。

常见的脏腑气化、气机运动无力病机有心气虚、肺气虚、脾胃气虚、脾不统血、肾气不固、肾气纳气等类型。如若肺、脾、肾三脏阳虚或气虚时，气化无力，就会使津液凝聚而形成水、湿、痰、饮等病理产物，进而发生与此相关的病证。

（二）气化、气机阻滞——气滞

滞，不通畅状态之谓。气滞，是指人体某一部位或某一脏腑的气机升降运动障碍所出现的病理状态。引起气机升降运动阻滞的原因很多，如饮食、外感、劳倦、外伤、痰饮、瘀血等，尤其是精神情志所伤是其最主要的原因。气滞的共有特征是在气机阻滞的部位有明显的“胀”“痛”“闷”的感觉，病证的起伏变化常与患者的情绪好坏有直接的关系。由于气滞的病位不同，还会出现不同的症状，以资医生作为定位辨证的要点。

1. 肺气壅滞

肺脏气机阻滞以外感邪气及痰饮所致为主要原因。气机郁滞于肺，肺失宣降之职，故有胸部满闷不舒，咳嗽气短等为辨证要点。

2. 心气郁滞

此病机多为素体痰湿偏盛，或者七情怫郁，阻碍气化、气机而致痰浊凝聚于心，致使心气、心阳郁滞不通而成，常有胸痹心痛、胸闷不舒，甚者胸痛彻背。故仲景予以瓜蒌薤白半夏汤或瓜蒌薤白白酒汤或瓜蒌薤白桂枝汤以行气解郁，通阳散结，以奏祛痰宽胸之效。

3. 脾胃气滞

脾胃气滞又称中焦气机不畅。多由痰湿之邪或饮食不节所致，导致脾胃的清升浊降活动不能顺利进行。所以患者常有脘腹痞闷胀痛、呕恶厌食、肢体困重、腹胀得矢气后减轻等特有症状。

4. 肝气郁滞

由精神刺激、情志抑郁或其他脏腑病证长期不愈，影响了肝的疏泄功能而致。本症以气郁、气滞等气机失调为病理特点，常因部位不同而见不同的临床表现。主要临床表现有：情志抑郁，急躁易怒，喜太息，胸胁少腹胀痛或窜痛；或自觉咽中有物吐之不出，咽之不下，俗称“梅核气”；或颈部瘿瘤，腹部癥瘕；妇女乳房作胀结块，月经失调，痛经，闭经，脉弦。

5. 膀胱气滞

膀胱气滞多为湿热或瘀血邪气阻遏膀胱气化功能所致。故有排尿不易，出现尿急、尿频、尿痛之症；或因瘀血败精阻碍，或因精神因素，导致膀胱气机郁滞，气化不行而见有少腹拘结胀痛，排尿不利，但无明显尿痛症状者。

6. 大肠气滞

大肠气滞可因湿热之邪所伤，或腹部手术不彻底，或情志怫郁所致，引起大肠气机不畅，通降排泄受阻，不能行其传导之职。患者除有腹部游走性胀痛外，还伴有排便不爽，或便秘数日不行，或大便不成形，排出不利，得矢气后腹胀症状有所缓解等特点。

（三）气化、气机逆乱——气逆、气陷、气脱

1. 气逆

气逆是气机运动“升”的力量太过的病机，主要发生在肺、胃、肝、肾诸脏腑。

2. 气陷

气陷常在气虚升降出入无力的基础上进一步发展而成，是气机上升运动无力，反陷于下之故。气陷以脾病为主，其他脏腑也可发生，但多同时兼见脾虚的表现。

3. 气脱

气脱是气虚的一种特殊情况，是病情的危重阶段。多在久病机体极度衰竭，或暴病（如失血、剧痛、伤津失液）之后，元气衰败，宗气大泄所致。患者症见四肢厥冷，大汗淋漓，气短微弱，神情淡漠，或意识不清，脉微欲绝，或伴有二便失禁等症。气脱症主要发于心肾二脏。张锡纯认为肺脏也可能发生气陷证，治以“回阳升陷汤”（生黄芪 8 钱，干姜 6 钱，当归身 4 钱，桂枝尖 3 钱，甘草 1 钱）。

七、调理气化、气机是临床治疗的重要法则

所谓调理气机，就是通过调整气机的运动，使其恢复到相对的协调状态，以达到除疾却病“以平为期”的目的。调理气机的方法，归纳起来有三类十法。

（一）补益

补益类治法主要针对气化、气机无力的病证而设，根据其程度和表现的方式不同。具体方法有：

1. 益气法

益气法即“虚则补之”，也称补气。凡气虚不充，升降运动无力之证，均可采用此法。此法主要用于心、肺、脾胃、肾等脏。方药如四君子汤、补中益气汤、保元汤等加味。

2. 升提法

升提法即“下陷者举之”之法。适用于气虚较甚，无力升举反陷下之证。心肺气陷者，张锡纯称为“大气下陷”，用“升陷汤”治疗。脾气无力主升而下陷者，也称为中气下陷，用补中益气汤。重用黄芪益气，用升麻、

柴胡升举其气，或用“理中升陷汤”(《医学衷中参西录》)。对大肠气陷和胞宫气陷也可选用此法。

3. 纳气法

本法主要针对肾气虚衰，潜降下纳之力不足而设，患者轻者仅有呼多吸少，气不接续的表现。重者虚阳上越，欲有外脱之象者非用此法不可。轻者用金水肾气丸（地黄、茯苓、山药、山茱萸、牡丹皮、泽泻、桂枝、牛膝、车前子、附子），重者用黑锡丹（黑锡、硫黄、川楝子、胡芦巴、木香、附子、肉豆蔻、补骨脂、沉香、小茴香、阳起石、肉桂）以镇纳浮阳。

4. 固脱法

固脱法用于气虚已极，非但不能进行正常的升降出入运动，而且气有暴脱之象，此时宜峻补其气，同时加入一些收敛欲散之气的药物如乌梅、山萸肉、龙骨、牡蛎、磁石等品。

由于上述四种方法运用的共同基础是气虚而致升降运动失调，所以其共同选方原则就是“虚则补之”，然后根据不同情况调整治法。

（二）疏导

气机升降运动因某种原因而不能顺利进行时，在去除诱因基础上，还需给予疏导，使其顺利进行升降出入运动，按气机障碍的程度。常有以下几种方法：

1. 行气法

行气法又称理气、利气、疏气、解郁等，适用于气滞、气郁之证。凡肝气郁结，痰食郁滞胃院，大肠气滞，胸中气机不宣，甚至于气滞血瘀，气郁水停者，都必须以行气之法疏导之。其方剂种类甚多，如柴胡疏肝散、越鞠丸、木香顺气丸、槟榔四消丸等。

2. 破气法

破气法适用于气机郁滞之重证。凡胸腹痛甚，食滞不化，癥瘕积聚等，均可用破气之法。如青皮、枳实就是破气良药。

3. 宣气法

宣气法仅指肺气塞滞时所采用的宣通肺气之法而言。当寒邪犯肺，气机失宣，出现胸部憋闷，咳嗽气逆时，就要采用麻黄、杏仁、桔梗、白前等宣通肺之气机的药物。

（三）矫正

矫正气化气机主要是针对气机升降逆乱（反作）所致病证的一类治疗方法。

1. 降气法

降气法适用于气机上升运动太过，下陷之力不及者，运用本法可使上逆之气得以下行而平顺，故又称平气法、顺气法。主要用于肝气上逆（如肝火上炎、肝阳上亢、肝风内动之证）、胃气上逆，以及肝胃之气上逆所致的奔豚气，痰浊上涌引起的肺气上逆证等。

常用方剂如：

①在胃：气逆于胃，则症见恶心、呕吐、呃逆、嗳气等，临证可据证候之寒、热、虚、实，分别选用苏子降气汤、旋覆代赭汤、丁香柿蒂汤、橘皮竹茹散等方，以和胃降逆。

②在肝：气逆于肝，则症见头晕、头痛、目眩、耳鸣，甚则突然昏倒、不省人事，临证可选用天麻钩藤汤、镇肝息风汤等。

③在肺：气逆于肺，则症见咳嗽、气喘、胸闷、气憋等，临床治疗时，在辨别外感或内伤的前提下，针对证候的寒、热、虚、实予以施治，可用桔梗玄参汤（桔梗、玄参、杏仁、陈皮、半夏、茯苓、甘草、生姜）、五味石膏汤（五味子、石膏、杏仁、半夏、茯苓、桔梗、生姜）等。

2. 镇逆法

镇逆法的适应证较降气法的适应证为重，来势凶险而猛烈。如因肝气升发太过，血随气涌之吐血、晕厥证等，则必须选用此法。方如镇肝息风汤，方中必须要用珍珠母、磁石等重镇之药。此外，上述因肾气虚损之极时所采用的纳气法，其重证选用的黑锡丹，也属此类治法。但前者属虚，此乃实证，性质有别。

3. 收敛法

收敛法适用于气化、气机升散太过，潜降内敛不及的喘促、汗出过多之症。主要是收敛肺肾之气，方如牡蛎散（《和剂局方》）、玉屏风散等。

上述方法，是调理气机的常用方法，广泛地运用于临床各科，临证时应辨清气机失调的具体情况，属于何种类型，然后灵活运用，随证加减。

八、扶助阳气是调理气化、气机的重要途径

阳气失常是导致脏腑气化、气机异常的主要病机，所以扶助阳气就成为治疗气化气机失调的重要方法。人体的阳气一旦失常，机体健康状态就会遭到破坏而发生疾病。所谓扶助阳气，即是使阳气从病理状态恢复到和谐有序状态的干预方法。

仅就机体的阳气失常的病机而言，主要表现为阳气偏盛（常以热、动、燥为其临床表现特点。“动”，又有“动风”“动血”之分）、阳气偏衰（又分阳虚则寒、虚阳外越、虚阳上浮、戴阳、虚阳下陷等）、阳气亡失、阳气郁阻（有外感之寒、湿邪气，内伤七情之气郁，以及病理产物之瘀血、痰浊、食积、结石等原因所致阳郁）等病机，调理阳气失常的方法要视具体情况而定。由于阳气是人体脏腑经络气化、气机的动力源泉，所以上述病机一旦发生，就会引起全身性功能障碍。

既然如此，那么扶助阳气，使其恢复到正常状态，就是此类病机所致病证最有效的干预措施。针对阴阳失调病机而设的治疗原则不外有“损其有余”和“益其不足”两端。

（一）损其有余

这一治则指导下的具体治法有“热者寒之”和“火郁发之”。

1. 热者寒之

这一治则的适应病机为“阳气偏盛”。该病机可发生于各个脏腑。治疗此类病机所致的实热证，除了清热泻火之外，还要针对其伤阴、动风、动血之具体病机，分别配伍养阴生津、息风止痉、凉血止血药物治疗。

2. 郁而发之

这一治则适用于“阳气郁阻”病机所致的病证。

张介宾对“火郁发之”之法有独到见解，认为“发，发越也。凡火郁之病，为阳为热之属也。其脏应心主、小肠、三焦，其主在脉络，其伤在阴分。凡火所居，其有结聚敛伏者，不宜蔽遏，故当因其势而解之、散之、升之、扬之，如开其窗，如揭其被，皆谓之发，非独止于汗也”(《类经·运气类》)。所以，对“阳气郁滞”（阳郁）者，要遵循“阳气当格，隔者当泻”(《素问·生气通天论》)的治疗思路，针对具体病证，分别采用不同的具体方法。若为外感寒、湿邪气所致阳气郁而化热，致使热邪伏于体内者，则要予以发表散热治疗，如桑菊饮、银翘散等；如热郁气分，出现身热不恶寒、心烦口渴、舌苔黄等症，但卫分又闭而无汗，必须用辛凉透达药，使患者微汗，可用麻杏石甘汤，使气分热邪向外透散，以奏“体若燔炭，汗出而散”(《素问·生气通天论》)之效；如心火上炎，口糜舌烂，心移热于小肠，小便色赤而淋沥疼痛，则需泻心和小肠之火，用导赤散导火下泄；若为痰湿阻滞所致的阳郁生热之证，则要清热化痰祛湿治之；若为瘀血而致阳郁者，应当在活血化瘀疏通阳郁的同时予以清热；此外如结石、寄生虫、药邪等皆可导致“阳郁”病机，治疗时要消除致郁的原因，分别采取不同的治法，以达“郁而发之”的效果。

阳气郁阻是外邪或病理产物积聚，导致阳气郁滞不畅的病机，也应当“损其有余”。所谓外邪或病理产物导致阳郁，是指因机体感受寒湿邪气，或脏腑经络的功能失调，致使病理产物（如血瘀、痰饮水湿、结石等）在体内停聚，阻滞了阳气的运行而致郁的病理状态。

（1）外感寒湿，郁阻阳气

寒湿之邪为阴邪，人体感之则极易遏伤阳气。寒凝湿，湿裹寒，伤阳逾深，病势越重。加之湿寒之性黏滞，病伏愈慢，湿寒停滞，外邪又至，病见湿寒阴病。湿寒之邪多直中中焦脾胃，引起清阳不升，浊阴不降，造成上焦病变，症见头部昏蒙、咽郁塞堵、颈强肩硬、咳嗽痰多、呕逆食少、胸闷气短。湿寒之邪直伤中焦，引起脾胃阳气中伤，水谷不化，则腹胀呕逆、食少纳差、肠鸣泄泻，甚至水入则吐或下利清谷，造成急慢性胃肠损害的中焦病变。湿寒传至下焦，则见肝脾阳虚阴盛，脾阳被肝所克，肝脾阳气并虚，阴邪郁阻，腹胀水鼓、消瘦乏力、肢寒身冷的肝脾阳虚，肝郁湿寒，产生肝脾性腹胀肿满。寒湿伤及肾阳，阳虚不能化阴利水，形成水肿、身重、尿少、身冷等肾阳虚的病证。此外，湿寒之邪与风邪相伍成湿痹。湿寒之邪与暑湿阴邪相兼为病，成呕逆泄泻等胃肠病变。临证常见有：

①湿寒滞头：出现如头晕目眩、视物冒蔽、旋转倒地、恶心呕吐等，可用《金匮要略》之苓桂术甘汤、泽泻汤以利湿降浊，温运阳气。

②湿寒滞心：此为湿寒滞心，抑阳不能化阴，痰饮郁阻，造成心脉痹阻不通，导致胸痹心痛发作，常表现为心前区憋闷疼痛，甚则剧烈绞痛，发作欲死；动则气短心慌，休息减轻，叹息少舒，手足冷凉。此为寒湿遏伤心阳，多为素有痰饮，而致胸阳不展，加之寒湿邪气入侵，寒凝气滞，致血行不畅。本病阳虚为本，寒凝痰阻、气滞血瘀为标。治宜温阳化湿，祛痰活血，方用冠心汤（制附子 30 克，桂枝 20 克，云苓 30 克，白术 15 克，焦山楂 15 克，瓜蒌 30 克，薤白 15 克，干姜 15 克，炒桃仁 12 克，皂刺 16 克，丹参 20 克，甘草 15 克，水蛭 5 克）。

③湿寒滞肺：常表现为每犯则咳嗽喘逆，气短气急，咯泡沫状稀白痰，口干不欲饮，无热象，舌苔白滑，质暗淡，脉浮滑。凡胸阳不足，留饮在肺的人，一遇外寒则犯咳喘，为湿寒伏饮在肺，造成肃降失司，升降不利所致。感冒本为外寒，而今人多贪冷饮、凉食，医者不辨寒热仍以大量液体输入，伤阳滞饮，增变病情。此类证型多见于现代的气管炎、肺气肿等，以小青龙汤主之。

（2）阳随血瘀（瘀血内郁潮热证）

阳随血瘀是指因血行瘀阻而致阳气郁遏的病理状态。无论何种因素引起的久病血瘀，皆可阻滞阳气的运行而致阳郁。

此证多因体内素有瘀血，或跌打损伤，或血热妄行，血滞成瘀，瘀血化热。临床有午后或夜间发热，口干咽干，漱水不欲咽，腹中积块，或身有痛处，甚则肌肤甲错、两目黯黑，舌见瘀斑或青紫、脉细涩等症状。

临证中常见到的血瘀伴随发热者多属于此。此时不能见发热就一味地退热、清热，活血祛瘀是为治本，瘀血去除，其热自然随之消退。对于此类的阳郁之证，应当遵循“扶阳不在温，而在行血消瘀”的思路以治之，可用王清任的血府逐瘀汤。如有人运用扶阳健脾、温经通络方药治疗60例脑梗死，发现该方药可促进代谢，改善循环（缩小梗死灶），促进脑功能恢复。

（3）阳随津液停聚而致阳郁

人体津液的输布代谢是在阳气的温煦和推动之下完成的。人体津液和气血一样也具有“喜温而恶寒，寒则涩不能流，温则消而去之”（《素问·调经论》）的特性，在阳气的温煦和推动作用之下，完成其输布代谢。但是如若某种原因导致津液代谢失常而发生痰饮水湿等病理产物积聚内停时，容易遏阻阳气的运行，致使阳气郁滞，而成为“痰阻阳郁”之证。临证常见久病低热，胸闷痞满，咳嗽气喘，气憋咯痰，反复发作，天气寒冷时容易发病，痰液清稀，或咽喉梗塞不利，或胸闷胸痛，或有肿块，舌淡苔白滑或苔白腻，脉象弦滑。可用扶阳化痰之法治疗。有人用扶阳祛痰化瘀汤治疗冠心病稳定型心绞痛取得满意疗效。

水湿与痰浊一样，也是人体津液失常所化。痰浊质地稠厚，流动性小，往往病位局限；水湿质地清稀，流动性大，病位广泛，往往波及全身。临证多表现为胸腹灼热，全身畏寒，手足逆冷而唯独胸腹灼热如火燎，口燥，咽痛，鼻塞不利，呼吸闭塞，气短，四肢厥冷，口唇发紫，项背强痛，饮食不香，舌质正常，苔厚略腻，脉沉滑。或者全身困重不适，形体肥胖笨拙，甚或浮肿胀满，或为久泻不愈，病情反复，或为便溏不爽，或为“阴黄”，或为带下量多，手足逆冷等，但胸腹灼热，舌体胖嫩有齿痕，舌苔白滑，或白腻，脉象弦滑。此为水饮或寒湿留伏经隧，阻遏阳气外达之故。治宜祛寒化饮，温通阳气，可用阳和汤治之。对于此类病证的治疗，可以遵循《金匮要略·痰饮水肿脉证并治》之“通阳不在温，而在利小便”的思路，推而广之为“扶阳不在温，而在化痰、祛湿、化浊、利水之治”。如有人“扶阳化湿法治疗阴黄”的研究取得良好效果。也有人运用扶阳祛痰化瘀法治疗代谢综合征血糖异常的研究获得结果。

“阳郁”之证是人体阳气被病邪郁滞而不能发挥其相应功能所致，虽有热的临床表现但不出现实热证的特征。而“火郁”之证则是外感邪气所化之火，或者内伤（如七情怫郁、饮食积聚等郁）而化火，皆为“邪火”、实火，所致之证皆为实证，热象突出。治疗时，前者要在去除病因的同时兼以“扶阳”，用药温热；后者则要遵照“火郁发之”之法，予以解郁、疏利、宣泄、升散之，以奏开散郁结，宣通其滞，调畅气血，通达营卫，使郁滞之“邪火”消散。

（二）益其不足

益其不足的治疗原则，主要适用于阳气偏衰，或者阳气受到遏制而不能充分发挥其生理功能的病机。此处仅就阳虚类病机之阳虚则寒、虚阳外越、虚阳上浮、虚阳下陷、戴阳、阳气亡失几种病理状态。

1. 阳虚则寒

阳虚则寒，是指阳气虚弱，产热减少，功能减退所致的病理状态。由此所致之证为虚寒证。

临证时要把握以下几点：①以阳气虚弱，寒从中生，脏腑功能衰退为主要病机；②以精神不振，畏寒肢冷，肌肤不温，疼痛喜温喜按，便溏尿清，痰涎稀薄，口淡不渴，面白舌淡，脉象虚弱等为临床表现。

此即所谓“阳不胜其阴，则五脏气争，九窍不通”（《素问·生气通天论》）。可用“阴病治阳”（《素问·阴阳应象大论》）也即温阳散寒之法治之。如若此时误以之为“阴胜则寒”之实寒证，而用辛热之品治之，就可能出现“有病寒者，热之而寒”之虞，此时当按“热之而寒者，取之阳”（《素问·至真要大论》）之法处理。所以王冰以“益火之源，以消阴翳”注之，以彰显这一治法的深刻内涵。这应当是“扶阳抑阴”治法的早先表述。

“阳虚则寒”为阳气不足之常例，若遇阳虚体质之人患病，其阳气虚弱之时反而会有“虚阳外越”“虚阳上浮”“虚阳下陷”乃至“戴阳”等“阴火”所致之假热证。

2. 阳虚所致“阴火”

如若以阳虚病机为主而机体的阴阳双方力量悬殊，就会出现阳不入阴，或者阴盛格阳之阴阳格拒的病理状态。以郑钦安为代表的“火神派”将此病机称之为“阴火”，由此所致的证候常称为“真寒假热证”。临证时就要运用“扶阳抑阴”之法治之。此处的“阴火”，既不同于李杲之劳倦太过，损伤脾气，脾不运化，水谷之气郁积而致的“阴火”，也不同于朱震亨之阴虚阴不制阳，阴虚火旺之“阴火”。

3. 戴阳证

戴阳证临床表现为手足厥冷、里寒外热、脉微欲绝等，《伤寒论·辨厥阴病脉证并治》指重病后期出现面红颧赤的征象。常兼见下利清谷、手足厥冷、里寒外热、脉微欲绝等症。多由命门火衰、虚阳上浮所致。治宜回阳通脉，如通脉四逆汤等。阳气因下焦虚寒而浮越于上，出现下真寒而上假热的证候，称为“戴阳”。但凡患者见气短，呼吸迫促，倦怠懒言，勉强说话即感上气不接下气，头晕心悸，足冷，小便清，大便稀溏，舌胖嫩，苔黑而润，这些都是真寒的表现。但面色浮红，口鼻有时出血，口燥齿浮，脉浮大，按之空虚无力，是为假热之症。

临床上当用“热因热用”的“反治”方法来治疗真寒假热病证。针对疾病的本质，用热性的药物治其真寒，真寒一去，阴阳格拒消除，假热症状也随之消失。

4. 格阳证

“戴阳”和“格阳”，都属真寒假热的病理变化。格阳证是内真寒而外假热，戴阳证是下虚寒而上假热。如仲景所论之“下利，脉沉而迟，其人面少赤，身有微热，下利清谷者，必郁冒汗出而解，病人必微厥。所以然者，其面戴阳，下虚故也”（《伤寒论》366条）。而“下利清谷，里寒外热，汗出而厥者，通脉四逆汤主之”（《伤寒论》370条），以及“既吐且利，小便复利而大汗出，下利清谷，内寒外热，脉微欲绝者，四逆汤主之”（《伤寒论》389条）则为“格阳”。实际上，病情发展到这种严重阶段，两者常可互见，不能截然分开。

5. 虚阳外越

素体阳虚，加之患病之后又损其阳，致使虚阳不得内敛而外越，由此所致的证候即为虚阳外越之假热证。如多汗（自汗或盗汗），全身时觉烘热、皮肤潮红，但又有精神疲惫、口不渴，或渴而不多饮，或喜热饮，久治不愈的皮肉疮疡（创面潮红或苍白或凹陷，但疼痛不甚）、顽固难治的皮肤病（如白疕、鱼鳞癣）等，但伴有畏寒肢冷、脉象沉而无力等阳虚之象，此皆阳虚而致“阴火”外越之症。

6. 虚阳上浮

面白唇赤，两颧潮红，反复发作的口舌糜烂，齿龈疼痛微肿；或头晕头痛、耳鸣耳聋幻听，伴有面部烘热；或心悸怔忡，心烦不眠，或久治不愈，反复发作的咽喉疼痛不适，口干涩，咽干微痛，不欲饮水，或干咳气喘，反复发作等，但伴有畏寒肢冷，肌肤不温，脉象沉而无力等阳虚不温之象。此皆“阴火”上浮于头面、上焦之症。

7. 虚阳下陷（又称阴火下流）

下肢反复溃疡、湿痒，或久治不愈的大便干结难解，或下肢坏疽，久治不愈，或小便不利、尿道灼热等，但伴有畏寒肢冷，肌肤不温，脉象沉迟无力等阳虚之象，此皆“阴火”陷于下焦之症。

无论是虚阳上浮、虚阳外越，还是虚阳下陷，甚或阴盛格阳、戴阳等病机所致之证，都应当遵循《内经》“热因热用”之“反治”法则予以处理。在辨证施治的基础上，必须要以“扶阳抑阴”治法治之。选用附子、干姜、肉桂、人参等扶助阳气之品，但同时要加入乌梅、山萸肉、五味子等药物，以收敛浮越而又得以扶助之阳，还应当伍以磁石、生龙骨、生牡蛎等潜镇之品，以使得到助益之阳气能够收敛并归藏于下焦命门。对于下陷之虚衰阳气，在扶助的基础之上，应当伍以升麻、葛根、柴胡、黄芪等升提举陷之品。

8. 阳虚脱失

阳虚脱失，是指年迈体衰，或过度劳累，或久病阳虚，以至于虚衰之阳不能敛藏而突然脱失的病机，由此形成的证候即为亡阳证。此证多发生于年迈体衰之人，或者过度劳累者，或久病不愈者。证候发生之前，常有畏寒肢冷，肌肤不温，精神疲惫不振等阳虚之象。突然冷汗淋漓，肌肤不温，手足逆冷，心慌气短，呼吸急促，面色苍白，意识模糊不清或昏迷，或伴有二便失禁，脉微欲绝等。此时急用参附汤以回阳救逆。

综上所述，中医气化学说是中医理论的重要内容。气机的升降出入是人体气化活动的基本形式并蕴含于气化之中，是生命存在的基本方式，维系着脏腑经络的独特生理功能。各脏腑经络的功能活动主要取决于各自气化、气机活动的不同状态，整体气化、气机活动是脏腑经络各自气化、气机活动的综合效应。所以气化、气机活动又能协调全身各个局部之间的平衡。阳气是人体气化气机活动的动力源泉，如果阳气失常，有序的气化、气机失衡，即是疾病发生的主要机理。扶助阳气，调理气化、气机就成为临床治疗此类病证的基本思路。认真研讨机体在不同状态下的气化、气机的活动规律，对进一步认知脏腑理论，指导临床实践，提高疗效都有重要意义。

第十论 《黄帝内经》心藏象理论及其意义

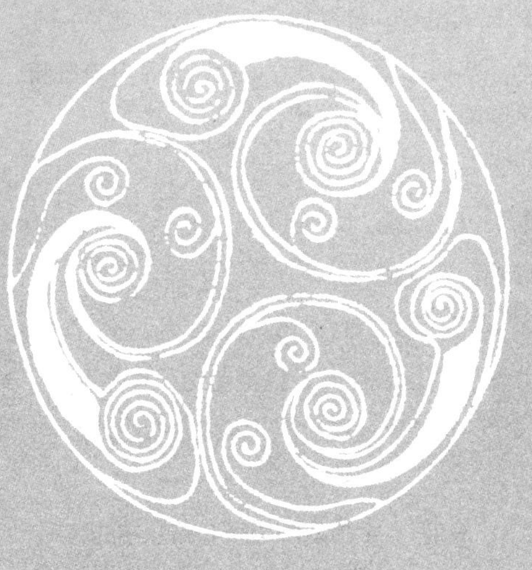

本论以下五节，尽可能依据相关原文的精神，再现《内经》的认知方法和内容，对“河图”、“洛书”、十月太阳历法知识在五脏理论中的遗存及脏腑的气化气机活动、生理特性等内容予以梳理。因从不同维度梳理《内经》中各脏的相关原文，故五者重点内容各不相同，如心藏象侧重于“心之窍与心藏神”，肝藏象侧重于肝的生理特性，肾藏象则侧重于“肾主骨”理论解析等，故而五部分文字分别以不同的样式呈现，各随所宜，不强求体例的一致。至于三焦内容，则是从三焦的“形名之争”说起，论证其有脏腑、气化、部位、辨证四个不同维度的内涵。

“河图”“洛书”是中华民族传统文化的根，十月太阳历是目前还在使用的最古老历法，《内经》构建生命科学知识体系时自然会受其理念的影响，使其成为《内经》中心属火，应夏，“治七十二日”，“心部于表”等观点发生的文化背景之一。心之气化是通过主血脉，主神志，开窍于舌、于耳、于目等功能予以体现的，而运气变化是影响脏腑气化的重要环境因素，其病变常常受此影响。

一、“河图”、“洛书”、十月太阳历在心藏象中的应用

（一）心部于表

“脏有要害，不可不察。肝生于左，肺藏于右，心部于表，肾治于里，脾为之使，胃为之市”（《素问·刺禁论》）。此段原文历来是最难解者之一。历代注家虽然不乏颇有见地的注释，但总是有顾此失彼之嫌。如果应用“河图”“洛书”的理念予解析“心部于表”，其理自明。

1. 确定方位时，面南而立，必然是：上南，九，“地二生火，天七成之”，应时为夏，在脏为心。这是“心”与方位“南”联系的文化背景。

2. 心所应的南方、夏季（太阳），均主阳气最盛。

3.“表，上也”（《素问考注》卷第十四）。部，有统帅、治理之意，如“汉王部五诸侯兵”（《史记·项羽本纪》），及“分民而部之”（《鹖冠子·天则》）即是其例。在方位辨识中，南为“上”，心的解剖部位、功能效应均踞于上而统帅、治理全身，故曰“心部于表”。

4.表，有标记之意。心所主的“南”方，是辨识方位的重要“标记”。只有如此认识这一原文，才能给“心部于表”既合理而又与中国传统文化相一致的解释。

（二）心火主降

火性炎上，为何有心火反而主降之说？在“河图”“洛书”的模型结构中，心、南方、火，均布阵在上，这也是《内经》“南方赤色，入通于心，开窍于耳，藏精于心，故病在五脏。其味苦，其类火，其畜羊，其黍。其应四时，上为荧惑星，是以知病之在脉也。其音徵，其数七，其臭焦”（《素问·金匮真言论》）藏象理论的文化源头。依据“河图”“洛书”顺行升降，以及“在上者必降”的原理，心的气化运行特征是心火（即心阳）以下降为主要形式。如若心火不能下降反而上升，就是心火上炎的病理状态。所以，对于心火而言，下降是生理，上炎则是病理。心火上炎，是指心火升焰的病理状态，可症见舌肿生疮、口腔糜烂、心烦失眠，舌质红绛等，此为心火内炽所表现的实热证候。其证多因六淫传里化火，或情志郁极，火自内发，或过食辛辣之品，或过用辛热之品等因素，导致阳热内盛，形成心火上炎之证。此证也常会移热于小肠形成小肠实热证，亦可波及到脾、肝形成心脾积热和心肝火旺等证。治宜清心降火，方用泻心汤与凉膈散加减；如若为心肾不交之心火上炎，可用知柏地黄丸合交泰丸加减。

（三）心应夏，旺丙丁月七十二日

原文有“心主夏，手少阴、太阳主治，其日丙丁”（《素问·脏气法时论》）；“以夏丙丁伤于风者为心风”（《素问·风论》）；“心为牡脏，其气赤，其时夏，其日丙丁”（《灵枢·顺气一日分为四时》）等。陈久金根据《史记》《汉书》《尔雅》和《说文解字》等文献考证，天干是十月太阳历的十个时节，而且是很明确的（以下各脏相同）。因此，此处诸如此类原文中的“丙丁”，是指十月太阳历法中的第二季“火行”（夏季）之丙月、丁月，绝非十二月太阳历之天干纪日中的“丙日”“丁日”。清代孙鼎宜之“按所云十干，皆统一时言，非仅谓值其日也”的解释颇有见地，显然他在斟酌了用日干解释此处的甲乙丙丁等十干于理难通之后，才指出以“时”（季节）诠释的合理性。唐代的尹之章在对《管子·四时》作注时认为，“春三月，以甲乙之日发五政”是指“甲乙统春之三时也”，也可作为佐证。所以，“其日丙丁”是指心的望日在丙月、丁月的所有时日，如此才与“心主夏”“其时为夏”相应。依据《内经》的原文义理及尹、孙之注，完全有理由认为，《素问·脏气法时论》所论的其他脏腑如肺“其日庚辛”，肝“其日甲乙”，肾“其日壬癸”，以及其他篇卷的类似原文中的天干均应为十月太阳历之天干纪月方法中的月干。

《内经》应用了“河图”“洛书”之数理，以及与此相关的十月太阳历、十二月太阳历等知识来构建其生命科学理论。如果不懂得诸如“洛书”“河图”等的知识，则难以对相关原文的内涵予以确切把握。生命科学知识体系的形成背景是深刻而复杂的，中医的心藏象知识构建也不例外，其中“河图”“洛书”及十月太阳历法是不可忽视的重要影响因素之一。

二、心气化理论及其意义

气化、气机是各脏腑功能发生的基本方式，人体各个脏腑的功能活动，都是以其特定的形式予以表现的，必然有其各自不同的气化、气机方式，从而决定其各自独特的生理功能。所以，脏腑经络都是气化、气机活动的场所，其各项功能活动也都是气化、气机活动的具体体现，心脏的功能活动也不例外。

（一）心主血脉，推动气血循行

人体的血液运行于脉管之中，依赖心阳的温煦和心脏搏动的推动而循环不已，故有“诸血者，皆属于心”（《素问·五藏生成》），以及“心主血，血之行身，通遍经络，循环腑脏”（《诸病源候论》）之说。《读医随笔》说得更为具体，“凡人周身百脉之血，发源于心，亦归宿于心，循环不已”。所以血液循环的动力在于心。

中医学还认为，心与血液的生成有关，即脾胃化生的水谷精微上输于心肺，经心阳（火）的温煦变化而赤成为血液，所以《素问·阴阳应象大论》有“心生血”之论。

心脏的正常搏动要依靠心气、心阳的推动和温煦，以及心血、心阴的营养和滋润，才能维持正常的心力、心率和心律，从而保障血液在全身的正常循行。心脏推动血液运行功能正常，则心之阳气旺盛，阴血充盈，心搏匀调，血脉通利，血行周身，表现为面色红润光泽、舌色淡红荣润、脉象和缓有力、心胸畅达而无不适之感。若心血不足，血液亏少，则血脉空虚，表现为面色无华、舌质淡白、脉象细弱无力、心胸动悸等；若心气不足，行血无力，脉道不利，血行不畅，则血脉瘀阻，表现为面色晦暗、唇舌青紫、脉象涩滞或节律不齐、心胸憋闷或刺痛、轻者少顷即止，重者可痛至面青、唇舌俱紫、大汗淋漓、甚至可致暴亡。所以临床上常从面色、舌色、脉象和心胸部感觉等方面来观察心脏推动血液运行的功能正常与否。

气化、气机是各脏腑功能发生的基本方式。在生物体内不同层次里有着不同本质的运动规律，既不能相互混淆，也不可互相取代，其间有着极其缜密的制约关系。如果不能认识到这一不同层次不同运动规律和依次制约的关系，那就必然无法评价各个脏腑组织器官各自的运动规律。人体各个脏腑的功能活动，都是以其特定的形式予以表现的，必然有其各自不同气化、气机方式，从而决定其各自独特的生理功能。所以，脏腑经络都是气化、气机活动的场所，其各项功能活动也都是气化、气机活动的具体体现。心也毫不例外地通过其特有的气化、气机活动形式，完成其相关的生理功能。心动以推动血液运行，“动”是心脏的生理特征。宗气“聚”于心中即为心脏搏动的动力，鼓动着“血肉之心”进行着有节律的搏动，维持气血有序地“升”“降”“出”“入”心脏。“升”“出”运动则能使血液运行于诸经，充养全身；“入”“降”则能使脉中之血及时返流于心内。一出一入保持血在体内“阴阳相贯，如环无端”(《灵枢·营卫生会》)，往复不已。

就整体气化、气机活动而言，心阳下“降”而温煦于肾，维持着心肾之阴阳相交、水火互济的和谐关系，这样才能有效地完成心主血脉的功能。这是心之气化、气机运动过程的体现。

就其与其他脏腑之间的联系而言，心居上焦属火，肾位于下焦属水，心阳要不断下降以温肾脏，肾阴需不断上升奉养心阴以制心火，心肾之间的气机升降运动既维持了心肾之间的相互交通、水火既济的关系，也协调了整体的阴阳平衡。所以《慎斋遗书·阴阳脏腑》认为，“心肾相交，全凭升降，而心气之降，由肾气之升，肾气之升，又因心气之降”，这就明确指出了心肾之间气机升降的因果关系。心阳又能下降中焦以温脾胃，脾胃得心阳之温，方能纳运结合。升降相宜，消化正常，气血源源不断化生，补充心血而养全身；心肺同居上焦，肺主一身之气，心“主身之血脉”(《素问·痿论》)，心肺之间的气机升降出入有序，才能完成“毛脉合精”(《素问·经脉别论》)，以维持全身气血循环和充养作用；仅就心肝母子两脏在血行方面的协同而言，人体在运动状态下，凭借心气化的离散作用，将心血通过静脉运送于全身。人体在安静状态时，借助肝气的聚合作用，将外周血液归藏于血海，所以王冰将二者在血行方面的配合关系表述为“肝藏血，心行之，人动血运于诸经，人静血归于肝藏。何者？肝主血海故也”(《素问·五脏生成》“人卧血归于肝”王冰注)。

（二）心主君火，是生命动力

在“火”即阳气的观点确立之后，各脏腑之阳虽然有其共同的特性和作用，但又存在着明显的差异，不能仅用一个“火”的概念概括所有脏腑之阳，于是明代医家借用《内经》六气概念中的“君火”“相火”（《素问·天元纪大论》）概念，分别表达不同脏腑之阳。张介宾率先以“君火”类比心阳，以“相火”类比肾中元阳（《类经·运气类》），李中梓紧承其后。由于心为“君主之官“（《素问·灵兰秘典论》），所以“君火”指心阳是专一的。“相火”为何脏之阳？缘“相”相对于“君”而言，辅君之谓“相”，故除心之外其他各脏之阳皆可曰“相火”，但中医理论中通常多将肝胆之阳、肾阳、三焦之阳、心包之阳称为“相火”。临证中肝肾之阳应用最广，为了区别两者，于是又将肝藏之相火称为“雷火”，肾寓之相火为“龙火”，或曰命门之火。君火、相火相互配合，共同完成对人体各脏腑器官的温煦、推动作用，共同维系着精、血、津液等液态物质在体内的运行敷布，因为这些液态物质都具有“喜温而恶寒”及温则行、寒则滞（《素问·调经论》）的特性。无论是心主血脉，还是心藏神的功能，都是以心阳的温煦、推动为其动力。所以心阳不足而失于温煦，既可能发生血脉运行不畅之心脉痹阻证，出现诸如心悸怔忡，心胸憋闷疼痛，或心胸剧痛，得温痛减，畏寒肢冷，舌紫暗或有瘀斑、瘀点，脉涩或结代等症；也会有心神失于温养而见神疲倦怠，萎靡不振，夜卧不安，惊惕恐惧，心悸失眠等症，此即“阳气者，精则养神”（《素问·生气通天论》）之临床表现。

气化、气机失常是疾病发生的重要病机，也是心系疾病发生的基础。“百病皆生于气也，怒则气上，喜则气缓，悲则气消，恐则气下，寒则气收，炅则气泄，惊则气乱，劳则气耗，思则气结”（《素问·举痛论》）。这里的“气”并不是直接病因，是包括气化、气机障碍在内的病机，指出了不论是情绪的刺激，还是气候的影响，或是诸如劳倦等内伤原因，都能引起气化、气机紊乱而发病。仔细推敲临床病证，无不与此有关。

就心的病理而言，常因心气、心阳虚而致气化无力，并波及相关内脏。

常见心气化、气机失调所致病机有心气虚、心阳虚、心肺气虚、心脾两虚、心肝血虚、心肾阴虚（即心肾不交、水火失济）等，症见心悸、怔忡、心烦、多梦、心慌、胸闷胸痛、多汗（心），或兼咳嗽、气喘、咳痰（肺），或兼腹胀、腹痛、腹泻、出血（脾）等。

三、心藏神与心之窍

《内经》认为，心之窍为舌、为目、为耳，历代医家虽然独立为解亦通，但缺乏应有的深度。如果将三者与心藏神，心有“任物”“处物”作用加以综合考察后不难发现，心之窍为舌、为目、为耳是在心藏神的思维背景下提出的。

《内经》运用五行归类思维方法构建了藏象理论，确立了以五脏中心，联系着六腑、五体、五官（窍）、五华、五志、五液的五大生理系统，于是提出了“心主舌”，“在窍为舌”（《素问·阴阳应象大论》），又有“心气通于舌，心和则舌能知五味矣”（《灵枢·脉度》）的进一步论证，于是心之窍为舌便成为藏象理论中五脏开窍的主流观点，并从手少阴心经“从心系上挟咽”旁及于舌，心之精气营养于舌，心神支配舌体运动、主管舌之味觉、参与发音，以及病理状态下，心病可反映于舌，诊病时察舌可以作为心病诊断依据等方面阐述“心开窍于舌”的机理及其意义。研读《内经》原文必须要纵横联系。研读其他篇论相关原文后就会发现，除舌为心之“窍”的论述外，心之“窍”还有“耳”及“目”。

《素问·金匮真言论》也是运用五行归类方法构建藏象结构模型的。原文认为，“南方赤色，入通手心，开窍于耳，藏精于心”。心之窍为舌，为何又有“开窍于耳”之说呢？对此亦是见仁见智。王冰释之曰：“舌为心之官，当言于舌，舌用非窍，故云耳也。《谬刺论》曰：手少阴之络，会于耳中。”后世汪昂、姚止庵、丹波元简亦从其说。更有甚者，认为人之舌形状如同种子的胚芽，故有“舌为心之苗”（马莳语）或“舌为心之苗窍”等曲解经义之误。但马莳又认为：“心之为窍，不但在舌，而又在耳也，其精则仍藏之于心、耳。”马莳虽未强解，但近乎本义。王氏等人之曲解的原因在于未识“窍”字真谛。“窍”的本义指“窟窿”“孔窍”，引申指事物之关键、要害皆可曰“窍”，如窍门、诀窍之谓也。五脏所主（或曰“开”）之“窍”，皆是反映各脏生理功能、病理变化，乃至判断、推测内脏活动状态之关键部位。五脏深藏体内，其生理和病理无法直视，需要通过各脏的经脉反映于体表特定的、相对应的器官予以观测，于是《内经》作者在“以表知里”的整体思维背景下，确定了五脏开窍理论，所以“窍”决不可以用孔窍、窟窿之类的词语释之。

《内经》除了心“在窍于舌”“开窍于耳”观点，还有“目者，（心）其窍也”之说。如《素问・解精微论》就认为：“夫心者，五脏之专精也。目者，其窍也。”王冰对此注解颇为允当，指出“专，任也。言五脏精气，任心之所使，以为神明之府，是故能焉。神内守，明外鉴，故目其窍也”。《灵枢・大惑论》也有“目者，心之使也”之论可以支撑这一观点。

《内经》为何将“舌”“目”“耳”皆视为心之“窍”呢？只要仔细、认真地考察其中有关心的论述后就不难发现，心之窍分别为“舌”“耳”“目”，完全是以心藏神这一重要功能为其背景和出发点的。心藏之神有广、狭两义。就狭义神而言，心具有主管人的精神意识、思维情感等心理活动的作用，正如《灵枢・本神》所说的“所以任物者谓之心，心有所忆谓之意，意之所存谓之志，因志而存变谓之思，因思而远谋谓之虑，因虑而处物谓之智”。这是公认的中医对心理活动过程表述最为准确、详细的经文。解读此处经文时要把握三点：一是心为狭义神（即心理活动过程）发生的器官；二是心在“任物”的前提下才发生了相应的心理活动；三是通过相应的心理活动过程，应当达到的最高境界是“智”。心是怎样“任物”的？“任物”是指心接受外界事物刺激（即感知外界事物刺激的信息）之后才能发生相应的心理活动，尽管人可以通过视、听、嗅、味、触等感官接受各种外界信息，而且人所感知的最高层次的信息应当是各种知识的综合与抽象，但是目之视、耳之听才是心获取外界信息进而产生心神活动之最关键、最主要的感知途径。

为什么将心神活动的最高境界定位为“智”呢？根据上述《灵枢·本神》的论述可以看出，心在接受外界事物作用进行相关心理活动后，必须对所“任”之“物”要有回应（即“应答”），即“处物”。此时处物有理性的“处物”，即对外界事物的刺激要有准确无误的判断，并制定出施实行动的具体方案。要有将理性认识付之于行动，即“处物”之实践，但必须保障行为的准确和行为所产生的效果最优。只有结论正确，行为严谨，效果优胜才能达到“处物”的最高境界，如此也才能称得上是“智”，“任物”之神亦为之“明”。“处物”行为可以是文字的，也可以是语言的，也可以是肢体活动方面的，这些行为全由心神主宰。

可见，无论是“任物”或者“处物”，皆由心神主宰。目之视、耳之听是“任物”的主要途径。“舌者，音声之机”（《灵枢·忧恚无言》），语言表达也是“处物”的主要途径之一。一个既能广博地“任物”，又能明智地“处物”之人，才被赞誉之为“聪明”（耳之聪、目之明），就是因为其心主神及所开之窍的作用被发挥到极至。

综上所述，《内经》之所以将舌、目、耳皆谓为心所主之“窍”，完全是在心藏神的思维背景下发生的。历代注《内经》者对心所主之窍分别注释亦有一定的道理，但既缺乏为何将三者皆称为心之窍的整体考察，也未将其与心藏神有“任物”“处物”作用加以联系，那将三者分别为解，似乎缺乏应有深度。将心之窍目、耳、舌与心藏神主“任物”“处物”功用加以联系，则其理、其义豁然。

第十一论 《黄帝内经》肺藏象理论及其意义

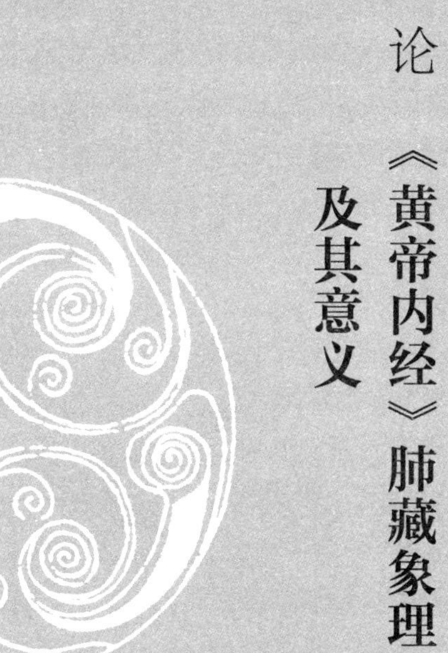

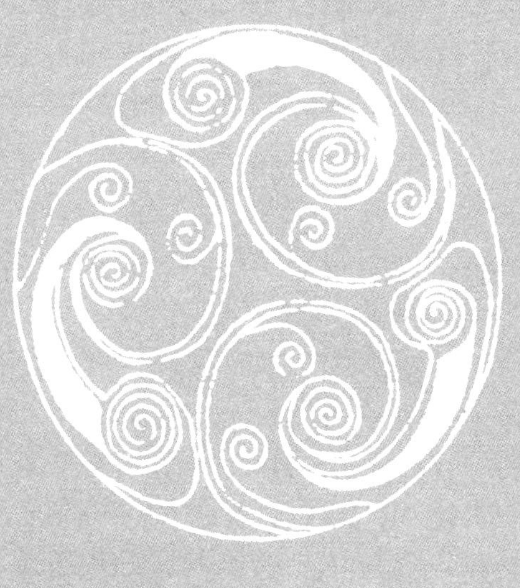

“河图”、“洛书”、十月太阳历是《内经》中肺属金，应秋，“治七十二日”，“肺藏于右”，“肺气主降”等观点发生的文化背景之一。肺之气化是通过主气、司呼吸、朝百脉、主治节、开窍于鼻、外合皮毛等功能予以体现的。

一、“河图”、“洛书”、十月太阳历在肺藏象中的应用

“河图”、“洛书”、十月太阳历法知识在《内经》中多次应用，也是构建肺藏象知识形成的文化背景之一。

（一）肺藏于右

《素问·刺禁论》有“肺藏于右”的论述，如若应用“河图”“洛书”的智慧，似乎能给予较合理的回答。

1. 面南而立，审视“河图”“洛书”的布阵，必然是：右西，其数为九，即“河图”所说之“地四生金，天九成之”中金的成数，在脏为肺。这是“肺藏于右”的文化背景。

2. 肺应西方、秋季。在一年四季的阴阳属性划分中，秋为“少阴”，是自然界的阳气收敛沉降之季，故杨上善注之为“肺为少阴，阴藏之初，故曰藏”（《太素》卷一）。

3. “河图”“洛书”布阵，确立了左旋右降的顺时运行法则，人整体气机的运行也是如此，从右而降，由肺所主。

关于肺居右而降的认识，除了有上述背景之外，还有以下相关知识支撑：①解剖学基础。肺是个分叶形内脏，肺叶为左二右三，重心在“右”。②切身体验。人生之始的第一件事就是吸气（通过“哭”实现的），而后才有呼吸。③生命活动的观察。吸气是呼吸运动的主导，呼气为从属，吸气即肺气下降。

“肺藏于右”的认识是中医学的基本学术立场，也是“尺肤诊法”中“上附上，右外以候肺，内以候胸中”（《素问·脉要精微论》），以及寸口诊脉法中右寸候肺的生命科学知识依据。

（二）肺气主降

肺气主降观点的出现有诸多因素，其中有对人类生命活动过程和生活的长期体验。如生之始的第一件事就是吸气，而后才有人一生的呼吸活动；吸气是呼吸运动的主导，呼气为从属地位，吸气即肺气的下降运动。“河图”“洛书”布阵，确立了“顺生逆死”的顺时运行自然法则，这也是五行相生之序发生的由来。当人们面南而立，所看到天体的运转方向是自左（东）向右（西），水生木、木生火、火生土、土生金、金生水，为五行相生顺时针（“左升”）运行。

顺时升降运行之理，也表达了五行顺相生观点。“河图”定五行的先天之位，东木西金，南火北水，土居中央。五行左旋而生，土为德为中，中土自旋，故五行以土为中心。在上者必降，降者右旋这一天地升降运行规律的引领下，由于肺为“五脏六腑之盖”（《灵枢》的《师传》《九针论》），位居尊高，其气必然下降，降必自右下行，这就是将“肺”的功能效应定位于上焦，肺气运行特征确定为“降”的文化背景。

（三）肺应秋，王庚辛月七十二日

十月太阳历法中，庚（七月）辛（八月）计七十二天为秋季（金行），肺气所旺，这就是“肺主秋，手太阴、阳明主治，其日庚辛”（《素问・脏气法时论》），“以秋庚辛中于邪者为肺风”（《素问・风论》），“肺为牝脏，其色白，其音商，其时秋，其日庚辛，其味辛”（《灵枢・顺气一日分为四时》）发生的历法背景。如前所述，此处的庚、辛是指十月太阳历法中的庚月、辛月，言肺气旺于庚辛月的每个时日，绝非肺气只旺于该季各旬的庚日、辛日。

生命科学知识体系的形成背景是深刻而复杂的，《内经》肺藏象理论的构建也不例外。其中“河图”“洛书”及十月太阳历法的影响是不可忽视的重要因素之一。此处仅从先哲们总结出的“河图”“洛书”文化对《内经》构建脾胃理论的启示作以陈述，申明中华民族传统文化在解读《内经》中的作用和方法而已。

二、肺气化理论及其意义

（一）肺主气

“肺者，气之本”（《素问·六节藏象论》）。肺主气的功能包括肺主呼吸之气，宗气的生成，宗气化生为营气、卫气及其输布等环节。

肺与口鼻直接连通，外合皮毛。通过口鼻和皮毛，既能吸入人体所需的自然界清气，也能排出人体代谢后的浊气，完成人体内外清浊之气的交换，所以有“诸气者，皆属于肺”（《素问·五脏生成》）之论。吸入自然界的清气与脾转输至肺的水谷精气，在肺的气化作用下，“聚合”成为人体所需的“宗气”，于是借助肺气的宣发、肃降之力输布于全身，发挥其营养功能。其中具有慓悍之性的卫气不受脉道约束，沿着脉外布达肌表皮毛，发挥其“温分肉，充皮肤，肥腠理，司开阖”（《灵枢·本脏》）的作用；而性质柔顺的营气，则在脉内“如环无端”“营周不休”，发挥“上注于肺脉，乃化而为血，以奉生身”（《灵枢·营卫生会》）的重要作用。无论是宗气，还是卫气、营气，其输布、循行乃至功能的发挥，都与肺的气化作用有着十分密切的关系，所以《素问·通评虚实论》之“气虚者，肺虚也”之论，就从病理方面肯定了肺主气的意义。

（二）肺主宣发肃降

宣发和肃降是肺气化活动的主要形式，也是肺的功能活动基础，无论是主气、司呼吸，还是通调水道、朝百脉、主治节，乃至开窍于鼻，外合皮毛，全赖肺气化、气机活动的聚散和宣（升、出）降（降、入）作用。

“散”则将水谷精微及津液化为“气”并宣发全身，“上焦开发，宣五谷味，熏肤、充身、泽毛，若雾露之溉，是谓气”（《灵枢·决气》）即是此意。“聚”则在元气的激发作用下，既能将吸入的清气与脾转输来的水谷精气聚合为“宗气”，又可将宗气化而“散”之为卫气、营气，而后布达全身；又能将代谢后的水液肃降于下焦肾。

其宣发之力是指肺气能将吸入的清气、脾转输来的水谷精气（卫气、营气）及水液，以及汇聚于肺的全身血液，向上升宣和向外周布散，还能呼出体内代谢后的浊气。肺的肃降作用，是指肺对吸入的清气、脾转输的水谷精气和水液、汇聚于肺的血液，以及代谢后的水液，借助其“通调水道，下输膀胱”（《素问·经脉别论》）的作用以调节水液代谢平衡。此即肺气“升降出入”运动的具体表现。然后肺的化“散”作用，或将“宗气”布散于胸中，维持心肺功能活动（《灵枢·邪客》“故宗气积于胸中，出于喉咙，以贯心脉，而行呼吸焉”，《灵枢·刺节真邪》“宗气不下，脉中之血，凝而留止”）；或将宗气向上布散于头面，维持头脑和五官的功能活动（如《灵枢·邪气脏腑病形》“宗气上出于鼻而为臭”）；或化“散”为卫气、营气，分别从脉内、脉外布达于全身。

肺气的升、降、出、入运动不但影响全身的气机活动，还体现在与大肠的表里关系方面。大肠为六腑之一，以降为顺，以通为用，然大肠气机之降仍需借助于肺气的肃降之力，方能保持其“虚实”更作、通利下行的状态。因此临床上常见到久患肺病之人兼见大便秘结、排便不利等大肠气机不降，传导失职的病证，用降肺之药常可收通利大肠之效果。

肺在人体之整体气化、气机活动中，是以“降”为其主要运动形式参与其中的。可见，宣发、肃降是肺气的运动形式，体现着肺的全部生理功能。

肺气有升有降，但却以降为主要运动方式进行其气化、气机活动。肺主气，司呼吸，通调水道，其功能的发挥全赖肺的气化、气机活动的聚散和宣（升、出）降（降、入）作用。

肺主气、宣发肃降功能的临床意义在于：

1. 司呼吸，主呼吸之气

这一功能失常，则会有咳嗽、气喘、胸闷胸痛等症。故有“肺主咳”（《素问·宣明五气》《灵枢·九针论》），“肺病者，喘息鼻胀”（《灵枢·五阅五使》），“肺病者，喘咳逆气，肩背痛，汗出”（《素问·脏气法时论》）之论，这也是《内经》以肺论证咳嗽（《素问·咳论》）的依据。

2. 生成宗气

肺是人体后天之气生成并经过脉内（营气）、脉外（卫气）输布于全身的处所，因此说“气虚者，肺虚也”（《素问·通评虚实论》）。这也就是临证以肺作为论证气虚病证的缘由。

3. 输布卫气，卫外御邪

“卫气者，所以温分肉，充皮肤，肥腠理，司开阖者也”（《灵枢·本脏》）。而卫气则是肺所生成宗气中性质慓悍的部分，并且依赖肺气的宣发之力才能分布于全身。其防御作用体现在顾护肌表，抵御外邪入侵；驱邪外出，促进疾病早日痊愈；修复受损的脏器，有利于机体功能恢复三方面。所以临证中但凡机体上述功能失常的病证，皆从肺论治。

4. 调控肌腠的开合启闭

卫气“司开阖”的功能是指卫气调节汗孔、腠理的开合启闭，通过汗液排泄状态，一方面调控人的体温，维持体温的相对恒定，所以临证中无论是多汗（自汗症）或者无汗症状，都与肺输布卫气失调有关。另一方面，出汗能润泽皮肤，保持皮肤的湿润和光泽，这是临证所见的肌肤干燥、脱屑、瘙痒等病证从肺论治则每每获效的机理所在。卫气还能通过排汗调节水液代谢，成为支持肺主通调水道功能的重要因素。因为排汗是人体水液代谢过程中排出水液的重要途径，一旦这一途径失常，就成为水液代谢障碍的重要原因，张仲景就是基于肺的这一功能而提出了连翘麻黄赤小豆汤治疗风水证的思路。

5. 调节汗孔的开合

汗孔开合不仅仅可通过排汗调节水液代谢，还是体内外清浊之气交换的另一通道，这也就是《内经》将汗孔称为“气门”（《素问·生气通天论》）的理由。

临证外感表证中，无论出现有汗或者无汗，都是肺气对卫气失于宣发的不同表现形式：表证有汗，是肺气虚弱，所宣发的卫气无力固摄肌表，致使汗孔腠理疏松而汗出，即所谓“表卫不固”，轻者用桂枝汤调和营卫，甚者则要用玉屏风散益气固表；表证无汗，是肺气受到外邪（主要是寒邪）郁闭，气化受阻，不能宣发卫气于肌表，致使肌腠汗孔闭合不开，即所谓“伤寒表实证”，治用麻黄汤促进肺气宣发卫气，以奏发汗解表之效。

（三）肺通调水道，主水液

“饮入于胃，游溢精气，上输于脾。脾气散精，上归于肺，通调水道，下输膀胱。水精四布，五经并行，合于四时五脏阴阳，揆度以为常也”（《素问·经脉别论》），这是肺主通调水道功能的经典表述。当脾胃消化吸收的水液经脾的运化到达肺，在其气化的离散作用下，向上、向外周宣发，发挥水液的滋润、濡养作用，如化为汗液，滋润皮肤、毛窍，化为涕滋养鼻窍等；还能将人体代谢后的废液以汗的形式清除出体外，这对保持机体水液代谢平衡有重要作用。

同时，在肺的气化作用下，将人体代谢过程中的水液聚合，一方面下降至肾和膀胱，化为尿液排出体外；另一方面，则将胃肠道食物中的残留水液，通过与之相表里的大肠排出体外。无论是尿液还是粪渣中残液的排出，均赖肺气肃降之力完成。可见，人体水液代谢中清除的残液如呼出的水气、汗液是借助肺气向上、向外的宣发之力，而大肠、膀胱排出残液则是依赖肺气向内、向下的肃降作用。所以，肺气化的宣发、肃降作用失常，是导致水液代谢障碍，发生痰饮、水湿的重要机理。这就是《内经》论水液代谢障碍所致病证时总不离乎肺的理由，如“肺移寒于肾，为涌水。涌水者，按腹不坚，水气客于大肠，疾行则鸣濯濯如囊裹浆，水之病也”（《素问·气厥论》）。水肿之病，“其本在肾，其末在肺，皆积水也”（《素问·水热穴论》）即是其例。这更是后世为何有“肺为水之上源”，“肺为储痰之器”之说的理由。所以，临证治疗因肺所致的痰饮水湿病证时，调理肺的气化功能就成为重要的措施。

肺的这一功能可以通过肺肾失常而致水肿病证的发生机理予以体现："黄帝问曰：少阴何以主肾？肾何以主水？岐伯对曰：肾者，至阴也。至阴者，盛水也。肺者，太阴也，少阴者，冬脉也，故其本在肾，其末在肺，皆积水也……肾者胃之关也，关门不利，故聚水而从其类也。上下溢于皮肤，故为胕肿。胕肿者，聚水而生病也……勇而劳甚则肾汗出，肾汗出逢于风，内不得入于脏腑，外不得越于皮肤，客于玄府，行于皮里，传为胕肿，本之于肾，名曰风水。所谓玄府者，汗空也……故水病，下为胕大腹，上为喘呼，不得卧者，标本俱病，故为喘呼，肾为水肿，为逆不得卧，分为相输，俱受者，水气之所留也"（《素问·水热穴论》）。

此节原文是对肺"通调水道"功能在临床实践中的应用举例，论证了肺、脾、肾与水肿病发生的关系。原文重视肺、脾、肾三脏，尤突出了肾与水气病之关系。后世对水气病之认识多宗于此，如《景岳全书·水肿论治》即是其例，认为"凡水肿等证，乃脾、肺、肾三脏相干之病，盖水为至阴，故其本在肾；水化于气，故其标在肺；水惟畏土，故其制在脾。今肺虚则气不化精而化水，脾虚则土不制水而反克，肾虚则水无所主而妄行，水不归经则逆而上泛，故传入于脾而肌肉浮肿，传入于肺则气息喘急。虽分而言之，而三脏各有所主；然合而言之，则总由阴胜之害，而病本皆归于肾。"由于肺失宣降，通调水道失司，所以由肺而致的水肿多兼有"喘呼"之症。

对水肿病中水与气的关系，王冰注释"关门不利，故聚水而从其类也"句时说："关闭则水积，水积则气停，气停则水生，水生则气溢，气水同类，故云关门不利，聚水而从其类也。"张介宾亦从其说："关闭则气停，气停则水积，水之不行，气从乎肾，所谓从其类也。"均强调水气之相关。由于人体水液的生成、输布、排泄全赖气的升降出入运动及气化、温煦、推动和固摄作用，而气在体内不仅依附于血液，且依附于津液。在生理情况下，水化为血液，且依附于津液，水化为气，气化为水。唐容川以“《易》之坎卦，一阳生于水中”之理（《血证论·阴阳水火气血论》），体悟出水为生气之源，以赖鼻间吸入天阳，由肺引心火下降于肾，蒸腾肾水化为气。当其生成之后，则随太阳经脉外护肌表，内腐水谷，温煦脏腑百骸。气挟水阴达于皮毛而发汗，气任于下则水道通而为尿，是气行水亦行，气能化水。故唐氏谓：“气与水本属一家。”病理情况下，若肺气不能气化肃降，脾气不能运化转输，肾气不能温煦蒸化，三焦气机不畅，决渎功能失常，膀胱气化不行，上下出入枢机不利，则水因气阻，发为水肿、少尿、痰饮等病证；水的通调发生障碍，又会影响到气的功能，引起气的病变，如津液内停、输布障碍、水湿内聚、酿痰成饮等均可导致全身气机不畅。可见，水病、气病二者又互为因果。所以，对其治疗，唐容川提出了“治气即是治水，治水即是治气”（《血证论·阴阳水火气血论》），即对于水肿、湿浊、痰饮等水病，往往配合治气，通过温肾健脾、益肺理气，加强运化、气化能力，以达治水之目的；对某些因水导致的气病，也可以从治水入手，运用化湿、利水等治水之法，使水湿去而气机调畅，以达治气之目的。

对于水肿等病的水气之辨，张介宾论之甚详，认为“肿胀之病……虽方书所载有湿热寒暑血气水食之辨，然余察之经旨，验之病情，则惟有气、水二字，足以尽之。故凡治此证者，不在气分，则在水分，能辨此二者而知其虚实，无余蕴矣。病在气分，则当以治气为主，病在水分，则当以治水为主。然水气本为同类，故治水者当兼理气，盖气化水自化也，治气者亦当兼水，以水行气亦行也，此中玄妙，难以尽言”（《景岳全书·肿胀》）。

（四）肺朝百脉，助心行血

所谓“肺朝百脉”，指出全身的血脉与肺连通，全身脉内通行的气血也必然要不断地汇聚于肺，在肺的气化作用下，完成气血交换，清浊更替。这既是肺协助心影响血液循行功能的形态学基础，也是《内经》论证心肺、气血关系的前提。

"肺朝百脉"有以下内涵：一是表达了心肺在形态结构上的联系，认为全身的血脉既连接着心，也连接着肺；二是"夫脉者，血之府"(《素问·脉要精微论》)。形态结构上的连接必然决定着脉中通行的气血要不断地汇聚于肺。这才是肺主呼吸，为体内外清浊之气交换场所的基础和缘由。由于肺主气，心主血，所以常用气与血的关系表述心肺之间的整体配合，而这一关系常可表述为"气为血之帅，血为气之母"。

所谓"气为血之帅"，一是指气能生血，即血液的生成及其生成过程均离不开气和气的运动变化。一方面，营气是血液的主要组成部分，营气运行于经脉之中，与津液相结合构成血液；另一方面，在血液的生成过程中，必须靠多个脏腑的功能活动（脏腑之气）才能化生。因此，气是化生血液的动力，气旺则化生功能自强而血生；气虚则化生血液的功能衰弱而血亏，气虚常可导致血虚。在临床治疗中，常于补血药中配以益气之品，即是取"气能生血"之义。

二是指气能行血，即气具有推动血液在经脉中运行的作用。具体地说，血液的运行，靠心气与经气的推动；肺主气而朝百脉，肺气促进血的运行；肝的疏泄作用有助于血行畅通。此三脏协同作用，共同推动血液运行。气的推动作用正常，则血行通畅无阻；气的功能障碍，可引起血行不利，甚至导致血瘀，故有"气行则血行，气滞则血瘢"之说。在临床治疗血瘀证时，常于活血化瘀药中加行气导滞之品，才能获得较好的疗效。

三是指气能摄血，即气具有统摄血液，使血行脉中而不溢出脉外的作用。主要是指"脾统血"的功能，脾气健旺，统血有权，血行脉中而不溢出脉外；脾气虚弱，统摄无权，则常致各种出，如便血、皮下紫斑、崩漏等，称之为"脾不统血"或"气不摄血"。在临床治疗中必须以补益脾气之法，使其恢复摄血之功，才能达到止血之目的。

所谓“血为气之母”，一是血能载气。气属阳而主动，必须附着于有形气血才能行于脉中而不散失。血液充足则气得以载，气才能正常运行，发挥其生理功能。大出血时，气随之而丧失，以致造成“气脱”而昏厥。所以，大出血的患者急需补气以固脱，所谓“有形之血不能速生，无形之气所当急固”。

二是血能养气。气存在于血中，血载气的同时不断为气的功能活动提供物质，使其得到持续补充。所以，气不能离开血的营养。血液充盈，气得以养；血液亏虚，气亦失养。所以，临床上常补血益气之品同用，血盛气充，病体得康。

总之，在生理情况下，气血阴阳是相对平衡的，反之，血气不和，气血阴阳平衡失调，则会出现各种疾病。在治疗时，应调整气血之间的关系，使之恢复平衡协调的状态。

（五）肺开窍于鼻，主持嗅觉

鼻有通气和嗅觉功能，由肺的气化功能所维系。“五气入鼻，藏于心肺，心肺有病，而鼻为之不利也”（《素问·五脏别论》），“肺气通于鼻，肺和则鼻能知臭香矣”（《灵枢·脉度》），就表达了鼻在肺的气化作用下维持嗅觉。就解剖意义言之，鼻与肺直接连通，形态决定功能，肺所主管的呼吸之气主要以鼻为通道实现；而鼻依赖肺气和肺所宣发的宗气滋养，故曰“宗气上出于鼻而为嗅”（《灵枢·邪气脏腑病形》）。如若“肺气虚则鼻塞不利少气”（《灵枢·本神》），“心肺有病，而鼻为之不利也”（《素问·五脏别论》），就从病理角度论证了肺与鼻的关系。这就是临证鼻科疾病从肺论治的理论基础。

（六）肺外合皮毛

《内经》反复论证肺与皮毛的关系，如“皮毛者，肺之合也”（《素问·咳论》），“肺主身之皮毛”（《素问·痿论》），“皮者，肺之合也……肺主皮”（《灵枢·九针论》），“肺生皮毛”（《素问·阴阳应象大论》），“肺……其充在皮”（《素问·六节藏象论》）等，肺的这一功能是通过肺气的宣发肃降实现的。

就肺气宣发津液作用而言，其将津液输布于皮毛，一则滋润，维持皮毛的湿润光泽；二则营养皮毛，使皮肤保持敏锐的感知功能；三则保持分布于皮毛的玄府（汗孔，又称“气门”）的开阖通利，从而调节汗液排泄，维持机体水液代谢平衡。这是临证所见因肺失宣降引起水肿病证发生的生理基础。此即“其本在肾，其末在肺，皆积水也……勇而劳甚则肾汗出，肾汗出逢于风，内不得入于脏腑，外不得越于皮肤，客于玄府，行于皮里，传为胕肿，本之于肾，名曰风水。所谓玄府者，汗空也……故水病，下为胕大腹，上为喘呼，不得卧者，标本俱病，故为喘呼，肾为水肿，为逆不得卧，分为相输，俱受者，水气之所留也”（《素问·水热穴论》）的生理基础。

就肺气宣发卫气作用而言，一则温煦皮肤，确保皮肤发挥功能所需温度；二则充养皮肤，维持皮肤所需营养；三则控制玄府的开合，调节汗液的排出，影响机体水液的代谢平衡；四则固守皮肤，增强人体的抗御外邪功能。所以有“三焦出气，以温肌肉，充皮肤，为其津”（《灵枢·五癃津液别》），“卫气者，所以温分肉，充皮肤，肥腠理，司开阖者也……卫气和则分肉解利，皮肤调柔，腠理致密矣……肺应皮”（《灵枢·本脏》）之论。

“肺外合皮毛”的临床意义有：

一是通过排汗，调节水液代谢。失常则可见无汗、多汗，或者引起水肿。

二是通过排汗，调节体温，失常则会发生“恶寒”或“发热”。如“阳虚则外寒……阳受气于上焦，以温皮肤分肉之间，今寒气在外，则上焦不通，上焦不通，则寒气独留于外，故寒栗……阳盛生外热……上焦不通利，则皮肤致密，腠理闭塞，玄府不通，卫气不得泄越，故外热”（《素问·调经论》），则是肺这一功能临床意义的集中体现。这也是临床所见外感表证之所以有“恶寒发热”并见之定位辨证要点的发生基础。

三是通过排汗，滋润皮肤，失常则皮肤干燥不荣，这是发生诸如牛皮癣、婴儿硬皮病、鱼鳞癣等疾病常从肺论治的理论基础。故有“太阴者行气温于皮毛者也，故气不荣则皮毛焦，皮毛焦则津液去皮节，津液去皮节者则爪枯毛折”（《灵枢·经脉》）的论述。

四是卫气经肺宣发输布于皮毛，温煦、顾护肌表，以奏卫外御邪之功。因为“卫气先行皮肤，先充络脉”（《灵枢·经脉》），是借助肺气的宣发之力而布行于肌表皮毛的，所以肺主皮毛功能失常，则会防御功能减退，卫外御邪能力降低，故而易为外邪侵袭。这也是通过补益肺气可以达到增强机体防御能力，防止罹患疾病的理论基础。

综上所述，肺主宣发肃降，以降为主，其气化活动对全身气机有重要影响；肺主气，司呼吸，主管一身之气的生成（宗气）和营气、卫气的输布；通调水道，调节全身水液代谢；肺朝百脉，通过清浊之气的交换，完成助心行血等，对于人体多方面的功能活动均有至关重要、无可替代的作用。所以，才有“肺者，相傅之官，治节出焉”（《素问·灵兰秘典论》）之论。

三、肺的生理特性及其意义

（一）肺恶寒

“肺恶寒”（《灵枢·九针论》《素问·宣明五气》）是肺的基本生理特性。这一特征的确立有以下几点依据：

1. 是肺主一身之气的功能决定的。因为“血气者，喜温而恶寒，寒则泣不能流，温则消而去之”（《素问·调经论》），“寒则气收”（《素问·举痛论》）。显然，寒气的这一凝聚收引特性，妨碍着“肺者，气之本”（《素问·六节藏象论》）功能的发挥，影响着肺主呼吸之气和宗气的生成及输布。

2. 是气候寒冷时容易引发咳嗽的生活体验和临床实践知识的积累。肺经外合皮毛和“开窍于鼻”的两条途径与自然界相通，故肺在人体的内脏之中，是极易受外环境气候变化影响之脏。而气候中的寒气具有凝聚、收引之性，会直接妨碍肺气正常的宣发、肃降而发生咳喘病证。这是《内经》总结出“形寒寒饮则伤肺，以其两寒相感，中外皆伤，故气逆而上行”（《灵枢·邪气脏腑病形》），“重寒伤肺”（《灵枢·百病始生》）等肺脏发病机理的重要依据，书中充分结合临床咳嗽病证的实例，阐述这一机理的临床意义，如《素问·咳论》即是其例。这就是“肺恶寒”观点发生的背景。

3.“肺恶寒”，所以“肺病禁寒”。正因为“肺恶寒”，寒邪是最易伤及于肺而致肺失宣降的邪气，所以《素问·脏气法时论》有“病在肺……禁寒饮食、寒衣”之论。肺病“禁寒”是从肺病的临床养护调理角度提出的，“肺恶寒”则是基于肺的生理特征，从“未病先防”的角度强调寒邪可能对肺的伤害。所以森立之认为，此处的“‘禁’与‘恶’，其义不二”（《素问考注》卷七）。

“肺恶寒”的特性在《内经》论咳嗽病证发生机理时得以充分体现。如“肺之令人何也？岐伯对曰：五脏六腑皆令人咳，非独肺也。帝曰：愿闻其状。岐伯曰：皮毛者肺之合也。皮毛先受邪气，邪气以从其合也。其寒饮食入胃，从肺脉上至于肺则肺寒，肺寒则外内合邪，因而客之，则为肺咳。五脏各以其时受病，非其时各传以与之。人与天地相参，故五脏各以治时感于寒则受病，微则为咳，甚者为泄为痛”（《素问·咳论》）。

此节原文认为，咳嗽病证的发生，一是外感风寒之邪必先由皮毛而后内合于肺，二是生冷饮食寒从胃入。寒饮饮食入胃之后，其产生的内寒从肺经上达于肺，因为手太阴肺经起于中焦，循胃口上膈属肺。“寒则气收”“寒性收引”，必然影响肺气的气化功能，而致其宣发肃降失常，所以无论外感风寒或饮食生冷，均可使肺受寒邪的侵袭，宣降失司，肺气上逆而为咳嗽。此即“形寒寒饮则伤肺，以其两寒相感，中外皆伤，故气逆而上引”（《灵枢·邪气脏腑病形》）之意。此处还论述了咳嗽病证的发生与四时气候有密切关系。

（二）肺气主降

如前所述，肺气主降观点的出现有诸多因素，其中有对人类生命活动过程和生活的长期体验，还有“河图”“洛书”布阵，以及“左升右降”的天地运行法则的文化因素。

上述从“河图”、“洛书”、十月太阳历法知识，对“肺藏于右”“肺应秋，王庚辛月七十二日”等知识予以再认识，以期能从文化源头上给予其相关原文以合理的解释。

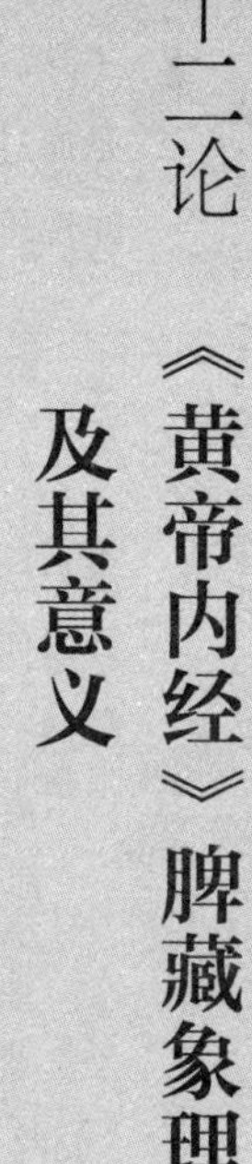

第十二论 《黄帝内经》脾藏象理论及其意义

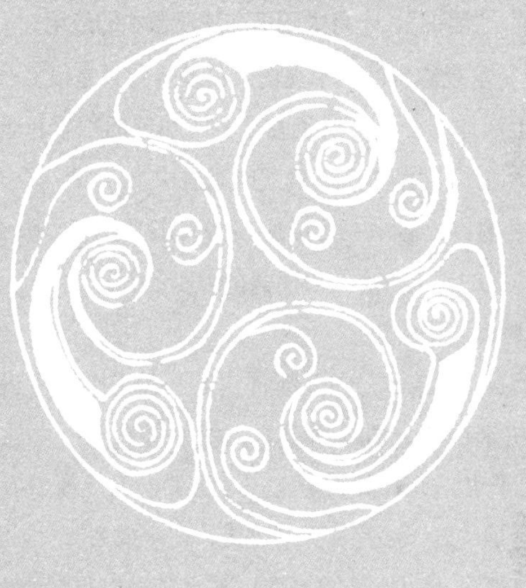

"河图"、"洛书"、十月太阳历的知识是《内经》中脾胃属土，应长夏，"脾不主时，各十八日寄治"，"脾为之使，胃为之市"，"脾主升，胃主降"等观点发生的文化背景之一。脾之气化、气机活动，是通过主升、主运化、主统血、主肌肉四肢、开窍于口等功能予以体现的。

一、"河图"、"洛书"、十月太阳历在脾藏象中的应用

《内经》重视脾胃的学术立场，其发生背景是很复杂的，既有人类长期的生活体验，又有反复临床实践知识的积累和验证，也离不开诸如自"河图""洛书"就确立的土居中央、"重土"理念之影响。既然五行之中，土居中央，照应四旁，以其最贵，那么脾胃为土，以下有关脾胃的相关论点的出现就在情理之中了。

（一）脾胃居于中焦

在"河图""洛书"中，都将"土"置于中央枢机。可见"重土"理念由来已久，西汉沿袭之，董仲舒更是极力倡导，他认为"土者火之子也，五行莫贵于土……土者，五行最贵者也"(《五行对》)。无论是"五"还是"天五生土，地十成之"，均将"土"置于中心的枢机地位，《内经》继承了"重土"思想并用于解决医学中的实际问题，故而有了脾胃居于中焦，是人体气机升降之枢纽的观点。

当然，脾胃居于中焦观念的确立，除了以古人对人体脾胃大体位于膈下脐上居中位置的解剖发现，以及对人体生理病理的长期观察，乃至临床实践知识的积累等为基础，"河图""洛书"知识对此的影响也是不可忽视的因素。

脾胃居于中焦立场确立的意义在于：一是确立脾胃是人体气化、气机通上达下的运行枢纽地位的理论前提；二是在诊察脾胃时，"尺肤诊法"中定位于"中附上……右外以候胃，内以候脾"(《素问·脉要精微论》)，以及寸口诊法中定位于右部关脉的依据。

（二）“河图”“洛书”左旋之理与脾胃升降理论

“河图”和“洛书”的布阵结构均表达了天地万物顺时左旋右降运行之理。就“河图”而言，当人们面南而立，所看到天体的运转方向是自左（东）向右（西），水生木、木生火、火生土、土生金、金生水，为五行相生顺时针（“左升”）运行。土（五）居中心为枢机，一、三、五、七、九为阳数，二、四、六、八、十为阴数，二者所表达的阴阳内涵虽然不同，但均为顺时针旋转，顺天而行，为五行万物相生之运行。仰视银河系各星的运行皆“左旋”。故有“生气上转左旋”之说。顺天而行是左旋，所以说顺生逆死，左旋主生。“左升”（“左旋”）也是自然规律，不是人为的规定。

这一顺时升降运行之理也表达了五行顺相生观点。“河图”定五行的先天之位，东木西金，南火北水，土居中央。五行左旋而生，土为德为中，中土自旋，故五行以土为中心。这一五行相生之序也反映了自然万物的生存法则。

人应自然，人体气化、气机的离散、聚合、升降、出入也遵循于此。在上者必降，降者右旋；在下者必升，升者左旋。肺为五脏六腑之盖，肺气以降为主，主宰全身气机之降；肝位于下焦，故主一身气机之升，故左升右降。《内经》“运气九篇”所载五运六气理论中的五步气运的运行，六步之气中在下的在泉之气和在上的司天之气运行，以及人体气机的运行过程，无不遵循这一规律。“肝生于左，肺藏于右”（《素问·刺禁论》）及“脾升胃降”之论，也是在这一理念之下形成的。《临证指南医案·脾胃》将其进一步总结为“脾宜升则健，胃以降为和”。可见，“河图”“洛书”都表达“土”“数”居中，就是突出“土”在升降周旋运动中的枢纽地位，这也是“重土”理念的文化源头。

《内经》及其后世逐渐构建的“脾胃为人体气机升降枢纽”理论与此有密切的关系。“洛书”在表述天地顺时运行规律时，“五”（土）居中央而自旋。既然是中央土“自旋”，就必然存在着“升”与“降”两个方面。中焦之“升”必然是脾，“降”者自然是胃。因为胃为六腑之首，人类从切身的生活体验中就得知胃气只能从其上口（贲门）向下口（幽门）“降”而行之，并且影响着小肠、大肠乃至六腑的降下活动。胃肠吸收的水谷精气只有输送于脾，借助于脾气主“升”之力，才能有上焦的心肺转输于全身而营养之。此即“脾与胃以膜相连耳，而能为之行其津液……足太阴者三阴也，其脉贯胃、属脾、络嗌，故太阴为之行气于三阴。阳明者表也，五脏六腑之海也，亦为之行气于三阳。脏腑各因其经而受气于阳明，故为胃行其津液”（《素问·太阴阳明论》），以及“食气入胃，散精于肝，淫气于筋。食气入胃，浊气归心，淫精于脉。脉气流经，经气归于肺，肺朝百脉，输精于皮毛…饮入于胃，游溢精气，上输于脾。脾气散精，上归于肺，通调水道，下输膀胱。水精四布，五经并行，合于四时五脏阴阳，揆度以为常也”（《素问·经脉别论》）之意。所以后世就认为，脾胃同居中焦，脾主升清，将水谷精微上输于心肺乃至全身，胃才能继续受纳腐熟和通降；胃主降浊，水谷下行无停聚之患，则有助于脾气之升运。脾胃之气，一升一降，相反相成，共同构成人体气机升降的枢纽，从而保证纳运功能的正常进行，并维持着内脏部位的相对恒定。一旦脾胃升降失常，就会出现脾不运化，清阳不升，可影响胃的受纳与降浊；胃失和降，也可影响脾的运化与升清，最终均可出现纳少脘痞、腹胀、便溏、泄泻、嗳气、呕吐等脾胃纳运失调等症。若脾虚气陷，可致胃失和降，而胃失和降，又可影响脾气升运，均可出现脘腹坠胀、头晕目眩、泄泻不止、呕吐呃逆、内脏下垂等脾胃升降失常等症；脾湿太过，湿浊中阻，可致纳呆、嗳气、呕恶、胃脘胀痛等胃气不降之症；胃燥阴伤，又可损及脾阴，出现不思饮食、食入不化、腹胀便秘、消瘦、口渴等症。

（三）脾主长夏与脾旺四季

“河图”“洛书”是“脾者，土也，治中央，常以四时长四脏，各十八日寄治，不得独主于时也。脾藏者常著胃土之精也，土者生万物而法天地，故上下至头足，不得主时也”(《素问·太阴阳明论》)的源头。其中的“脾主长夏”“脾者，土也，治中央”是十月太阳历法的遗存，而“常以四时长四脏，各十八日寄治，不得独主于时也”则是十月太阳历和十二月天阳历两种不同历法制式的碰撞。“四时”为后者，“各十八日”是为了满足前者（十月太阳历）每季（也称“每行”）七十二日的结果。所以，只有结合两种历法制式的思维方法，才能给予原文以合理的诠释。

（四）十月太阳历与脾主七十二日

以“洛书”为背景形成的十月太阳历在《内经》中多次应用，如《素问·刺要论》曰：“刺皮无伤肉，肉伤则内动脾，脾动则七十二日四季之月病腹胀，烦，不嗜食。”“四季之月”应用了十二月太阳历法知识，而“七十二日”则吸纳了十月太阳历法一年分为五季，每季为七十二天的规定。

（五）“脾为之使，胃为之市”

如何理解《素问·刺禁论》的“脾为之使，胃为之市”之说呢？肝、肺、心、肾均有方位表述，脾胃则无，这也正是“河图”“洛书”土居中央的具体体现。此语是对“脾胃者，仓廪之官，五味出焉”(《素问·灵兰秘典论》)，“脾者主为卫，使之迎粮”(《灵枢·师传》)，“胃者，五脏六腑之海也，水谷皆入于胃，五脏六腑皆禀气于胃”(《灵枢·五味》)等原文的具体应用。

所谓“脾为之使”中的“使”字，有使者、派出的官员之意，喻指脾是为各脏腑提供所需水谷精气的官员。故杨上善曰：“脾者为土，王四季，脾行谷气，以资四脏，故为之使也。”，“市”，货物交易，所谓“胃为之市”喻指胃受纳水谷，下传食糜，纳出聚散，如同集市。故张志聪认为，“盖以四脏之气，分左右表里上下，脾胃居中，故为之市”。显然，“脾为之使，胃为之市”是从其功能的角度对“脾胃者，土也，居中央，以灌四旁”及“脾胃者，仓廪之官，五味出焉”(《素问·灵兰秘典论》)的一步阐释。

（六）阳明多气多血，具有代偿作用

《内经》在数次论证六经气血分布多少时，唯独“阳明多血多气”(《灵

枢·九针论》）之结论一以贯之，这一论证结论的背景，既有基于“阳明主肉，其脉血气盛”（《素问·阳明脉解》）等临床实践的总结，也有“河图”“洛书”重土理念在《内经》构建脾藏象知识中应用的痕迹。《素问·热论》更将这一论证结论应用于对外感热病的预后分析，认为热病表里两感逆传，发病三日，“五脏已伤，六腑不通，荣卫不行，如是之后，三日乃死，何也？岐伯曰：阳明者，十二经脉之长也，其血气盛，故不知人，三日，其气乃尽，故死矣”。这里充分体现了在疾病的紧急状态时，脾胃可以发挥代偿替补作用，为抢救患者争取有效时间具有重要意义。

（七）重土思想在《内经》的篇名体现

为了将“河图”“洛书”的“重土”观念发挥到极致，在《内经》构建的生命科学知识中，脏腑理论为重点内容，但在162篇原文中，唯有脾藏象知识作为篇名而予以专论，即《素问》的《太阴阳明论》和《阳明脉解》，而其他脏腑则没有受到如此的重视，《内经》在“重土”文化背景下，突出脾胃重要性的立场，由此可见一斑。

（八）“重土”思想在《内经》脾胃病机中的应用

《灵枢·本神》有五脏虚实病机及其所致病证的论述，唯有脾、肾病机时有“五脏不安”，如“脾藏营，营舍意，脾气虚则四肢不用，五脏不安，实则腹胀经溲不利”。这不但是临床实践经验的总结，也是“重土”理念在脾藏象知识中的体现，为后世医家重视脾胃提供了理论依据。李杲的重脾论、李中梓《医宗必读》“后天之本在脾”等，其立论无不受此影响。

（九）土之生数“五”的应用

根据“洛书”之五数、“河图”之“天五生土，地十成之”位居中央为土，故数“五”在藏象理论中是指脾胃，脾瘅病的病机定位就是对此加以运用的结果。如“有病口甘者，病名为何？何以得之？岐伯曰：此五气之溢也，名曰脾瘅。夫五味入口，藏于胃，脾为之行其精气，津液在脾，故令人口甘也。此肥美之所发也，此人必数食甘美而多肥也。肥者令人内热，甘者令人中满，故其气上溢，转为消渴。治之以兰，除陈气也”（《素问·奇病论》）。

（十）“胃者，五脏之本”

1. 脉以胃气为本的意义

“胃者，五脏之本”（《素问·玉机真脏论》）是“重土”理念在《内经》脉学中的体现，自此确立了脉以胃气为本的学术立场。“平人之常气禀于胃，胃者平人之常气也，人无胃气曰逆，逆者死……人以水为本，故人绝水谷则死，脉无胃气亦死”（《素问·平人气象论》）。这是五脏之脉皆以胃气为本的结论和意义。

2. 脉以胃气为本的机理

“脾脉者，土也，孤脏以灌四傍者也……五脏者，皆禀气于胃，胃者，五脏之本也，脏气者，不能自致于手太阴，必因于胃气，乃至于手太阴也，故五脏各以其时，自为而至于手太阴也”（《素问·玉机真脏论》）。此处原文则是回答为何五脏之脉是以胃气为本的机理。

五脏的营养都赖于胃府水谷之精微，因此胃是五脏的根本。因五脏之脉气不能自行到达手太阴寸口，必须借胃气的敷布，所以五脏之气能够在其所主之时出现于手太阴寸口，就是脉象的胃气。如果邪气胜，精气衰，病气严重，胃气就不能与五脏之气一齐到达手太阴，而为某一脏真脏脉象单独出现。

所谓真脏脉，是指举按坚强，搏击有力，毫无和缓之象的无胃气脉。见到真脏脉说明五脏之气竭绝而败露，故又称其为死脉。要探讨真脏脉形成的机理，首先必须了解脉气与胃气的关系。因为胃为水谷之海，水谷入胃，经过腐熟、消化、吸收，其精微之气上注于肺，经肺的宣发、布散，五脏六腑才得以受气。所以只有胃气充实，五脏之气才能充沛，寸口才能反映出从容柔和的有胃气的脉象。正如前文指出的那样：“胃者五脏之本也，脏气者，不能自致手太阴，必因于胃气，乃至于手太阴也。”反之，如果胃气衰败，五脏失养，胃气不能伴随五脏之气到达寸口，就会出现真脏脉，“所谓无胃气者，但得真脏，不得胃气”。

3.“胃者，五脏之本”的理论延伸

在“重土”思想影响下构建的人体以脾胃为本的观点在中医学的理论体系中，无论是脏腑气血的生理还是病理，无论是临床诊断还是对疾病的治疗，都具有十分重要的学术地位，李杲所创立的脾胃学派无疑受到“河图”“洛书”创立“重土”思想的重要影响，是脾“胃者，五脏之本”，“足阳明，五脏六腑之海也”（《灵枢·经水》），“六腑者，胃为之海”（《灵枢·师传》），“胃者，五脏六腑之海也，水谷皆入于胃，五脏六腑皆禀气于胃”（《灵枢·五味》）观点的延伸。这也是中医诊法通过色、舌、脉，乃至饮食口味之有无“胃气”判断疾病预后的文化源头。

4.“胃者，五脏之本”的临床应用

“胃者，五脏之本”还体现于《内经》对具体病证的表述，如“有病口甘者，病名为何？何以得之？岐伯曰：此五气之溢也，名曰脾瘅。夫五味入口，藏于胃，脾为之行其精气，津液在脾，故令人口甘也，此肥美之所发也，此人必数食甘美而多肥也。肥者令人内热，甘者令人中满，故其气上溢，转为消渴。治之以兰，除陈气也”（《素问·奇病论》）。张志聪的“五气者，土气也。土位中央，其数为五，在为味甘，在脏为脾”注解恰合其意。

（十一）脾主肌肉与“治痿独取阳明”

《内经》在“脾者，土也，治中央，一灌四旁”文化内涵的前提下，结合临床实践及人类的切身体验，构建了脾主肌肉、脾主四肢的生理功能，这一理论至今仍然有效地指导着临床实践。

“脾者，土也，治中央……脾脏者常著胃土之精也，土者生万物而法天地，故上下至头足”，四肢肌肉皆为其运化水谷精气以滋养之

(《素问・太阴阳明论》)。故曰“脏真濡于脾，脾藏肌肉之气也”(《素问・平人气象论》);“脾病者，身重，善肌肉痿，足不收，行善瘛，脚下痛；虚则腹满肠鸣，飧泄食不化”(《素问・脏气法时论》);“脾主身之肌肉……脾气热，则胃干而渴，肌肉不仁，发为肉痿……有渐于湿，以水为事，若有所留，居处相湿，肌肉濡渍，痹而不仁，发为肉痿。故《下经》曰：肉痿者，得之湿地也”(《素问・痿论》);“形有余则腹胀，泾溲不利，不足则四肢不用。血气未并，五脏安定，肌肉蠕动，命曰微风”(《素问・调经论》)。

就《内经》所论的痿证而言，包括了临床所见的筋骨痿软、肌肉瘦削、皮肤麻木、手足不用的一类疾患。临证以两足痿软、不能随意运动者较多见，故有“痿辟”之称。现代医学的多发性神经炎、脊髓空洞症、肌萎缩、肌无力、侧索硬化、运动神经元病、周期性麻痹、肌营养不良症、癔病性瘫痪和表现为软瘫的中枢神经系统感染后遗症，以及肌肉减少症均可归之于《内经》所论的痿证范畴。

“治痿取阳明”是《内经》制定的基本方法。如“论言治痿者，独取阳明何也？岐伯曰：阳明者，五脏六腑之海，主闰宗筋，宗筋主束骨而利机关也。脉者，经脉之海也，主渗灌谷，与阳明合于宗筋，阴阳宗筋之会，会于气街，而阳明为之长，皆属于带脉，而络于督脉。故阳明虚则宗筋纵，带脉不引，故足痿不用也。帝曰：治之奈何？岐伯曰：各补其荥而通其俞，调其虚实，和其逆顺，筋脉骨肉。各以其时受月，则病已矣。”《灵枢・根结》：“合折则气无所止息而痿疾起矣，故痿疾者取之阳明，视有余不足。”

书中在肯定了治疗痿病独取阳明这一针刺治疗原则的同时，紧接着陈述了确立这一治疗原则的理由：

1.“阳明者，五脏六腑之海”，乃是人体皮肉筋脉骨，气血津液滋生的源泉。

2. 阳明“主润宗筋，宗筋主束骨而利关节”，因而阳明虚损则宗筋弛缓。

3. 阳明为奇经八脉之长。“阴阳（经）揔宗筋之合，会于气街，而阳明为之长。”阳明为奇经八脉的统领，凡督、任、冲、带诸脉皆系于阳明。故痿病的治疗就必须重视培补后天之本，滋养阳明胃经。独取阳明治疗原则确立的根本原因及其意义也正在于此。正如清张志聪所说："阳明者，水谷血气之海，五脏六腑皆受气于阳明，故为脏腑之海。前阴者，宗筋之所聚，太阴阳明之所合也。诸筋皆属于节，主束骨而利机关。宗筋为诸筋之会，阳明所生之气血，为之润养，故诸痿独取阳明。"清代薛雪也说："阳明虚则血气少，不能润养宗筋，故至弛纵，宗筋纵则带脉不能收引，故足痿不为用，此所以当治阳明也。"

4. 强调辨证施治及针刺治痿的实际运用。原文在"治痿独取阳明"的原则明确后，指明针刺治痿应"各补其荥而通其俞，调其虚实，和其逆顺"，将四时阴阳之气盛衰变化月份与人体经脉之气联系起来，作为立法选穴的依据，确定针刺的浅深。只有这样，方可针到病除。此处十分明白地指出，治疗痿病必须依据发病脏腑的部位不同，诊察其所受之经，以补其荥穴或通其输穴，补虚泻实，调理气机，结合受邪脏腑与所主季节气候变化、病情轻重进行辨证施治。正如张志聪所说，"言治痿之法，虽取阳明，而当兼取其五脏之荥俞也。各补其荥者，补五脏之真气也。通其俞者，通利五脏之热也。调其虚实者，气虚则补之，热盛则泻之也。和其顺逆者，和其气之往来也。筋脉骨肉，内合五脏，五脏之气，外应四时，各以其四时受月之气，随其浅深而取之，其病已矣。"其论对痿病的针刺治则与方法机理，阐发得明白透彻。

治痿"独取阳明"的针刺治疗思想是前人在长期治疗痿病的医疗实践中总结出的宝贵经验，至今仍不失其重要的指导意义，也更符合临证实践中痿病多虚，宜强壮健补的实际。之所以要独取阳明，是因阳明属胃，与脾相表里，为水谷精微之海，是后天之本，气血化生之源。人体肌肉四肢，均需赖以脾胃水谷精气之濡养，才能充实健用，加之阳明经多气多血，为十二经之长，主润宗筋血脉，阳明虚亏则必然宗筋弛纵，不能束骨滑利关节。对于痿弛废不用之证，以“独取阳明”之法，可以润养宗筋，束骨利关节而达到治疗的目的。

临证医家对“独取阳明”的应用与发挥相当充分。对于痿病的药物治疗，临证医家多依阳明多气多血的特点拟以大补气血，常选用人参、黄芪、当归、川芎等。肺热脾伤者，多选用李杲之清燥汤（黄芪、苍术、白术、白茯苓、黄连、橘皮、当归、生地、人参、甘草、黄柏、麦冬、神曲、猪苓、泽泻、升麻、柴胡、五味子）。此方常被医家视为专治“足膝痿弱、不能行立者”的基础方。概括后世医家以“独取阳明”为指导组方治疗痿病的用药经验有两条：一是扶阳明之正，如用补中益气汤加减配合针刺治疗“低血钾症”，用益胃汤加味，配以针刺治疗“急性脊髓灰白质炎”。二是祛阳明之邪，如用大承气汤加味配以针刺治疗“急性脊髓炎”，温胆汤化裁配合针刺治疗“癔病性瘫痪”（参见王洪图《黄帝内经研究大成·第四编》）。

运用针刺治疗痿病，以取阳明经腧穴为主，再根据病因所犯脏腑部位的不同，采取“各补其荥而通其俞，调其虚实，和其逆顺”的原则，选配相应经脉的腧穴，运用不同的针刺治疗手法，实乃临证实践中之有效方法。从这里就可以清楚地看出，所谓的“治痿独取阳明”，实际上是强调阳明胃经在治疗痿病方面的重要作用，而不能只是“独取阳明”，要依据病情，“各补其荥而通其俞”，以选取各经的荥穴、输穴，辨证施治。

原文在论述痿病的病机方面突出肺，在治疗时则强调胃，其本意是从肺胃的生理功能方面集中体现气血津液的作用。如《灵枢·营卫生会》中说：“人受气于谷，谷入于胃，以传于肺，五脏六腑，皆以受气。”人体的气血津液化源于胃，布散全身则赖于肺。痿病的发生多是气血津液亏乏，筋脉失润所致。很显然这是突出了肺胃在气血津液生化输布上的相互协同作用。人体气血津液的化源与转输除肺胃外，同其他脏腑也同样有着密切的联系，故临证不能只考虑“独取阳明”，而应依病情轻重妥当施治，结合其他疗法，方能全面，以补原文中具体治法之不足。

二、脾气化理论及其意义

人体各个脏腑的功能活动，都是以其特有形式予以表现的，必然有其各自不同气化、气机方式，从而决定着各自独特的生理功能。所以，脏腑经络都是气化、气机活动的场所，通过各自功能表现其气化、气机的存在。

脾胃的气化活动是通过运化水谷、运化水液、统摄血液三方面表现的。“主升”概括了脾气化的主要方式。

（一）运化水谷精微

《素问·经脉别论》所说的“食气入胃，散精于肝，淫气于筋。食气入胃，浊气归心”“脾气散精，上归于肺”，就将脾胃对水谷精微的气化概括为三个环节：

一是将胃肠消化吸收的水谷精微“升、聚”于脾，由脾分别“散”于肝、于心、于肺，尔后布于全身。

二是将轻清的水谷之气“升”于头部及五官七窍。原文“上气不足，头为之苦倾，耳为之苦鸣，目为之眩”(《灵枢·口问》)，是对脾气虚弱，气化无力，清阳之气不能升、散于头的举例。治疗当以补中益气为法，增强其气化之力。

三是能升托内脏，维持内脏正常位置的作用。所以脾虚升降运动无力，会有腹部坠胀，内脏下垂等脾气不升的证候。

可见，通过脾的“聚合、离散，升降、出入”，胃肠吸收的水谷精微物质“入”“聚”于脾，再经脾“升”“散”。脾脏的气机运动虽然以升为主要方式，但脾“散精”于肝、于心、于肺，是其“散”的气化活动结果，是以胃肠吸收水谷精气和津液“聚”于脾为前提的。倘若脾脏气机“出（散）、入（聚）”障碍，精微物质就不能“出（散）、入（聚）”于脾脏，亦就无“清”可升，或表现为全身乏力、少气懒言等失养症状，或出现脘腹胀满、食欲不振等中焦郁滞之征。

（二）运化水液

津液代谢是一个很复杂的过程，其基本方式是“聚合”“离散”和“清升浊降”，是以肺、脾、肾三脏为核心，通过三个阶段完成的。原文“饮入于胃，游溢精气，上输于脾，脾气散精，上归于肺。通调水道，下输膀胱。水精四布，五经并行”（《素问·经脉别论》），就是对水液代谢这一过程的经典表述。

第一阶段，当饮食进入胃中，经胃初步消化为食糜，降于小肠进行精细消化，并大量吸收其中之“清”（包括津液和水谷精微）。其中的津液经胃和小肠吸收后上输于脾，于是借助脾气主升之力，将津液“上归于肺”，而浊者则在胃和小肠的下降作用下输于下焦，分别经肾传于膀胱和大肠。由于脾为“仓廪之本”，脾之升为胃及小肠的下降作用创造了条件。同时，胃肠的下降作用又有助于脾的升清。升与降相互影响，完成了以脾为中心的第一次“清升浊降”的气化过程，即所谓“中焦如沤”之意。

第二阶段，脾将水液“上输于肺”，经过肺的气化，将水液化为气，借助肺的宣发作用，输布于全身，即“上焦开发，宣五谷味，熏肤，充身，泽毛，若雾露之溉”（《灵枢·决气》）的过程，即所谓“上焦如雾”。

第三阶段，在肺“通调水道”作用下，借助肃降之力，将全身代谢后的水液下输于肾，经过肾阳的蒸化，代谢后的浊液经膀胱排出体外，此即“下焦如渎”之义。

可见，水液的生成、输布、排泄过程，依赖于多个脏腑的综合气化作用，其中肺、脾、肾是其关键。“盖水为至阴，故其本在肾；水化为气，故其标在肺；水惟畏土，故其制在脾”（《景岳全书·肿胀》）。因此，脾气健运，气化正常，既能使机体能得到充足水液的滋润，又能防止富余的水液滞留，从而维持着机体水液代谢平衡。如若脾失健运，气化失常，水液就会在体内滞留，或弥漫于全身而成痰饮水湿；或水湿下注于肠道而为泄泻；或泛溢于肌肤而成水肿。这就是脾失健运，气化失常脾虚生湿、脾虚生痰、脾虚泄泻、脾虚水肿的机理。这既是"脾为生痰之源""诸湿肿满，皆属于脾"之说发生的缘由，也是"脾喜燥恶湿"特性的本质。可见，健运脾土，促进气化，是临证治疗水、湿、痰、饮所致病证的重要措施。

（三）脾主统血

脾主统血，是在脾的"聚合"气化作用下，控制血液循行于脉内而使之不逸出的功能。此即《难经·四十二难》所说的脾"主裹血"。唐容川则总结说，"脾统血，血之运行上下，全赖乎脾。脾阳虚，则不能统血"（《血证论·脏腑病机论》）。脾气、脾阳充足，气化正常，聚合有力，血为脾所统，不致出血。脾气、脾阳虚弱，气化聚合无力，统血无权，就会有肌衄、孔窍出血、便血、尿血、月经过多等脾不统血之证，归脾汤即为治疗此类病证而设。

（四）脾胃为气化活动的枢纽

脾胃同居中焦，是气化、气机活动的枢纽。脾为阴土，喜燥恶湿，主运化；胃为阳土，喜润恶燥，主受纳消化。二者虽有各自的"聚""散"和升降出入气化运动方式，但二者升降相因，燥湿相济，纳运结合。在中焦的气机升降出入运动中，脾主升，将胃肠受纳熟腐消化后所吸收的精微物质"上归于脾"而达全身；胃主和降，把经过初步消化熟腐的食糜借助其下降之力转输到小肠以行进一步的精细消化吸收。胃主和降的意义不局限于其本身，主要是影响了整个传化之腑的"虚实"更替和"实而不满"的生理状态。

脾胃的气化活动是升降相宜，互为因果，对立之中保持统一，统一之中又相互制约。气化和谐，升降出入有序，维持了机体内物质不断进行着"清阳出上窍，浊阴出下窍，清阳发腠理，浊阴归五脏，清阳实四肢，浊阴归六腑"（《素问·阴阳应象大论》）的代谢过程，成为人体的"后天之本""气血化生之源"。所以《医门棒喝》认为，脏腑气机的升降出入运动，"升则赖脾气之左旋，降则赖胃气之右旋”“脾为仓廪之本，故升降之机又在脾气之健运”。因此说，脾胃是整体气化活动的枢纽。

三、脾的生理特性及其意义

（一）脾主升

主升是脾的主要生理特性之一。脾的这一生理特征是通过升清和升举予以体现的。

1. 升清

所谓清，是指胃肠吸收的、可供维持人体生命所需的水谷精微等营养物质，是相对于胃肠下传并且要排出体外、人体不能再利用的食物残渣而言的。“升清”，即是脾气化活动中“散”的过程，是指脾气将消化吸收的水谷精微从中焦向上输于心、肺（以及肝），通过心肺的作用化生为气血，布达头面五官、肌肉四肢，营养全身的过程。故有“食气入胃，散精于肝。食气入胃，浊气归心，营精于脉……饮入于胃，游溢精气，上输于脾。脾气散精，上归于肺”（《素问·经脉别论》）之义。

2. 升举

所谓“升举”，是指脾气升托内脏，使之维持相对恒定位置而不游移或下垂。脾主升清是与胃主降浊相对而言，故常以脾升胃降来概括整个消化系统的生理活动。脾主管吸收、升散水谷精微，称为脾主升清；胃将初步消化的食糜向下传送，称为胃主降浊。脾升胃降正常，协调平衡，则营养物质的吸收、升散与食物中的糟粕下行、排出，就能各行其道，从而保障了脾胃纳运活动井然有序，故《临证指南医案·脾胃》说：“脾宜升则健，胃宜降则和。”若脾气虚弱，上升无力，一则清气不升，气血生化无源，头目清窍失于滋养，可见头目眩晕，神疲乏力；清阳不升而下行大肠，可见腹胀泄泻，甚则久泻不止等，故《素问·阴阳应象大论》说：“清气在下，则生飧泄。”二则是升举无力，反而下陷，称之脾气下陷，或称中气下陷，即见腹部坠胀、便意频繁、内脏下垂，如胃、肝、肾下垂、子宫脱垂和脱肛等，临证可用补益脾气、升提托举的方法治疗。

（二）“脾恶湿”

“脾恶湿”是脾的基本生理特性，这是《内经》的共识（《灵枢·九针论》《素问·宣明五气》），并以此为据，指导临床组方用药，如“脾苦湿，急食苦以燥之”（《素问·脏气法时论》）即是其例。脾属阴土，土性湿，湿盛则困脾，碍其运化，故有“诸湿肿满，皆属于脾”（《素问·至真要大论》）之病机概括。

脾所“恶”之“湿”有两层意思：一是指外湿邪气。人体感染外湿邪气后极易损伤于脾，如“湿伤肉”（《素问·阴阳应象大论》），“居处相湿，肌肉濡渍，痹而不仁，发为肉痿。故《下经》曰：肉痿者，得之湿也”（《素问·痹论》）即是其例。二是脾失运化所形成的“内湿”。“脾恶湿”是强调脾的水液运化的功能只能正常而不可失常，一旦失常就形成“内湿”。湿邪内停，必然导致脾胃气机升降枢纽的功能失常。还有“外湿”引动“内湿”。由于脾为阴土，主运化水湿，却又喜燥而恶湿，对湿邪有着特殊的易感性。水湿的湿邪易伤阳气，又有黏滞特性，所以湿邪侵袭人体，常先困脾，使脾阳不振，气化气机受损，运化水湿失司，从而导致水湿停聚，就是外湿引动内湿的机理。

“脾恶湿”的第二层意思是脾运化水液功能的另一种方式表达。所谓运化水液，是指脾对消化饮食物中水液的吸收和输布作用。将胃肠输送来的水分上输至肺，在肺的宣降和肾的气化作用下，分别化为汗和尿排出体外。脾气健运，既能使体内各脏腑组织得到水液的充分滋润，又能防止多余水液在体内停滞，从而维持体内水液代谢的平衡。

如若脾失健运，则运化水液的作用减退，水液的吸收、输布障碍，必然导致水液停滞。若留滞的水液弥漫体内则生湿邪，水液凝聚体内则为痰饮，水液下注肠道则为泄泻，水液泛滥肌肤则为水肿。

这就是脾虚生湿、脾虚生痰、脾虚泄泻、脾虚水肿的机理所在。可见，脾运化水液功能出现障碍就会有内湿发生，故有“脾为生痰之源”，“诸湿肿满，皆属于脾”之说，这是脾“喜燥恶湿”生理特性发生的基础，也是临证用健脾燥湿之法治疗水、湿、痰、饮病证理论依据。

脾主运化水湿，湿盛则易伤脾阳，影响健运而产生泄泻、四肢困乏等症，故称恶湿。因湿胜容易影响脾的运化功能，产生“湿困脾土”（常见症状为大便溏泄，头重身重，四肢困乏，脘腹满闷，舌苔白腻等）的病证，又因“脾主肌肉”，湿胜则肌肉壅肿，故有“脾恶湿”之说。“脾恶湿”与“病在脾……禁温食、饱食、湿地、濡衣”的精神一致，正如森立之所说，“‘禁’与‘恶’其义不二”（《素问考注》卷七）

因湿胜容易影响脾的运化功能，产生“湿困脾土”（常见症状为大便溏泄，头重身重，四肢困乏，脘腹满闷，舌苔白腻等）的病证，又因“脾主肌肉”，湿胜则肌肉壅肿，故有“脾恶湿”之说。

“喜”为喜好之意，“恶”为讨厌畏惧之意。脾阳气充盛，则运化水液正常，水湿不在体内潴留；而脾虚不运则最易生湿，湿邪内蕴，又最易困脾，从而导致脾的病变。

此处仅以《内经》原文为据，运用“河图”、“洛书”、十月太阳历法等传统文化知识及气化理论，对脾藏象中的相关问题予以再思考，以期使原文内涵明晰顺畅。

第十三论 《黄帝内经》肝藏象理论及其意义

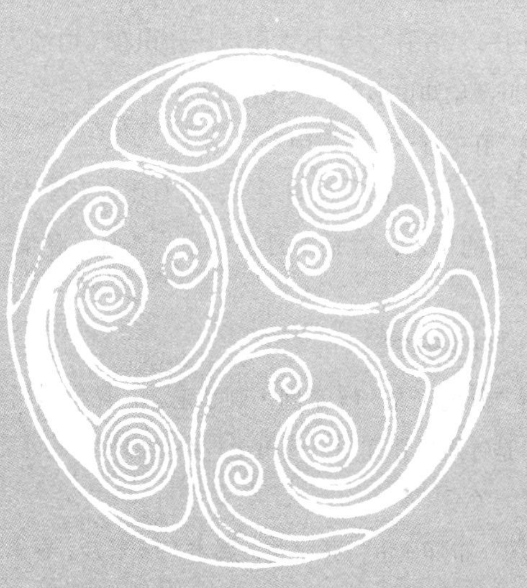

"河图"、"洛书"、十月太阳历的知识是《内经》中肝属木，应春，"治七十二日"，"肝生于左"，位居下焦，"肝气主升"等观点发生的文化背景之一。

肝之气化活动是通过主疏泄、主藏血等功能予以体现的。

一、"河图"、"洛书"、十月太阳历在肝藏象中的应用

"河图"、"洛书"、十月太阳历法知识在《内经》中多次应用，也是构建肝藏象知识形成的文化背景之一。

（一）"肝主春……其日甲乙"

"肝主春，足厥阴、少阳主治，其日甲乙"（《素问·脏气法时论》）。此处的甲乙，就是十月历的甲、乙月，春季，属木，在脏为肝。

（二）"肝生于左"

所谓"肝生于左"（《素问·刺禁论》），是指肝气是从人体左侧上升的，是针对人体气化、气机运行路径而言。此处要解决肝、左、左升三者的关系。

"河图"布阵显示，肝居左，属木，应东方、春季，其数八（木的生数）。依据天体、气候运行规律，总结出了左（东方、震卦位）属性为"木"。《内经》依据五行理论构建藏象理论，如：东方，左，木；南方，上，火；中央，土；西方，右，金；北方，下，水。自此，依据五脏的生理功能及特性，规定了"东方青色，入通于肝，开窍于目，藏精于肝"（《素问·金匮真言论》），"春脉者肝也，东方木也，万物之所以始生也"（《素问·玉机真脏论》），这也是"肝生于左"观念产生的文化背景。离开这一文化背景，就无法准确理解其内涵并将其运用于疾病诊断和病证传变的预测。如尺肤诊法之"中附上，左外以候肝，内以候鬲"（《素问·脉要精微论》），面部色诊判断脏腑病证预后时的"肝热病者，左颊先赤"（《素问·刺热》）

等，均是“肝生于左”知识的具体应用。

（三）肝气主升，位于下焦

“河图”和“洛书”表达了天地万物顺时左旋右降运行之理。当人们面南而立，所看到天体的运转方向是自左（东）向右（西）。顺天而行是左旋，所以说顺生逆死，左旋主生。“左升”（“左旋”）不是人为规定的，而是自然界的基本规律。

人应自然，人体气机的升降出入也遵循于此。在上者必降，降者右旋；在下者必升，升者左旋。肺为五脏六腑之盖，肺气以降为主，主宰全身气机之降；凡主升者必在于下，肝主一身气机之升，这就是中医学将肝气主升的功能效应确定于下焦的文化背景。升者必从右，降者必从左。《内经》“运气九篇”所载五运六气理论中的五步气运的运行，六步之气中在下的在泉之气和在上的司天之气运行，以及人体气机的运行过程，无不遵循这一规律。

（四）“春甲乙青，中主肝，治七十二日”

“五中所主，何脏最贵？……春甲乙青，中主肝，治七十二日，是脉之主时，臣以其脏最贵”（《素问·阴阳类论》），这是十月历应用体现。此处指出了十月太阳历天干纪月的事实，肝旺春季七十二日，即十月历的第一季（木行）。春是全年之始，影响全年气候，加之肝气主升对全身各脏腑的气化、气机活动都有至关重要的作用，故曰肝“其脏最贵”。

生命科学知识体系的形成背景是深刻而复杂的，《内经》肝藏象理论的构建也不例外。其中“河图”“洛书”及十月太阳历法的影响是不可忽视的重要因素之一。此处仅从先哲们总结出的“河图”“洛书”文化对其构建肝藏象理论的启示作以陈述，申明中华民族传统文化在解读其中的作用和方法而已。

二、肝气化理论及其意义

气化有升、降、出、入的运动形式，以及“聚合”和“离散”两种基本形态或者谓运动状态。肝的气化、气机活动状态及其意义是通过其主藏血、主疏泄等功能予以体现的。

肝主藏血、主疏泄，促进着全身的气化和气机。疏泄是医家借用自然界木性条达之义，对肝之气化、气机活动的概括。

（一）肝主疏泄

“疏泄”一词最早见于《内经》。如“发生之纪……土疏泄，苍气达”（《素问·五常政大论》）。结合“土得木而达”（《素问·宝命全形论》）之论，“土”只有得到“木”之“疏泄”，才能得到“达”的效果。这是历代医家论述“肝主疏泄”功能的理论源头。金代朱丹溪是迄今所能检索到最早将“疏泄”与肝联系的医家。唐容川认为，“肝属木，木气冲和条达，不致遏郁”（《血证论·脏腑病机论》），指出了肝脏气机升降活动要保持不郁不亢、升降相宜、疏通条达的状态。

肝之气化、气机活动状态体现于以下几个方面：

1. 调节情志活动

升降出入有序，则气血和调，内脏活动井然有序。“人有五脏化五气，以生喜、怒、悲、忧、恐”（《素问·阴阳应象大论》），指出精神情志活动是以内脏精气为其物质基础的，通过脏腑精气相关的气化活动而发生相应的情绪反应。《素问·宣明五气》对五脏精气如何运行而使人发生不同情感活动予以进一步分析，认为“精气并于心则喜，并于肺则悲，并于肝则忧，并于脾则畏，并于肾则恐，是谓五并，虚而相并者也”。

气化、气机活动直接作用于五脏精气，所以气机和调，则内脏安定，精气血津液等物质活动有序，人之情绪就不郁不亢，精神安定。如果肝脏气机升降失常，疏泄太过，就有烦躁易怒、失眠多梦之证；疏泄不及而郁滞，就会有闷闷不乐、多疑善虑、悲伤欲哭等表现。临证对此类病证的治疗总以柴胡疏肝散、四逆散之类方药，以调理肝之气化、气机为基本法则。

2. 分泌、排泄胆汁，促进消化

胆汁由肝分泌而贮藏于胆，经浓缩再由胆排泄于小肠，有助于饮食物的消化，是脾胃消化吸收功能得以正常进行的重要条件。胆汁的生成和排泄受肝主疏泄功能的控制和调节，是肝疏泄功能的具体体现之一，故有“肝之余气泄于胆，聚而成精汁”（《脉诀刊误》）之说。肝的疏泄功能正常，则化生胆汁，贮藏于胆，泄于小肠，协助消化。肝的疏泄功能障碍，导致胆汁的化生和排泄障碍，不能正常地注入小肠则影响饮食水谷的消化，可表现为胁下胀满疼痛、厌食油腻、腹胀、泄泻等；若湿热浊邪，滞留胆系，久经煎熬，尚可形成砂石，阻闭气机，也可出现右胁腹胀痛，或痛引肩背不适，甚或局部剧烈绞痛等病证。

3. 调节脾胃的消化吸收输布过程

肝的气化、气机除直接作用于中焦的气化、气机活动（脾升胃降）以外，还可化生和排降胆汁以助消化。“肝之余气泄于胆，聚而成精汁”即是此意。肝失疏泄，气化、气机失常，不能正常地协调脾胃气化、气机活动，就会出现胁胀纳差、脘腹痞满等脾胃气化、气机塞滞之证，或气机横逆而见泛酸、嘈杂之肝气犯胃证；或肝气犯脾而有腹胀、腹痛，甚或腹泻等。诚如唐容川在《血证论·脏腑病机论》中说的那样，“木之性，主于疏泄，食气入胃，全赖肝木之气以疏泄，而水谷乃化，设肝不能疏泄水谷，渗湿中满之证在所不勉”。

4. 影响血液的贮藏和调节作用

人体各个脏腑组织常随着不同的生理情况改变对血量的需求。休息时，机体所需的血量减少，大量的血液受肝气的收敛和潜降作用而藏之于血海之中；当活动加剧时，机体所需的血量增加，又借助于肝气的升发疏泄之力从血海中输出足量的血液以供机体所需。肝气的升发疏泄、潜降内收作用适度，就能够有序调节各种不同情况下，机体各局部组织对血液的不同需求。可见，肝的“聚”“散”气化状态对血的正常循行有至关重要的作用。“散”则凭借疏泄作用，将藏之血海中的阴血分配到机体所需的脏腑；“聚”则将循行于外周的血归肝所藏。此即王冰在注释《素问·五脏生成》时说的那样，"肝藏血，心行之，心动则血运于诸经，人静则血归于肝脏，肝主血海故也"。这是"肝藏血"(《灵枢·本神》)功能发生的机理。

如果肝的气化、气机升散太过，使血液随之上涌，轻则面红目赤、头痛、头晕、目眩，甚至会发生昏厥、跌仆之证。如"大怒则形气绝而血菀于上，发为薄厥"(《素问·生气通天论》)即是其临床实例。此类证候的病机是"血之与气并走于上，则为大厥，厥则暴死，气复迫则生，不返则死"(《素问·调经论》)之故。如果肝脏气机不畅，升降运动阻滞，就会导致血液运动闭阻，表现出两胁肋刺痛或腹腔有瘀血肿块等病证；如若肝气虚，无力藏血，可见出血之证。

5. 影响水液代谢

人体的水液代谢虽然主要责之于肺、脾、肾、三焦，但是肝在其中也有不可忽视的作用。只有肝的气化、气机调畅，才能维持水液的正常输布与排泄，即所谓"气能行水"之意。如若肝失疏泄，气行阻滞，则水液输布障碍，此时肝的"聚合"作用大于"离散"，而致水液聚集体内而生痰湿，或痰气交阻于喉，则为梅核气；或者痰浊停滞于经络而生痰核，如瘰疬、马刀；或者水饮停于腹腔，成为腹水胀满之疾。此即所谓"肝水者，其腹大不能自传侧，胁下腹痛"(《金匮要略·水气病脉证并治》)。

6. 调节生殖功能

女性月经、排卵、受孕和男子的排精，乃至两性的性活动，均与肝主疏泄的活动关系密切。肝气舒畅调达，气化、气机和畅，就女性而言，冲任通利，血海充盈，月经应时而至，孕育、分娩顺利，所以有"女子以肝为先天"之说。女子排卵、男子排精依赖于肝之疏泄功能，故朱震亨将生殖之精的储藏与排泄总结为"主闭藏者，肾也；司疏泄者，肝也”（《格致余论》）。否则，肝失疏泄，气化、气机不利，冲任失和，女子就会出现月经紊乱或闭经、痛经，排卵异常，从而导致不孕症。男子会有排精异常而发生不育症。此类病证治疗自当从疏理肝气，调理气化、气机入手。

可见，肝主疏泄是其核心功能，全方位、多层次地影响着全身多脏腑、多系统的功能活动，而储藏血液，调节血流量，则是主疏泄功能在血液循行方面的体现。

（二）肝主藏血

肝主藏血，是指肝具有贮藏血液、调节血流量及防止出血的功能。这一功能体现在三个方面：

1. 贮藏血液

肝具有贮藏一定血液于肝内及冲脉之中，以供给机体各部生理活动之所需的作用，故肝又有主“血海”之说。肝藏血，一方面可以濡养自身，防止肝气升发太过，以肝之阴血制约肝阳，勿使上亢，维持肝脏正常疏泄功能，以利冲和条达。另一方面，“肝藏血，血舍魂”（《灵枢·本神》），魂为神之变，且随神而动。《类经》说：“魂之为言，如梦寐恍惚、变幻游行之境，皆是也。”魂的活动以血为物质基础，肝血充足，则魂能安舍而不妄行游离。如若肝脏藏血不足，肝血亏虚，肝体失养，阴不制阳，肝阳上亢而升发太过，可出现眩晕、头目胀痛、面红目赤、头重足轻等症；肝血不足则魂不守舍，可出现惊骇恶梦、卧寐不安、梦游、呓语及幻觉等症。

2. 调节血流量

肝脏根据身体的不同生理状态，合理地分配和调节各部位所需血流量的多少。当机体处于安静休息状态时，外周对血液需要量相对减少，相对富余的血液就归藏于肝而蓄以备用；当机体处于活动状态时，血液的需求量相应增加，肝脏在升动之性的配合下，则将所贮蓄的血液通过经脉按生理需求将血液输送到相应部位。机体各脏腑组织器官得到了肝血的濡养才能发挥正常的生理功能，如两目得到肝血的濡养则视物清晰，筋脉得到肝血的滋养则强健有力而活动自如，子宫得到肝血的充养则月经正常。所以王冰注释《素问·五脏生成》时说："肝藏血，心行之，人动则血运于诸经，人静则血归于肝藏。"应当指出，肝调节血流量是以贮藏血液为前提的，若肝血不足，调节血流量失常，则会导致机体众多部位供血减少，脏腑组织失养而见各种病证，如血不养目，则两目干涩、视物昏花或夜盲；血不濡筋，则筋脉拘急、肢体麻木、屈伸不利；血海空虚，胞宫血亏，则月经量少，甚则经闭等症。

3. 防止出血

肝气能收摄约束血液，防止血液逸出脉外。这是气的固摄作用在肝脏的体现。肝气充足，收摄有力，藏血正常，表现为血行脉内而无出血之患。若肝气虚弱，藏血失常，收摄无力，或肝火旺盛，灼伤脉络，迫血妄行，临床上均可见吐血、呕血、衄血、咯血或月经过多、崩漏等出血病证。

肝疏泄气机，又主藏血，藏血是疏泄气机的物质基础，疏泄气机是藏血的具体表现。故常用"肝体阴而用阳"来表述二者的关系。"体阴"主要是指肝及所藏阴血之实体，"用阳"主要是指肝的气机主升主动之功能及特性。肝贮藏血液、调节血流量及防止出血有赖于肝疏泄气机得以实现。而肝藏血又能制约肝阳，疏而不亢，则有助于肝的疏泄。所以二者存在着互根互用、相互制约的关系。在病理情况下，肝的阴血常不足，表现为虚证，即"肝体常不足"，而肝的疏泄功能失常则多为肝气郁结或升动太过，常表现为实证或本虚标实之证，即"肝用常有余"，这是肝的病理特点。故《类证治裁·肝气论治》中说"肝为刚脏，职司疏泄，用药不宜刚而宜柔，不宜伐而宜和"，实属经验之谈。

三、肝的生理特性及其意义

肝有主升、主动、喜条达而恶抑郁、体阴用阳、刚脏等诸多特性。“主升”以肝气运动为前提；“主动”以肝藏血养筋为其生理背景；“喜条达，恶抑郁”以肝疏泄气机及调畅精神情志为基础；“体阴用阳”在于突出肝藏血与疏泄气机的关系；肝为“刚脏”是运用肝为“将军之官”，结合其生理、病理表现，类比思维抽象的结果。这些特性的发生均有其生理、病理基础，具有重要的临床意义。这些特性是以肝脏主要生理功能、病理变化及临床实践为其理论发生的背景，只有以此为切入点，才能更深刻地理解并在实践中运用之。

（一）肝主升

肝主升理论是古人运用类比思维抽象而成的。在运用五行学说构建五脏体系时，肝被定性为“木”，应于东方及春季，当人们面南站立而仰视天空，由于地球从西向东自转，人们所观察到的天体视运动是自东向西运行，应于东方的肝也只能被定位在人体的左侧，此即“肝生于左”（《素问·刺禁论》）的由来。“人与天地相参也，与日月相应也”（《灵枢·岁露论》）。天体的运行是左升右降，以此类比人体的气机运动也必然如此，应于东而位于左的肝，其气的运动也理应“主升”于左。这便是肝“主升”理论发生的原由。“升”是指肝气的运动特征，也是肝气运动的方式，进而推论肝气通过参与气机活动上“升”的环节而影响整体气机的升降运动。显然肝疏泄气机的功能就是凭借肝气“主升”的运动方式，达到疏通宣泄（即调节）一身气机活动的，可见肝气主升是肝疏泄气机功能的实质机理。

就临床意义而言，肝气主升的特性可以表现为“升之太过”和“升之不及”两方面的病理。肝气升之太过亦可谓之肝气上逆，加之肝又藏血，气血运行如影相随，故肝气上逆常伴有血随气涌，因此肝气升之太过可表现为“肝火上炎”“肝阳上亢”“肝风内动”诸证，轻者有头痛、头晕、目眩、耳鸣、面红目赤等症，甚则可有吐血呕血，或者突然昏倒，不省人事等“薄厥”“大厥”之病，此正如《内经》所说：“阳气者，大怒则形气绝，血菀于上，使人薄厥”（《素问·生气通天论》）。这是由于“血之与气并走于上，发为大厥。厥则暴死，气复反则生，气不反则死”（《素问·调经论》）的缘故。

正如张锡纯所解，“盖血不自升，必随气而上升，上升之极，必至脑中充血。”若“气上行不反，血必随之充而益充而至血管破裂不止”（《医学衷中参西录·治内外中风方》）。故张氏运用镇肝息风汤，以降上升太过之肝气。

由于“主升”是肝主疏泄的内在机理，因而肝气升之不及，必然导致疏泄失常，即成肝气郁结之征，临床用柴胡疏肝散之类以治之，此类方中所用柴胡者皆取意于“升”，只有使肝气恢复其上升之势，方能达到疏肝解郁之目的。

（二）肝主动

肝主动的特性乃是在五行理论构建五脏体系的前提下，将自然界空气流动所产生的风，以及风的吹拂而致物体摇动、飘动现象，此即“风胜则动”（《素问·阴阳应象大论》）之意。至于原文所说的“诸风掉眩，皆属于肝”（《素问·至真要大论》），则是以肝主筋支配肢体运动为基础的，经过类比思维而形成的理论，所以肝主动的理论是以肝藏血主筋为其思维背景。

“动”有生理和病理之分，生理之动指肢体的运动、活动。筋，指筋膜、肌腱、韧带等组织，人身之筋具有约束骨骼，构成关节，有利于肢体骨节的屈伸运动，故曰“宗筋者主束骨而利机关者也”（《素问·痿论》）。全身之筋既赖肝之精血的濡养，故曰“肝藏筋膜之气”（《素问·平人气象论》），肝血充足，筋膜柔韧，屈伸自如。也靠肝阳之温煦，“阳气者，精则养神，柔则养筋”（《素问·生气通天论》）。可见肢体的运动与肝主筋功能密切相关，肝主筋的生理作用是肝主动理论发生的基础。

病理之“动”，有“动之太过”和“动之不足”两方面。所谓“动之太过”是指在病理状态下，患者的肢体、筋肉出现了非生理性的、不应有的“动”。结合临床实践，异常之“动”又有“显性之动”（即客观症状的“动”）和“隐匿性动”（即主观感觉之“动”）。

前者如突然昏倒，四肢抽搐、或为瘛（挛缩）、或为疭（僵直、僵硬）、肢体震颤抖动、筋惕肉瞤等；后者如肌肤麻木、瘙痒、症状游走不定、蚁行感、头晕、目眩等。无论是何种之“动”，中医理论运用自然界空气流动所产生的风加以类比，将其皆以“风”“风动”概之。这些“风动”之症皆与肝主动理论有关，故曰“诸风掉眩，皆属于肝”（《素问·至真要大论》）。无论因热、因虚、因湿、因风、因寒（“寒则气收”“诸寒收引”。因寒（实寒或者虚寒，所致者多为表现为瘛，即挛缩）。所致肢体“动之太过”的风证者多从肝论治，都是这一理论运用的实例。

所谓“动之不足”，即指肢体瘫痪、痿废之疾，此类病证也多与肝主筋有关，如原文认为，“有伤于筋，纵，其若不容”（容，通“用”）“湿热不攘，大筋緛短，小筋弛长。緛短为拘，弛长为痿”（《素问·生气通天论》）。又云：“肝气热，筋膜干，筋膜干则筋急而挛，发为筋痿。”“宗筋纵，带脉不引，则足痿不用”（《素问·痿论》）。所以临床可用清泻肝胆湿热（如龙胆泻肝汤），或者滋养肝之阴血治疗肢体痿废者（如虎潜丸），均为肝主动理论的具体应用。

（三）肝“喜条达，恶抑郁”

肝主疏泄，能调理气化、气机，调节精神情志，这是肝脏性喜条达而恶抑郁理论发生的背景。中医理论常运用人类心理活动中的“喜”“恶”来类比人体内脏、甚至精微物质的生理特性。应具有的特征或功用为“喜”，不应当出现的特征或作用为“恶”，用“恶”反衬“喜”，“喜”和“恶”所表达的意境方向是同一的。

“喜条达，恶抑郁”理论首先用于表达肝疏泄气机的功能。肝气主升，通过参与整体气机“升”的环节来调节一身气机活动，实现其疏泄气机，调畅气机的功能效应。“喜条达，恶抑郁”在此指肝通过主升而疏泄气机，使气机通达畅顺而不会产生抑郁的病理。如此则肝的功能正常，对全身各脏腑功能，诸如对脾胃升降消化饮食、肺气之宣降、心肾之水火相济等都能发挥其正常的调控作用。一但失于“条达”之性而成为“抑郁”之势，气机郁滞便率先由生，肝气怫郁就会有胁肋、胸乳胀闷疼痛，少腹胀痛，阴囊、睾丸、会阴部胀痛等；若横犯脾胃则致使脾气不升、胃气不降而生脘腹胀闷疼痛，甚至恶心、呕吐或泄泻；若波及于肺，肺气失于肃降，便会有咳喘、胸闷之证等等。

“喜条达，恶抑郁”理论也指肝对精神情志的调节作用。“人有五脏化五气，以生喜怒思悲恐”（《素问·阴阳应象大论》），肝通过疏泄气机的核心作用，影响五脏精气的转运输送，由此调节发生于五脏的情感活动。情感活动的发生，是在心接受外界事物刺激（“所以任物者谓之心”《灵枢·本神》）的前提下，心神支配各脏精气的转输及调配，“精气并于心则喜，并于肺则悲，并于肝则忧，并于脾则畏，并于肾则恐”（《素问·宣明五气》）。五脏精气是人体发生情感活动的物质基础，肝通过疏泄气机，气机活动促进五脏精气的转输与调配。

因此肝气条达，气机通畅而不抑郁，五脏精气能顺利地进行转输，人在接受外界刺激后能有正常适宜的情感活动。倘若肝失于疏泄，气机运行不畅而抑郁，必然会影响到五脏精气的转输，就会有相应的情感异常的症状，诸如闷闷不乐、情绪低落、沉默寡言、长吁短叹等。对此类病证则宜用柴胡疏肝散、四逆散之类方药予以干预。

（四）肝“体阴而用阳”

“体阴而用阳”是表述肝之特性的专用述语。“体阴”特指肝藏血功能，“用阳”专指肝疏泄气机功能和肝气主升主动的特性。“体阴而用阳”体现了肝藏血与主疏泄两者的关系：一者血为阴，气属阳（肝主疏泄的核心是调畅气机）；二者体现两功能之间尤如阴阳对立互根之关系。肝得所藏之血的濡养而疏泄正常，肝阳不亢。反之，疏泄气机，能促进人体各脏将富余之血归藏于肝，并将肝藏之于血海中的血及时地根据人体生理之所需予以重新分配，因此说，肝藏血是肝主疏泄调畅气机功能在血液运行方面的体现。所以肝藏血（体阴）与肝主疏泄，气机调畅（用阳）两者相互制约、互相促进，共同维持肝气主升、主动特性及其功能活动。如果肝之阴血亏虚，常可致肝气郁结或升动太过，如肝阳上亢、肝风内动等病理即是“体阴用阳”特性的病理体现。此类病理多为本虚而标实，肝之阴血不足为其病理之本，肝阳偏亢及肝风内动为其病理之标，故有“肝体常不足，肝用常有余”之说。

（五）肝为“刚脏”

所谓肝为“刚脏”是指肝气易升易动，所发生的病证多有暴急猛烈特点。这一特性乃是肝主升、主动、体阴用阳诸特征的综合体现。这一论点的发生是以肝藏血与疏泄气机关系为生理基础，肝之阴血失于滋养是导致疏泄失常所发生的主升、主动太过为病理基础，前人又通过肝为“将军”的类比思维，形成了肝为“刚脏”的特性这一观点。

肝赖所藏阴血而滋养，如若肝失其所养，疏泄失常，极易产生升动太过的病理变化，如肝气上逆、肝火上炎、肝阳上亢、肝风内动等，临床上除有头痛、头晕、目眩等症状外，常有烦躁、暴怒、筋脉拘挛、抽搐、角弓反张，甚则突然昏倒，这都是肝气刚强暴急特征的病理体现，治疗时应当根据其为“刚脏”的特性，以滋阴、养血、柔肝为治本之法，清代林佩琴对此深有体会，他在《类证治裁·肝气论治》中指出:“肝为刚脏，职司疏泄，用药不宜刚而宜柔，不宜伐而宜和。”真可谓是对肝为“刚脏”理论运用的经验之谈。《临证指南医案·肝风》对这一生理特性总结时认为，“肝为风木之脏，因有相火内寄，体阴而用阳，其性刚，主动、主升，全赖肾水以涵之，血液以濡之”，可谓是经验之谈。

（六）肝恶风

“恶风”是肝的重要特性之一，这是《内经》的基本立场（《素问·宣明五气》《灵枢·九针论》）。

肝为何“恶风”？“风胜则动”（《素问·阴阳应象大论》）是古人生活体验和临床实践观察的结论，由于肝主筋，主管肢体筋肉的运动，一旦肝之功能失常，则易发生肢体筋肉不自主的“风动”病证，故而有“诸暴强直，皆属于风”；“诸风掉眩，皆属于肝”（《素问·至真要大论》）病机结论。可见，大凡临证见有肢体筋肉“风动”症状者，其辨证定位应当以肝为先，这是“肝恶风”特征发生的基本立场。

综上所述，肝和其他脏腑一样具有一定的生理特性，这些生理特性是对其生理功能、病理变化的高度概括和升华，准确理解其内涵及意义，对深入研究其生理、病理，有效地用以指导临床实践、遣方用药都有十分重要的意义。因此肝之生理特性是肝藏象理论中不可分割的重要组成部分。

第十四论

《黄帝内经》肾藏象理论及其意义

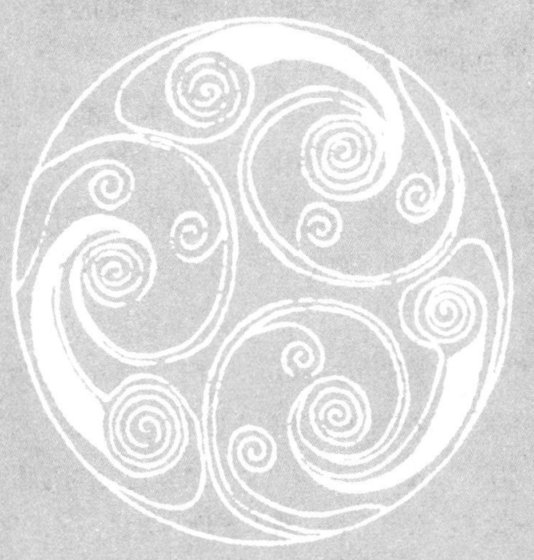

"河图"、"洛书"、十月太阳历的知识也是《内经》中肾属水，应冬，"肾为水脏""肾治于里""治七十二日"等观点的文化背景。肾之气化活动与肾精、肾气、肾阴、肾阳的共同作用密切相关，从而完成其藏精，主生殖，主生长发育，主纳气，主骨，主水等重要机。

一、"河图"、"洛书"、十月太阳历在肾藏象中的应用

（一）肾为水脏，主藏精，主生殖

《内经》认为，"肾者，主蛰，封藏之本，精之处也，其华在发，其充在骨，为阴中之少阴（当作'太阴'），通于冬气"（《素问·六节藏象论》）。"肾者水脏，主津液"（《素问·逆调论》）。北方黑色，入通于肾，开窍于二阴，藏精于肾，其类水，其时冬，其数六（《素问·金匮真言论》）。这些原文是构建肾藏象理论的主要原文，结合"河图"、"洛书"、十月历法的启示，就不难理解"肾为水脏""肾主水""通于冬气""肾主生殖，为先天之本""其数六"等理论。

"肾为水脏"，主水，藏精，主生殖理论发生的脉络为：河图：天一生水→管子：水生万物，精生万物→老庄：一（气）生万物→《内经》：肾者水脏，主水，藏精，主生殖、天癸。

可以从以下几个方面理解"河图""洛书"模式与肾主生殖理论发生的关系。

1."一"为"数"之始，以"数"演绎天地万物，"一"也是天地万物发生之始。

2.就天文历法而言，"一"表达冬至节令，此前是一年之中日影最短、日照最弱之时，万物蛰伏、凋零，天地间的阳气也涵藏于地土之中。

3."一"表达冬至节令也是新一年的开始，自此日影渐长、日照渐强、天地间的阳气渐旺。在阳气渐复的作用下，万物于一年之中

的发生自此开始。这就是老庄所说"'一'生万物"的文化背景。

4. 在"无形""有形"之争论中,《管子》秉持"土"和"水"为"万物之本原也,诸生之宗室也"的学术立场,进一步认为"人,水也。男女精气合,而水流形"(《管子·水地》)。后来的《易传·系辞传下》之"天地氤氲,万物化醇;男女构精,万物化生",继承了这一思想,并将"精"的概念引入生命科学领域,用以解说人类生命个体的形成。

无论是《管子》的"水生万物",还是《老子》《庄子》的"一(即'气')生万物",都无法避开"天一生水"之内涵。

5.《内经》构建肾理论时,在"远取诸物(水生万物),近取诸身(精能繁衍新生命)"的思维背景下,发现五脏中只有肾能主管人类的生殖繁衍,因为男女生殖器官是肾形态的延续,在性活动时,从男子性器官排出的如脂、如膏、如髓、如水的"精"能孕育新生命体,所以就有了"肾藏精,主生殖,主生长发育"的认识。

6. 在"天一生水","水生万物"的文化背景下,加之肾通过排尿能维持人体水液代谢平衡,形成"肾者水脏,主津液"(《素问·逆调论》)"肾主水"的认识就不足为奇了。

7. 女子"二七而天癸至,任脉通,太冲脉盛,月事以时下,故有子……七七,任脉虚,太冲脉衰少,天癸竭,地道不通,故形坏而无子也"。男子"二八,肾气盛,天癸至,精气溢写,阴阳和,故能有子……七八,肝气衰,筋不能动,天癸竭,精少,肾脏衰,形体皆极"(《素问·上古天真论》)。可见,男女"能有子"的原因不仅仅是肾精充足,还取决于"天癸"的作用。

8. "天癸"之名的发生。之所以将肾中精气所化生的、能促进性器官发育并影响生殖功能的物质及其功能称之为"天癸",除了受"天一生水"影响外,还与十月历第五季是"壬月、癸月"为肾气所望时日的月份有密切的关联。这从"以冬壬、癸中于邪者为肾风"(《素问·风论》)"肾主冬,足少阴、太阳主治,其日壬、癸"(《素问·脏气法时论》)之论亦可得到佐证。

（二）肾治于里

原文“肾治于里”（《素问・刺禁论》）具有如下文化背景：

1. 面南而立，确定方位时，必然是：下北，水，一，“天一生水，地六成之”，应时为冬，在脏为肾。这是“肾”与方位“北”联系的文化背景。

2. 肾所应的北方、冬季（太阴），阴气最盛。

3. “里，下也”（《素问考注》卷第十四）。治，治理之意。在方位辨识中，北为“下”。无论是人类的生殖还是排尿功能，均在人体躯干的最下部。所以肾的解剖部位、功能效应均踞于下焦而治理全身。

依据上述分析，能给“肾治于里”则有了既合理又与传统文化相一致的解释。

（三）肾应冬，旺壬癸月七十二日

原文有“肾主冬，足少阴、太阳主治，其日壬癸”（《素问・脏气法时论》），“以冬壬癸伤于风者为肾风”（《素问・风论》），“肾为牝脏，其气玄，其时冬，其日壬癸”（《灵枢・顺气一日分为四时》）等。诸如此类原文中的“壬癸”，是指十月太阳历法中的第五季“水行”（冬季）之壬月、癸月，绝非十二月太阳历之天干纪日中的“壬日”“癸日”。所以“其日壬癸”是指肾的望日在壬月、癸月的所有时日，如此才与“肾主冬”“其时为冬”相应。

以上是“河图”、“洛书”、十月太阳历法知识在《内经》肾藏象理论构建中的应用举例。

生命科学知识体系的形成背景是深刻而复杂的，《内经》肾藏象的构建也不例外。其中“河图”“洛书”及十月太阳历法的影响是不可忽视的重要因素之一。此处仅从先哲们总结出的“河图”“洛书”文化对肾藏象构建的启示作以陈述，申明中华民族传统文化在解读其中相关理论的作用和方法而已。

二、气化、气机理论与肾藏象

气化是中华民族传统文化的重要范畴，也是《内经》所论生命科学知识体系中的重要命题，先秦诸子们但凡论“气”之时，无不涉及“气化”的内涵。但“气化”作为词语，则是被《内经》首次运用。自此以降，气化就成为中医药学的重要理论而广受人们的关注和研究。

（一）气化活动与肾主藏精

1. 肾主藏精的内涵

《管子·水地》的“水者，万物之准也……万物之本源也”论述，开启了“水”能生万物的观点之后，就成为“天地氤氲，万物化醇；男女构精，万物化生”（《易传·系辞下》）提出“精”生万物的重要依据。后来《春秋繁露》又有“元者，万物之本”的观点。可见《内经》以前，气、精、元都是用以解释宇宙万物形成本质的具有相同内涵的哲学概念。就医学理论而言，是《内经》首先将气与精分论的哲学概念统一为“精气”，是稍晚一些的《难经》将气与元分论的哲学概念统一为元气（或“原气”）的。《内经》在其构建中医理论体系时出于医学自身的需要，形成了具有不同医学内涵的气、精、精气、元气的概念，使这些概念在不脱离哲学的背景下被限定在医学范畴之内。自此，医学中就将男女两性媾合时性器官中流溢像“水”一样能构成胚胎人形之物称之为“精”，于是也有了以“气”解精，把精与气联系在一起加以运用。

古代哲学自《管子·水地》以后，确立了“精”也是万物生成本原的观念。在“烦气为虫，精气为人”（《淮南子·天文训》）的思想指导下，认为人是气中更为精粹部分演化而成的，《内经》以人是“天地之镇”（《灵枢·玉版》），是天地万物之中最为珍贵的（《素问·宝命全形论》）观念前提下，确立了“精”概念及其相关理论。哲学认为精亦是气，两者内涵一致，《内经》未完全摆脱精亦是气的哲学内涵，所以常常言气则蕴含有精，论精亦包涵有气，有时就以“精气”混称二者，或将二者分论。但却又从医学的实际需要出发，形成了精是不同于气的人体内另类物质的概念及其相关理论。

精是形成人体的原始物质。《内经》认为精是形成胚胎，构成人形的原始物质。何谓精？“两神（男女两性）相搏，合而成形，常先身生是谓精”（《灵枢·决气》）。这种“常先身生”的精就是形成胚胎的男精女卵生殖之精。由于此“精”先于人体身形而存在，故后世称之为“先天之精”。男女两性生殖之精的结合，是新生命体形成并存在的起点，所以有“人始生，先成精，精成而脑髓生，骨为干，脉为营，筋为刚，肉为墙，皮肤坚而毛发长”（《灵枢·经脉》）的精辟之论。

2. 精是生命活动赖以生存的基本物质

《内经》认为，来源及禀受于父母的先天之精、吸入自然界的清气和饮食水谷中的精华三者是生命赖以为继的根本，也是气中最为精粹的部分，所以分别将吸入人体的自然界清气、饮食物中人体能吸收利用的部分统称为“精”或“精气”，甚至将体内的水液也称为“精”或“水精”。在解释人体消化功能和相关物质的输布过程时指出，“食气入胃，散精于肝，淫气于筋。食气入胃，浊气归心，淫精于脉。脉气流经，经气归于肺。肺朝百脉，输精于皮毛。毛脉合精，行气于府，府精神明，留于四脏，饮入于胃，游溢精气，上输于脾。脾气散精，上归于肺，通调水道，下输膀胱，水精四布，五经并行，合于四时五脏阴阳，揆度以为常也”（《素问·经脉别论》）。此处不但指出饮食中的营养成分经过胃肠的消化，其中的饮食水谷之精被吸收，在脾的作用下分别从肝、心、肺三个途径输送到达全身，维持各脏腑器官活动时对水谷之精的需求。同时也可以看出，《内经》除了如“两精相搏谓之神”“并精而出入者谓之魄”“精时自下”（《灵枢·本神》）等少数情况下用“精”专指生殖之精外，多用精、精气、气等内涵不予严格界定的概念表达相关的医学理论。

3.“精藏于肾”相关理论的构建

《内经》通过解剖发现了男子前阴有“茎”和“垂”两部分，“茎垂者，身中之机，阴精之候，津液之道也“(《灵枢·刺节真邪》)，肯定了男子的生殖之精和尿液同出一“道”的解剖事实。女子的前阴有“溺孔”和“廷孔”，廷孔指阴道及阴道口，后世将子宫脱垂称为“阴挺”可证。无论男女，其前阴都是肾和膀胱解剖部位的延伸，都具有排出生殖之精并生殖繁衍和排出尿液的双重功用，均受肾的主宰。“肾者主水，受五脏六腑之精而藏之，故五脏盛乃能泻”(《素问·上古天真论》)。在肾藏生殖（先天）之精和五脏六腑之精（后天之精）认识的基础上，推论肾及肾藏之精与人的生殖、生长发育、智力发育、生命的寿夭、抗御邪气的免疫能力都有关系。所以有“肾生骨髓”(《素问·阴阳应象大论》)，“诸髓者，皆属于脑”(《素问·五脏生成》)，“脑为髓之海”，“髓海不足，则脑转耳鸣，胫酸眩冒，目无所见，懈怠安卧”(《灵枢·海论》)等相关理论，以及“夫精者，身之本也。故藏于精者，春不病温“(《素问·金匮真言论》)的观点。并且制定了“精不足者，补之以味”(《素问·阴阳应象大论》)的治疗思路。

可见，哲学理论中的精气学说，是《内经》理论形成过程中占有主导地位的自然观，奠定了中医理论体系的本体论基础，渗透于中医理论和临床各科的每一层面。其理论中的精气观念，既保留了哲学的印记，还被赋予了丰富的医学内涵，已经成为中医理论中相当重要的内容和组成部分，从医学角度又得到丰富和发展。因此了解哲学和中医理论中精气理论的关系，将有助于我们更深刻地从中华民族文化的角度去认识《内经》、认识中医学的理论特色。

4. 气化理论与肾的精、气、阴、阳

人体气化活动在肾脏有多方面的体现：一是肾“受五脏六腑之精而藏之”的机理，二是肾精、肾气与肾阴、肾阳、天癸的转化，三是藏精生髓充养于骨，四是肾主水液等。

气化是肾藏精发生的机理。“肾者主水，受五脏六腑之精而藏之，故五脏盛，乃能泻”（《素问·上古天真论》），这是对肾主藏精机理的经典表述。肾所藏之精，其来源一为禀受于父母的先天之精，一为禀受于水谷的五脏六腑之精。水谷之精气是营养各脏腑、维持其生理功能的物质基础。为了保障机体在不同功能状态下都有充足的精微物质供给，因此当其他脏腑精气充盛时，其富余之精可转输、凝聚、贮藏于肾；若其他脏腑在病理情况下精气不足时，肾所藏之精在肾阳的气化作用下，亦可反向输出，以供给其他所需之脏腑。精气的这种“出”和“入”、“聚”与“散”、“藏”与“泻”的过程，需要肾与其他脏腑之间的密切配合。由肾与其他脏腑之间的关系，也可以说明人之生殖功能虽由肾所主，但也受其他脏腑精气盛衰的影响，故当其他脏腑精气虚弱，不能输精于肾，久病及肾，必致肾中精气虚衰，那么生殖功能也会受到影响。故原文有“五脏皆衰……而无子耳”之说。

依据《素问·上古天真论》的原文精神，肾主藏精的机理可以示意如下图：

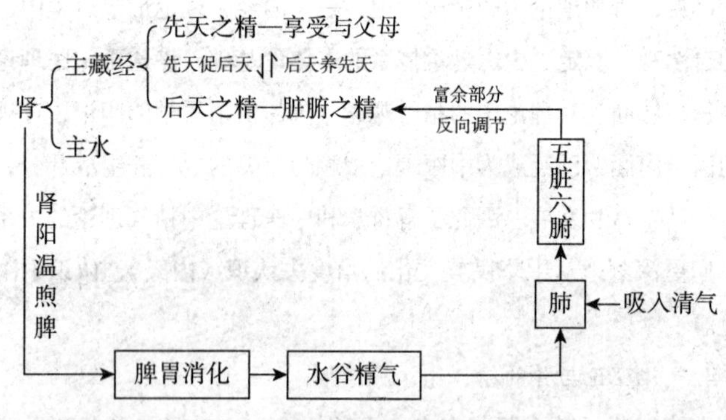

注：“主藏经”，当为“主藏精”之误。

肾的气化活动是以肾的精、气、阴、阳为基础。肾之精、气、阴、阳都有其各自独立的生理作用和不同的临床病证，是并存于肾脏之中的不同物质。肾精和肾阴同属于阴，肾气与肾阳的属性同为阳。属性相同的物质间有协同作用，所以肾阴与肾精间有相似之处而易被混淆，肾阳和肾气也有雷同的地方，故尔有人将其相提并论。

（1）肾精有广狭之分

广义肾精是指肾脏所藏精微物质的总称。其来源有二：一是受之于父母，与生俱来，故谓之“生之来谓之精”（《灵枢·本神》），以及“人始生，先成精，精成而后脑髓生”（《灵枢·经脉》）。此精即称先天之精。其二是水谷所化，受之于五脏。《素问·上古天真论》认为肾脏能“受五脏六腑之精而藏之”，此所谓后天之精。先、后天之精并存于肾中，成为广义的肾精，故有“肾者，封藏之本，精之处也”之说。广义肾精的功用有三：

①调节全身各脏腑之精，是各脏腑活动时物质基础的“补给站”。在正常生命活动中发挥着重要作用，故谓之“失精者，身之本也”（《素问·金匮真言论》），以及“人之血气精神者，所以奉生而周于性命者也”（《灵枢·本脏》）。

②精能化血，是血液化生的途径之一。《张氏医通》认为，“气不耗归精于肾而为精，精不泄归精于肝而为清血”。

③在肾脏发挥作用的过程中，能不断地转化为狭义肾精和肾气、肾阴、肾阳四种不同的物质，进而完成肾脏的复杂生理功能。所以通常所讲的“肾亏”“肾虚”“伤肾”均是指广义肾精受损而言。狭义肾精（以下文中未加“广义”时，均指狭义肾精）则是广义肾精所化生，不具备调节全身之精的作用，主要在体内发挥生髓充骨、填补脑髓、维持正常的生长发育，以及在机体成熟阶段转化为生殖之精而主生殖的作用。

（2）肾精、肾气化生肾阴、肾阳、天癸

在肾的阳气蒸化作用下，肾精气化为肾气，即肾精的离散状态；在肾阴的作用下肾气凝聚为肾精，即肾气的聚合状态。所以，肾气和肾精是肾中精气的两种不同存在状态。而肾精、肾气又是肾阴、肾阳的物质基础。

在肾阴、肾阳的作用下，肾的精气又能化生为“天癸”这种能够促进人体生殖器官发育的物质。所以“天癸”是在人体发育到男子“二八”、女子“二七”时，才显现其相应生理功能的。

5. 肾之精、气、阴、阳各有不同的生理病理

（1）肾精

肾精的主要作用是生髓充骨填脑，是维持人体正常发育的物质基础之一，发育到成熟阶段，其中有一部分则在肾阳肾气的激发推动下转化为生育之精，成为男女生育繁衍后代的根本。肾精不足时，其病理表现于两个方面：一是发育障碍。在小儿则有发育迟缓，如“五迟”“五软”“解颅”，身材矮小，骨骼痿弱之症，髓海失充会伴有反应迟钝等智力障碍。青春期发育若肾精不足，就会有第二性征发育迟缓，成人阶段若肾精不足则见早衰、头发早白早脱、牙齿早落、精神恍惚、神情呆滞、记忆力减退、动作迟缓笨拙等表现。二是生育障碍：仅表现为男子精少（无精症）不育，女子不排卵之不孕。治疗时宜用河车大造丸之类的填精补髓药物。

（2）肾气

肾气的作用有四：

①激发和推动人体生长发育。从胚胎的形成、发育到胎儿脱离母体后的生命全过程，肾气都发挥着推动作用，狭义肾精虽然为人体发育准备了应有的物质，但能否为人体各阶段的发育过程所利用，取决于肾气的强弱盛衰。《素问·上古天真论》所做的精细描述就突出了肾气在推动人体完成生长、发育、生殖的重要作用。但此功能除肾精、肾气参与外，肾阴、肾阳的平衡也是不可忽视的。

②具有纳气助呼吸的作用。《类证治裁·卷之二》说：“肺为气之主，肾为气之根，肺主呼气，肾主纳气”就是指此。

③肾气充养于耳而助听觉，养于目而为视觉。因为“肾气通于

耳，肾和则耳能闻五音”（《灵枢·脉度》）。“五脏六腑之精气，皆上注于目而为之精”（《灵枢·大惑论》）。所以，肾中精气充足，耳目得以充养，故耳聪目明。

④肾气控制二阴，司二阴、胞宫之开合启闭。所以肾气虚衰时，在临床上除上述生长发育障碍与之有关外，还表现于三个方面：一是听力障碍。患者可有耳鸣、重听、听力减退，甚或耳聋无闻等症状。二是肾不纳气。因久病咳嗽或劳伤太过以致过耗肾气，肾气无力降纳吸入之气，就会有呼多吸少、喘促短气、气不接续、动则尤甚、呈吸气性呼吸困难的气不归原之状。治疗时可据病情，分别选用人参胡桃汤、人参蛤蚧散或黑锡丹等方，以达补肾纳气之效。三是肾气不固，下元失约。其临床特征除有全身性功能衰减的神疲倦怠、腰脊酸软无力症状外，还见有小便频数而清，尿后余沥不尽或尿失禁“脱膀失约”的症状，甚者可见大小便滑脱。精关亦为肾气约束，肾气不固者，男子则有滑精早泄，女子则有冲任不固的月经淋沥不断、习惯性流产，总之以肾气虚衰，不能固摄，下元失约为其病理特点。治疗时当分别用秘精丸、缩泉丸、金锁固精丸、泰山磐石散或寿胎丸（《医学衷中参西录》）等方以建补肾固摄之功。

（3）肾阳

肾阳，又称元阳、真阳、真火、命门之火，具有温煦、兴奋、推动、气化等生理功能，为人身阳气之根本。肾阳既能温煦机体，又能蒸化津液，促进各类物质的相互转化，同时还有制约肾阴的作用。因而肾阳虚衰，命火不足时就有两方面的临床特征：

一是温煦失职，鼓动无权，所以患者可有神疲倦息、畏寒肢冷、腰脊冷痛、阳痿、宫寒等症。治疗时宜用桂附八味丸、右归饮、五子衍宗丸等以温补肾阳。

二是蒸化无力，阴失制约，水液不运。故患者除有形寒怕冷症状外，主要有水液不化，停蓄为患之尿少水肿，下肢肿甚，按之没指，甚或胸腹腔也见积水的症状。治疗时温补肾阳以治其本，还需利尿行水，用真武汤加减以收标本并治之功。总之肾阳虚衰时，患者以机体失温、寒象明显为其突出特征。

（4）肾阴

肾阴，又称元阴、真阴、真水、命门之水，具有滋润、濡养、凝聚、抑制等生理功能，为人身阴气之根本。肾阴既能滋养、润泽全身，又能制约肾阳，防其过亢妄动。所以肾阴虚时的临床表现有二：

其一，为滋润不足，如眩晕耳鸣、视力减退、体消瘦、咽干舌燥等症状。

其二，是阴不制阳，虚火内扰，如五心烦热、午后低热、颧红盗汗、不寐、梦遗等表现。治疗时，若虽有虚热但不著者可用六味地黄汤、左归饮以滋补肾阴。若虚火明显时，则要用知柏地黄汤、左归饮等，以滋阴降火，标本并治。显然，本证以阴虚火旺为辨证要点。

（5）肾阴、肾阳关系

肾阴、肾阳同为肾的精气所化，其间存在着对立依存、相互制约的关系。这一关系既是保持肾脏功能协调的关键，也对全身各脏腑的阴阳平衡和气化、气机活动起着协调作用。这是历代之所以重视肾阴、肾阳的原因所在。所以在临床上，肾阴、肾阳亏损的病证常常与其他脏的虚衰病证兼夹出现。同时，肾阴、肾阳的平衡也是肾脏本身发挥各种作用的前提，这也是肾气不固，肾不纳气，和肾精不足病证常有偏阳虚或偏阴虚的原因。

可见，狭义肾精能生髓主生殖，故发育生殖障碍及骨病时责之于它。肾气除促进发育外，主要有纳气、固摄之力，所以其病证特点表现为吸气性呼吸障碍及二便寒、冲任下元不固等；肾阳主行温化，故凡有虚寒表现或水液不化者为肾阳不足；肾阴能滋润，又可制约肾阳，故其病证特点为阴虚火旺之虚热表现。临床上根据各自不同的病证特点进行辨证，并分别采用补精、益气、温肾、滋阴等不同的方药处理。

（6）肾之精、气、阴、阳的属性归类

按事物的阴阳属性对肾精、肾气、肾阴、肾阳进行归类，肾阴、肾精属性为阴，肾阳、肾气属性为阳，故可把肾阴、肾精统称为肾中阴精，肾阳、肾气统称肾之阳气，但决不能以“阳”代气，以“阴”代精。同类物质在作用上不但有近似之处，而且相互间有明显的协同作用；病理情况下，同类物质之间最先累及，所以常见到肾阳虚而兼肾气虚的表现，肾气不足，日久不愈时亦伴有阳虚症状。肾精不足者亦可累及肾阴而见阴虚火旺之症，肾阴亏虚又能波及肾精，伴见头晕失眠、记忆力减退等精不化髓，脑失充养的表现。

肾阴、肾精与肾阳、肾气间属性虽然不同，病理状态下也能互相影响，尤其是可以发生互损病机。产生互损的原因不外两方面：一是共同派生于广义之肾精，本源相同；二是相互间有制约关系。因此，四者之间任何一方亏损，日久不复时，都会波及另外三方。在临床上可见到肾中气精阴阳俱虚的病证，其理由也在于此。

肾气、肾精、肾阴、肾阳关系认识分歧的原因主要有两点：

一是对肾精的广狭二义未明。广义肾精“奉生而周于性命”（《灵枢·本脏》），与五脏六腑之精息息相通，其作用体现在生命活动的各个环节。而狭义肾精的作用虽然重要，但仅局限于生髓、生育，范围狭小得多。

二是将肾中物质的属性阴阳与肾中物质的本体阴阳混为一谈，故有“肾气属阳，又叫肾阳，肾精属阴，又叫肾阴”的不妥说法。按此推理，五脏属阴，六腑属阳，又如何称呼呢？更何况肾气与肾阳，肾精与肾阴各有不同的生理作用，又有明确的辨证要点及各自不同的治疗方药。因此，无论从理论上和实践上都证实，肾之精、气、阴、阳是共存于肾中的不同物质，有密切的联系，又有明显的区别，不可混称。

肾精、肾气、肾阴、肾阳、天癸之间的关系可以用下图表示：

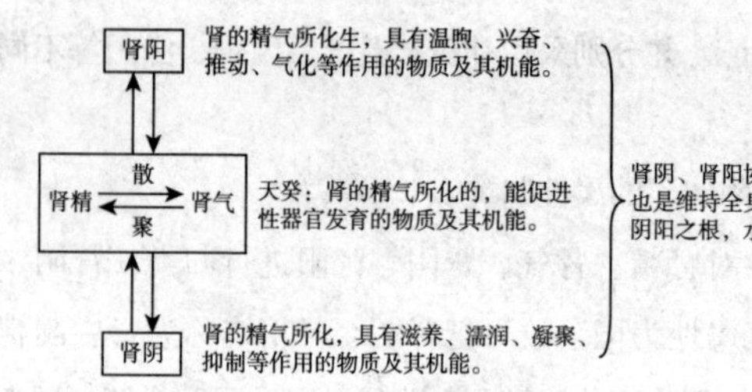

正因为肾精、肾气、肾阴、肾阳是各有不同功能的物质，这也是临床常见肾阴虚证、肾阳虚证、肾不纳气证、肾气不固证、肾精亏虚证发生的生理基础，所以，在理论上务必将四者加以严格区分而不可混淆。

（二）气化理论与肾主水

所谓肾主水液是指肾中阳气具有主持和调节人体水液代谢平衡的功能。人体的水液代谢，包括水液的生成、输布和排泄，是由多个脏腑参与的复杂过程，其中肾阳的功能最为重要，在此过程之中肾阳的气化作用表现有三：一是能温煦和推动参与水液代谢的肺、脾、三焦、膀胱等内脏，使其发挥各自的生理功能；二是被脏腑组织利用后归于肾的水液，经肾阳的蒸腾气化作用再升清降浊，大量的浊中之清者被吸收输布周身并重新利用，少量的浊中之浊者经肾阳气化为尿液下输膀胱；三是控制膀胱的开合，排出尿液，维持机体水液代谢的平衡。若肾阳不足，则气化、推动和固摄作用失常，引起水液代谢障碍，一方面可造成水液停聚，出现痰饮、水肿等病证；另一方面可致膀胱开合失度，出现小便清长，或遗尿、尿失禁或小便余沥，或出现尿少、尿闭、水肿等病证。所以有“少阴何以主肾？肾何以主水？

岐伯对曰：肾者，至阴也，至阴者，盛（chéng）水也，肺者，太阴也，少阴者，冬脉也，故其本在肾，其末在肺，皆积水也。帝曰：肾何以能聚水而生病？岐伯曰：肾者胃之关也，关门不利，故聚水而从其类也。上下溢于皮肤，故为胕肿。胕肿者，聚水而生病也。帝曰：诸水皆生于肾乎？岐伯曰：肾者牝脏也，地气上者属于肾，而生水液也，故曰至阴。勇而劳甚则肾汗出，肾汗出逢于风，内不得入于脏腑，外不得越于皮肤，客于玄府，行于皮里，传为胕肿，本之于肾，名曰风水”（《素问·水热穴论》）。通过此处水肿病证发生机理，可以深刻地理解气化作用下肾如何主水液的功能。

诚如张介宾所说，“肾主下焦，开窍于二阴，水谷入胃，清者由前阴而出，浊者由后阴而出。肾气化则二阴通，肾气不化则二阴闭，肾气壮则二阴调，肾气虚则二阴不禁，故曰肾者胃之关也”（《景岳全书·水肿论治》）。同时，肾藏精，内舍真阴真阳，肾阳为一身脏腑阳气之根本，可温煦脾土，助脾运化水液。故当肾之功能失常，势必影响脾胃对水液的输布代谢而形成水肿，所谓“上下溢于皮肤，故为肿”。此节原文对水气病之发病机理的论述，既重视肺、脾、肾三脏气化活动的相互配合，更突出了肾与水气病之关系。后世对水气病之认识亦多宗此，认为“凡水肿等证，乃脾、肺、肾三脏相干之病，盖水为至阴，故其本在肾；水化于气，故其标在肺；水惟畏土，故其制在脾。今肺虚则气不化精而化水，脾虚则土不制水而反克，肾虚则水无所主而妄行，水不归经则逆而上泛，故传入于脾而肌肉浮肿，传入于肺则气息喘急，虽分而言之，而三脏各有所主；然合而言之，则总由阴胜之害，而病本皆归于肾”（《景岳全书·水肿论治》）。

三、肾藏精与“肾主骨”

“肾主骨”结论是《内经》认真总结了当时多方面的相关知识，以及对肾及肾－膀胱－“溺孔”“茎垂”等肾结构的延伸解剖关系的发现为事实依据，结合“近取诸身”的排尿、生殖活动的切身体验，确立了“肾合膀胱”对水液代谢的调控，以“茎垂”之端“溺孔”泄注之精能延续生命、繁衍后代为事实依据，在“水生万物”“精气为人”的哲学观念参与下，形成了“肾主水”“肾为水脏”及“肾藏精”的理论，并以此为基础形成了“肾主骨”的结论。这一结论自此便成为中医骨学的核心理论，并深刻影响着中医骨学的发展。

在中医骨学理论中，肾藏精、肾生髓主骨理论居于核心地位，也是中医骨学理论形成的基础。为了深刻理解肾在中医骨学理论中的核心和基础地位，就必须明白“肾主骨”理论发生的相关背景，如此才能在明晰以肾治骨缘由的前提下，更掌握以肾治骨的主动权。但是就此知识板块而言，自《内经》以降，缺乏系统而深刻的论述，此处只能就所检索到的相关资料予以梳理，以企能窥其端倪。

（一）肾系统的解剖发现

综合检索到的相关资料，尤其是《内经》中所载的知识，“肾主骨”理论应当是源于肾系统的解剖发现为不容争辩的事实。

1. 肾位于腰部的解剖发现及其意义

“腰者，肾之府”（《素问·脉要精微论》）。这是人类在认识了肾脏局部大体结构的同时，又发现左右两枚肾脏分别位于腹腔后壁腰部脊膂两旁的医学事实。内脏结构的部位决定其相应的生理作用和发生相应病理变化的基础。大凡患者腰部疼痛，使人腰身“转摇不能”者，提示可能是“肾将惫（惫，此言功能受损）矣”（《素问·脉要精微论》）定位诊断的辨证思路，并且得到临床广泛应用。

2. 前阴是肾－膀胱结构的延伸

“茎垂者，身中之机，阴精之候，津液之道也”（《灵枢·刺节真邪》）。在解剖直视中发现了肾－膀胱－“茎垂”的结构联系，又明确了“茎垂”之端“溺孔”是具有生殖作用的“阴精”和膀胱所贮藏尿液的泄注之道，那么尿液生成源于肾及生殖之“阴精”，源于肾的理性认识就成为可能。

（二）“肾主水”理论的形成

“水生万物”（《管子·水地》）是古代哲学家对自然界万物发生一般规律的总结。人是自然万类物种之一，也必然遵循这一共性原则。这也是《内经》的“肾者水脏，主津液”（《素问·逆调论》）发生的哲学背景，“肾藏精”“肾主骨”结论的发生成为可能。

1. “肾合膀胱”，膀胱贮尿排尿

“肾者水脏，主津液”（《素问·逆调论》）理论的发生有其复杂的认识背景。以“肾–膀胱–前阴之端‘溺孔’”解剖事实为前提，合理地解释了经“溺孔”排出的尿液是直接来自于肾对全身水液的蒸化处理。

“饮入于胃，游溢精气，上输于脾。脾气散精（指水液），上归于肺。通调水道，下输膀胱”（《素问·经脉别论》），“肾合膀胱。膀胱者，津液之府”（《灵枢·本输》），“膀胱者，津液藏焉，气化则能出矣”（《素问·灵兰秘典论》）。这就是《内经》时代对“肾–膀胱–前阴之端‘溺孔’”解剖结构关系决定了肾蒸化水液，代谢后的残余津液贮藏于膀胱，经前阴之端“溺孔”排出尿液，完成体内水液代谢过程的认识。

2. 临床实践知识的长期积累

病理变化是生命活动的失序状态，排尿异常，或者水肿的病证是“肾者水脏，主津液”（《素问·逆调论》）功能失常的外在征象。因此就有“水泉（即小便、尿液）不止者，膀胱不藏也”（《素问·脉要精微论》），“膀胱不利为癃，不约为遗溺”（《素问·宣明五气》）。在论证“肾何以主水”“肾何以能聚水而生（水肿）病”的机理时指出，“肾者胃之关也，关门不利，故聚水而从其类也。上下溢于皮肤，故为胕肿。胕肿者，聚水而生病也”（《素问·水热穴论》）。此处就是以水肿病发生机理为例，探讨了“肾主水”，肾病为什么能产生水肿的机理，这是以临床实例证实生理功能最典型的例证。

3. “近取诸身”排尿活动的切身体验

自从人类对自身生理活动进行有目的主动观察以后，发现排尿是生命过程中十分重要的生理现象。不但发现了前阴之端的“溺孔”是膀胱气化排尿的孔口，也发现男女两性前阴“溺孔”部位和功能的差异，还就男女前阴表浅结构进行了比较性研究，明确了男子前阴之端“溺孔”有排出生殖之精和尿液的双重作用，而女子前阴之端有“溺孔”和“廷孔”之分，两“孔”用途各异（《素问·骨空论》）的解剖特征及其生理事实。

4. 哲学理论的影响与参与

在哲学理论的参与下，“肾主水”理论得到了确认和肯定。如在对“肾何以主水”解疑时指出，“肾者，至阴（肾的属性为阴中之阴，极阴也）。至阴者，盛水也……故其本在肾”（《素问·水热穴论》）。这是从肾的阴阳属性角度求证“肾主水”理论。在同样思维背景下提出了“北方生寒，寒生水……水生咸，咸生肾”（《素问·阴阳应象大论》），“北方黑色，入通于肾……其类水”（《素问·金匮真言论》）。这就从五行归类理论的角度论证了“肾主水”。

综上所述，“肾主水”理论的发生是以肾系统大体结构联系的解剖直观为前提，经过长期对水液代谢（尤其以肾为主有关尿液生成）的生理观察，围绕着“癃”“遗溺”“胕肿”病证实践知识的积累和反复的临床验证，对“近取诸身”排尿活动及自身前阴局部结构进行体验和认知，借助阴阳、五行哲学理论的参与，于是形成了“肾者水脏，主津液”（《素问·逆调论》）的重要理论。“肾主水”理论为“肾藏精”结论的形成提供了非常重要的思维依据和思维方法的借鉴。

（三）“肾藏精”理论

“肾藏精”是在“肾者主水”理论形成前提下发生的。

1. 性交活动的切身体验

“色、食，性也”（《孟子·告子上》）。先哲们在对人类生命活动进行长期观察的基础上明确地指出，性交活动和进食一样是人类的本能，也是生命活动的第一需要。人类通过“近取诸身”性交活动的体验和观察，将男子性交器官名为“茎”，茎端“溺孔”不但排泄肾生成的尿液，还能在性交过程中泄注如脂、如膏、如髓、如水的液体（《灵枢·五癃津液别》，称为“精”。

2. 生殖繁衍实践的体验

古人在性交体验中观察到，从男子茎端“溺孔”中泄注的如脂、如膏、如髓、如水的液体，常会在性交接受方体内胞宫中发育成一个新的生命体，于是在“精生万物”“精气为人”的哲学理念影响下，将这种液体命名为“阴精”(《灵枢·刺节真邪》)，或简称为“精”，这就是“茎垂者，身中之机，阴精之候”(《灵枢·刺节真邪》) 观点产生的依据。

3. 临床病例的佐证

实践是理论发生的动因，也是检验理论是否合理的重要标准。在临床实践中发现，“士人有伤于阴（指男子前阴‘茎垂’)，阴气绝而不起（阴茎不能勃起)，阴不用（在性交中不能发挥作用，即不能完成正常性交活动)。然其须不去。”“宦者去其宗筋（指‘茎垂’）……（天宦）此天（指先天）之所不足也，其任冲不盛，宗筋不成（‘茎垂’发育不良)，有气无血，唇口不荣，故须不生”(《灵枢·五音五味》)。从“茎垂”严重外伤、宦官、天宦三种不同原因所致“茎垂”缺陷而发生性功能缺失的病例，进一步论证了“茎垂”是完成性交、传宗接代、延续生命的“身中之机”，还是人体能否生“须”(胡须)、体内能否产生繁衍新生命所用“阴精”的观测标志。

（四）“茎垂”是“阴精之候”

既然“茎垂”是人身能生殖的“阴精之候”，那么可“候”察的“阴精”由何处所生？藏于何处？为何脏所主？这是古人必然要求索的深层问题。

既然在排尿、性交活动的切身体验中发现尿液和“阴精”同出于前“阴”之“茎”，于是在“水”和“精”皆生万物，“精气为人”哲学理念影响下，很自然地将“阴精”与肾 - “茎垂”联系在一起，“肾主藏精”理论的提出就成为顺理成章的事情。这也就是后世将男子的“茎垂”称为“外肾”，阴囊称为“肾囊”，“睾”“卵”(《灵枢·经脉》) 称为“肾子”的理由。从前阴茎端“溺孔”泄注的如脂、如膏、如髓、如水之“阴精”生于、藏于肾，为肾所主，这也是《内经》为何称“茎垂”为“阴精之候”的道理所在。

“茎垂者……阴精之候”（《灵枢·刺节真邪》）有以下几点启示：

一是人们不易直接感知位于腹腔后壁腰部肾脏所主藏的“阴精”，于是从“肾合膀胱”系统解剖延伸之“茎垂”的相关活动予以候察。

二是“茎”端“溺孔”既是排泄经膀胱气化产生的代谢产物尿液之道，也是肾脏所主藏的具有生殖作用的“阴精”泄注之道，精与水二道合一。

三是肾主所藏生殖之“阴精”的生成和能否生殖的状态，可以通过“茎垂”在性交活动中的状态予以表达，如外阴严重损伤、宦者、天宦阴茎不起不用（《灵枢·五音五味》）即是其例。

四是茎端“溺孔”在性交活动中泄注如脂、如膏、如髓、如水（《灵枢·五癃津液别》）的“阴精”是繁衍后代、延续生命的原始物质，因此还可通过“茎垂”之用，候察人体生育功能的关键性器官。

五是因冲、任二脉循行于“茎垂”，男子“血气盛则充肤热（温热）肉”而“生毫毛”，故男子生胡须。“茎垂”严重外伤者、阉割“茎垂”的宦者、“茎垂”发育不良的“天宦”之人，不但“茎垂”有“不起”“不用”症状而不能正常性交，而且有“须不生”的表现。可见《内经》已将“茎垂”、胡须等视为男女之间最主要的性别器官，为分辨性别的标志。加之“茎垂”是男子正常性交、繁衍后代的唯一器官，因此，称其为“身中之机”。

六是明确提示“茎垂”与具有生殖作用、使阴茎勃起发生性交活动、产生胡须的“阴精”之生成有直接关系。

（五）哲学思想的影响与参与

“男女媾精，万物生焉”（《易传·系辞下》），“烦气为虫（其他动物），精气为人”（《淮南子·精神训》）。这是古代哲学家在“无形生有形，有形生有形”观念之下提出的著名观点。有了能生万物之“精”的概念，医学界很自然地就将“茎”端“溺孔”泄注的、能繁衍新生命个体的物质以“精”名之。这既是哲学层面“精”概念在医学领域中的应用，同时也从生殖医学的角度论证了“精气为人”的哲学理念。

“肾者主水，受五脏六腑之精而藏之，故五脏盛乃能泻”(《素问·上古天真论》)。这既是《内经》对肾藏精功能的进一步肯定，也是对肾藏精机理的论述。

此处原文已经明确了肾所藏之精的来源有两个方面：一是禀受于父母，在父母之精形成下一代新生命体时，也成为下一代新生命个体的肾所藏之精发生的原始物质。故有“何谓精……两神相抟，合而成形，常先身生，是谓精”(《灵枢·决气》)，“人始生，先生精”(《灵枢·天年》)，以及“茎垂”外伤者、宦者、“天宦”之人阴茎不能勃起（“不起”），不能完成正常性交活动（“不用”）等实例（《灵枢·五音五味》）的论证和支持。

二是肾“受五脏六腑之精而藏之，故五脏盛，乃能泻”(《素问·上古天真论》)。明确了肾所藏之精的另一来源。生命个体随着五脏六腑功能的强健，源于饮食水谷和吸入自然界的清气，共同在体内转化成为营养五脏六腑之精，各脏腑富余之精由经脉的转运而藏之于肾，成为“肾藏之精”的重要来源，此即肾“受五脏六腑”之精而藏之意。

可见，肾藏精理论的产生原因：一是“肾合膀胱”，“茎垂”是肾系统结构一部分的解剖事实；二是“肾合膀胱”气化排尿对水液代谢的影响；三是“近取诸身”性交活动的体验和观察；四是临床病理实例的佐证；五是“精生万物”“精气为人”哲学理念的影响和参与。

“肾藏精”理论构建的完成，使“肾主骨”结论的实现已是水到渠成之事。

（六）“肾主骨”结论的产生及其意义

“肾生骨髓”，“在体合骨”(《素问·阴阳应象大论》)；人体“精藏于肾”，“是以知病之在骨也”(《素问·金匮真言论》)；“肾主身之骨髓”(《素问·痿论》)。这是《内经》在确立“肾主藏精”“肾主内”理论基础时的基本学术立场。

1. 肾藏生殖之精是髓和骨骼生成的原始物质

人类通过对自身生殖活动过程的体验和认知，以及对家禽、家畜（主要是家畜）繁殖过程的观察，发现人类和其他动物一样，包括髓和骨骼在内所有的身形器官都由“茎垂”泄注于性交接受方胞宫内的生殖之精发育而成。由肾所藏、所主，经茎端“溺孔”泄注的“阴精”，是先于所产生的新的身形而存在的原始物质，故有“两神（指男女两性）相抟，合而成形，常先身生，是谓精”，及“两精相抟谓之神”（神，指新的生命）（《灵枢·本神》）的认识，并因此而有“人始生，先成精，精成而脑髓生。骨为干，脉为营，筋为刚，肉为墙，皮肤坚而毛发长”（《灵枢·经脉》）的胎儿在母体内发育过程的认识和相关记载。《内经》所载上述文献反映如下医学事实：

其一，生殖之精是新生命体生成的原始物质，这种原始物质存在于人类生命繁衍“环链”中任何一个新生命体的“上链环”。同时又成为任何一个新生命体肾中所藏生殖之精发生的“元精”，也是其繁衍“下链环”的先天之精。如此才能使人类生命活动生生不息，生命“环链”延续。

其二，从人类生殖医学的角度论证了“精生万物”“精气为人”的哲学观点，同时也是支撑这一哲学观点的医学原型和有力证据。

其三，体现《内经》的生殖医学理念，即“两神（男女两性）相抟”—“两精相抟”—“合而成形”，以及生成脑髓—内脏—形体（骨骼、血脉、筋肉、皮肤、毛发）胎儿的不同阶段。

其四，当胎儿的皮肤功能发育健全（即“皮肤坚”）并生长出“毛发”时，就标志其在母体内发育过程的结束，可以成为独立的新生命体。

这里非常清楚、明确地表达了“髓”（包括脑髓、脊髓、骨髓）和骨骼与其他形体器官一样，都是由肾所主、所藏之精生成的，这也是“肾主骨”结论产生的基础。

2. 髓藏骨以养骨

“髓者，骨之充也”(《素问·解精微论》)，“骨者，髓之府，转摇不能，肾将惫矣”(《素问·脉要精微论》)，明确了骨骼大体结构、骨与髓的解剖关系，并从临床骨病学的角度，指出骨、髓、肾之间的形态结构、生理和病理联系。

古人在对骨骼局部进行剖解的过程中还有两点重要的发现：一是骨骼上分布有“骨空”（孔），其间有脉络穿行，这些穿行于“骨空”的脉络是为骨及骨髓输送“气血”等精微物质的通道(《素问·骨空论》)；二是对骨性状的观察，发现藏于骨中的髓（包括脑髓、骨髓、脊髓）有如脂、如膏、液状（如水）特征(《灵枢·五癃津液别》)。因此才可能产生“骨者，髓之府”(《素问·脉要精微论》)的观点。这一过程为：肾精→肾气→通过血脉输送→骨腔凝聚→骨髓。

3. 肾藏精促进骨骼的发育

肾主藏精促进骨骼发育，肾精是骨骼发育的必需物质。这一认识源于对生命过程的观察。

人类生命过程要经历生、长、壮、老、已的不同阶段，骨骼是人体身形的重要组成部分，必然要与此五个阶段相伴行。人生“七岁”“八岁”前后，肾精逐渐趋于“盛”“实”，同时伴有“齿更发长”的表征；年龄在“二七”“二八”前后，肾精充盛，在男子则有人生第一次“精气溢泻”，女子则有月经初潮，两性初具生育能力；年龄至“三七”“三八”前后，“肾（精）气平均”，各种功能平衡稳定，故有“真牙生而长极”（通“齐”）之表征；在“四七”“四八”年龄段时，肾精处于巅峰阶段，故见“筋骨坚”“筋骨劲强”，肌肉盛满的外部征象；当男子年届“八八”之时，肾精已经亏虚，具有生殖作用之精减少，性动能减退，以及“齿发去”的特征。骨骼深藏形体深层，所以选择了与骨骼结构相同、性状相似、发育同步的牙齿作为判断骨骼变化的标志和表征。

肾为骨之本，“齿者骨之标”。肾、肾精、骨骼均藏居人身形体深层，尤其是肾精生髓主骨的精细过程是不能为人们直接感知的。肾藏精，生髓主骨就是通过对无论在形态、结构、化学成分均与骨骼毫无二致的牙齿作为骨骼生理、病理的评价指标，作为判断肾精功能活动的表征，这也正是《内经》论骨必言牙齿的道理之所在。

4. 肾病伤精是骨病发生的主要病机

《内经》通过对大量临床病例的观察性研究，从临床实例支撑“肾主骨”的结论并强化这一认识。如“骨痹”病发生的内在机理是“肾（精）不生则髓不能满，故寒（寒，泛指包括寒象在内的所有相关症状）甚至骨也”（《素问·逆调论》），“肾气热，则腰脊不举，骨枯而髓减，发为骨痿”。还说，“热舍于肾……则骨枯而髓虚，故是不任身，发为骨痿”（《素问·痿论》）等。

因为“肾主藏精”，肾精是生髓充骨、生骨养髓的原始物质，所以有“肾精—生髓—主骨”相关的中医骨生理学理论，也就必然形成“邪气伤肾—肾精不足或失常—生髓养骨障碍—骨病”的中医骨病理学理论。这也就从临床骨病学的角度支撑了“肾主骨”的结论。

5. 髓与生殖之精同源于水谷精气微

“何谓液……五谷之津液，合和而为膏者，内渗于骨空，补益脑髓”。“下流于阴股，髓液皆而下，下过度则虚”（《灵枢·五癃津液别》）。此处明确表达了生成髓和生殖之精都与饮食水谷精微有直接关系，同源于饮食水谷精微中“液”的观点；还表达了骨和生殖之精的性状相似的认识。这一认识也有力地支持了肾精生髓的理论观点。

后天水谷之精能通过穿行于“骨空”的脉络（《素问·骨空论》）输注于骨腔而直接化髓，此即“谷入气满，淖泽注于骨，骨属（zhǔ，连接）屈伸，泄泽，补益脑髓”（《灵枢·决气》）的观点。

可见，髓的生成、补充是多途径的，除肾精生髓的主要途径之外，“五谷之津液”直接经穿行于“骨空”的脉络输注于骨腔而生成如脂、如膏的髓。因此营养五脏六腑的水谷之精不足，亦可使髓之生成减少而致骨病；或者因久病、消耗性疾病或者年迈体衰，脏腑之精自然衰少，髓的生成不足而不能养骨导致骨病。故有“液脱者，骨属屈伸不利，色夭，脑髓消，胫酸”（《灵枢·决气》），“骨枯而髓虚，发为骨痿”（《素问·痿论》），以及房事过度，劫耗肾精，而致“髓液皆减而下，下过度（指性生活频繁，生殖之精泄出过多）则虚，虚故腰背痛而胫酸”（《灵枢·五癃津液别》）诸疾。

“形而上者谓之道，形而下者谓之器”（《易传·系辞上》）。“肾主骨”结论的产生正是遵行“形而上者谓之道”这一人类认识事物总规律的思维理念下发生的。

（七）分子生物学研究成果对“肾主骨”理论的支持

人或动物的骨钙代谢与维生素 D 有十分密切的关系。被人体吸收的维生素 D 先在体内转化为维生素 D_3（也可直接服用），但维生素 D_3 仍然没有参与骨钙代谢的活性，只有经过肝细胞和肾小管上皮细胞分别在维生素 D_3 的第 1、第 25 碳位上各嵌入一个“羟基”，这种经过肝、肾细胞“羟化”后的 1，25- 二羟基维生素 D_3 才具有参与骨钙代谢的活性，也才能使骨骼坚硬而完成其“骨为干”（《灵枢·经脉》）的支架功能。这一分子生物学的研究及其结论属于“形而下者谓之器”的认识理念，因而既合理地解释了“氢化可的松”慢性毒性反应所致“肾虚豚鼠模型”病理性的骨改变，同时也有力地支持了《内经》形成的中医骨学理论和“肾主骨”的结论。

综上所述，“肾主骨”结论的形成和《内经》其他重要医学理论的形成一样，都是在长期生产、生活、临床实践知识的丰富积累基础上，有其非常复杂的文化、哲学及其他科学知识参与的综合背景。因此，要想深刻揭示诸如中医骨学理论和“肾主骨”结论的科学内涵，就要将其置于《内经》及其同时代的文化、哲学、思维科学及其他科学知识环境中进行纵横分析，并务必要密切结合临床实践，如此才能予以合理的解读。

第十五论

《黄帝内经》所论人类寿夭因素及其意义

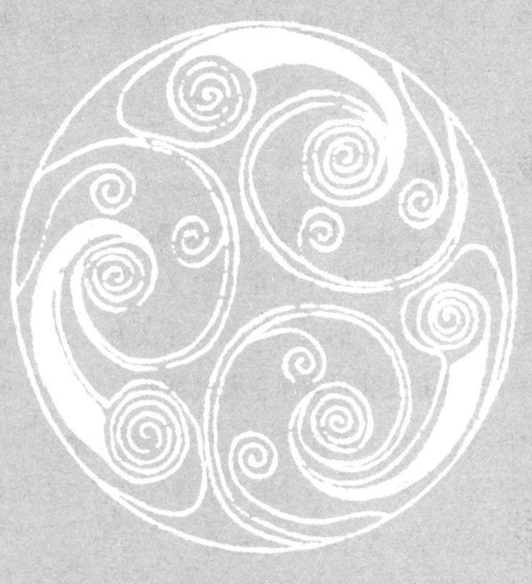

《内经》认为人类性命的长短受诸多因素的影响，其中先天肾气的盛衰、人体后天脏腑功能的强弱、阳气这一生命动力的旺盛与否等，都会直接影响到人类性命的长短寿夭，人类生存的环境也是生存状态不可忽视的因素。这些学术观点都成为后世中医养生学的理论源头。

《内经》基于影响人类寿命长短的因素，论证了养生的理论原则和相关方法。因此，但凡谈论《内经》的养生知识，就必须了解其对影响人类寿夭因素的论述。

一、肾气盛衰寿夭观

《素问·上古天真论》基于肾气盛衰决定人寿命长短的认识，详细地讨论了保养肾气在养生中的重要意义。肾气盛衰决定着人类寿命长短的认识是《内经》的基本立场，并认为人类肾气的盛衰变化有其自身规律，即其变化过程是：肾气渐盛→肾气盛→肾气平均→肾气始衰→肾气衰。这一过程决定着人类不同年龄阶段的功能状态，进而以“年已老而有子”为例，论证了肾气盛衰与寿命长短的关系，确立了“肾气盛衰寿夭观”的学术立场。

既然肾气盛衰影响着人类性命的长短，而人体肾气有其自身的盛衰变化规律，所以要想长寿，就得从“七岁”“八岁”的幼儿时期开始，建立终身顾护肾气的养生理念，如此才有可能达到最佳的“肾气有余”而“却老而全形”“益其寿命”的养生效果。这也就是为何该篇详细论述男女一生不同年龄阶段的肾气盛衰变化，以及与之相伴发生的身体各种功能状况的理由。这也是为什么但凡论述养生理论和养生方法时，无不涉及顾护肾气、保养肾精的内容，并将其作为重要方面的原因。

肾主藏精，主生长发育与生殖，主水，主纳气。为人体脏腑阴阳之本，生命之源，故称为先天之本。主藏精、主生长发育与生殖是肾的重要功能。精是构成人体的基本物质，广义之精包括禀受于父母的生命物质，即先天之精，以及后天获得的水谷之精，即后天之精。先天之精和后天之精，其来源虽然不同，但却同藏于肾，先天之精为后天之精准备了物质基础，后天之精不断地供养先天之精。二者相辅相成，在肾中密切结合而组成肾中所藏的精气。肾精促进生殖繁衍，促进生长发育，参与血液生成，抵御外邪侵袭，也是人体一生各种功能活动的基础性物质。而肾在人体的生长发育及衰老等生理过程中发挥着重要作用，人体的生命过程是随肾气旺盛而成长，继而随着肾气的衰弱而衰老，反映了肾气与机体生长发育及衰老有密切关系。后世医家张介宾认为，“以人之禀赋言，则先天强厚者多寿，先天薄弱者多夭。后天培养者寿者更寿，后天斫削者夭者更夭”（《景岳全书·先天后天论》）。虞抟也认为，“人之寿夭不齐何欤？曰：元气盛衰不同耳。夫人有生之初，先有二肾，号曰命门，元气之所系焉。是故肾气盛则寿延，肾气衰则寿夭”（《医学正传·医学或问》）。徐灵胎亦说：“终生无病者，待元气之自尽而死，此所谓终其天年者也。至于疾病之人，若元气不伤，虽病甚不死。元气或伤，虽病轻亦死……先伤元气而病者，此不可治者也。”（《医学源流论·元气存亡论》）。诸位医家精辟地论述了元气的盛衰存亡对疾病、健康长寿的影响，其学术立场仍不脱乎《内经》“肾气盛衰寿夭观”的影响。因为肾藏精而赖于命门，命门之火谓之元气，命门之水谓之元精，充分肯定了肾在生命活动中的作用，人体生长发育、衰老与肾气关系密切。可以说衰老与否、衰老速度、寿命长短在很大程度上取决于肾气强弱。肾气旺盛，人就不易衰老，衰老速度也缓慢，寿命也长；反之，肾气衰弱，衰老就提前，衰老的速度就快，寿命也短。可见，能否延年益寿的关键在于是否能保养人体肾气。肾为先天之本，故衰老及体质强弱与先天精气肾衰有关，先天之精气受之于父母，所谓“以母为基，以父为楯”（《灵枢·天年》）就讲的是这一道理。

人之寿夭是人生一大课题。张介宾对此进行了积极、认真的研究和探索，并提出了卓有成效的见识。他说“先天强厚者多寿，先天薄弱者多夭；后天培养者寿者更寿，后天斫削者夭者更夭"，从而说明了人之寿夭在很大程度上取决于人之本身是否注意摄养。即先天强者寿，先天弱者夭；后天培养者寿，后天失养者夭；先天强者，后天又慎之以养，则寿者更寿；先天弱者，后天又失之以养，则夭者更夭。为了使夭者增寿，寿者更寿，张介宾又指出"先天之强者不可恃，恃则并失其强矣；后天之弱者当知慎，慎则人能胜天矣"(《景岳全书·先天后天论》)，说明了人的主观能动性在抗老延年中起着积极作用。

二、脏腑盛衰寿夭观

《内经》在强调肾气盛衰与寿命长短关系的同时，还通过与五脏六腑关系的讨论，论证了脏腑盛衰也可以影响人类性命的长短，从而形成了特有的脏腑盛衰寿夭观念。如原文还从肾与五脏六腑的关系，认为"肾者主水，受五脏六腑之精而藏之，故五脏盛，乃能写(泻)"(《素问·上古天真论》)。肾所藏之精，究其来源，一为禀受于父母的先天之精，一为来源于脾胃化生的水谷之精和肺吸入自然界的清气。水谷之精和肺吸入的清气在肺的气化作用下生成宗气，而后成为布散于五脏六腑之精气。此精气营养着各个脏腑，是维持各脏腑生理功能最基本的物质。为了保障机体在不同功能状态下都有充足的精微物质供给，因此，其他脏腑精气充盛时，将富余之精气转输并贮藏于肾；其他脏腑在病理情况下精气不足时，肾所藏之精气亦可输出以供其他脏腑之所需。精气在各脏腑之间的这种藏与泻、出和入的过程，需要肾与其他脏腑之间的密切配合。这也说明了人类生殖功能虽由肾所主，但也受其他脏腑精气盛衰的影响，故当其他脏腑精气虚弱，不能输精于肾，久病及肾，必致肾中精气虚衰，那么生殖功能也会受到影响。故有"五脏皆衰……而无子耳"之论。此处论证肾气盛衰与脏腑关系之旨意在于突出顾护肾气的同时，不可忽视对五脏的调护，这就是重视脏腑养生理念发生的理论基础。

这一脏腑盛衰影响性命寿夭的观念，还可以从“人之寿夭……五脏坚固，血脉和调，肌肉解利，皮肤致密，营卫之行，不失其常，呼吸微徐，气以度行，六腑化谷，津液布扬，各如其常，故能长久”（《灵枢·天年》）的原文得到印证。此节原文认为，长寿的人必须是五脏形质健全、功能旺盛，才可能血脉和调，肌肉丰润，皮肤致密，营卫运行调畅，呼吸平稳有力，气血运行和利，六腑能正常地消化饮食，化生水谷精微，布散营养全身，人体各功能保持正常，互相协调一致，就能长寿。为了强调脏腑盛衰与性命寿夭的关系，原文还对人类“中寿而尽”的原因进行剖析，认为“五脏皆不坚……故中寿而尽也”。这是因为他们五脏脆弱，导致血气虚弱虚，血脉不畅，正气不足不能抗拒邪气，反而容易引邪深入，这就是有的人只能活到中等年寿便会夭亡的原因所在。原文通过脏腑功能的盛衰可以导致长寿与“中寿”两个方面的论证，强调了脏腑功能盛衰是人寿命长短的核心和关键，从而奠定了脏腑功能盛衰寿夭观的基本学术立场。这就是养生理论中为何要重视调养五脏的理论源头和基础。

清代医家尤乘在总结前人经验的基础上编著《寿世青编》（又名《寿世编》，尤乘于1667年增辑李中梓《士材三书》时将其二卷附于书中），在调神、饮食、保精等方面，基于《内经》关于人以五脏为本（《素问·六节藏象论》）的思想和脏腑盛衰寿夭观的理念，提出了养心说、养肝说、养脾说、养肺说、养肾说的五脏调养法，成为重要的养生思路。

三、阳气盛衰寿夭观

“重阳”是西汉时期的重要思想观念，刘安、董仲舒更是用“阳为主，阴为从”径言之，这就成为其后成书的《内经》重阳理念之依据，也是其中“阳气者，若天与日，失其所则折寿而不彰，故天运当以日光明，是故阳因而上，卫外者也”（《素问·生气通天论》）精辟论述的文化源头。原文将太阳作为取象类比思维的原型，一方面告诉人们，人身之阳气也具有像太阳一样是生命的动力源泉，具有赋予热量的温煦功能，也具有年度四季节律和昼夜节律的特性。另一方面，通过“天运当以日光明”类比人体阳气是生命功能的动力源泉，通过“失其所则折寿而不彰”在彰显了《内经》的“阳气盛衰寿夭观念”。后人之所以有“为医者，要知保扶阳气为本……亦可保百余年寿矣”（北宋窦材辑《扁鹊心书》）的观点，以及周之干“人身以阳气为主”（《慎斋医书》）的认识。张介宾则进一步提出了“阳强则寿，阳衰则夭”（《景岳全书·传忠录》）的论点，认为“欲知所以生死者，须察乎阳，亲阳者，察其衰与不衰；欲知所以存亡者，须察乎阴，察阴者，察其坏与不坏，此保生之本法也”。并提出“尝见多寿之人，无不慎节生冷，所以得全阳气”，以及“故凡欲保重生命者，尤当爱惜阳气”（《类经附翼·大宝论》）的养生立场。后世重视阳气的养生理念，今人认为“阴为体，阳为用，阳气在生理情况下是生命的动力，在病理情况下又是抗病的主力”之论等，莫不遵循着“重阳”思想。这也是有人认为四逆汤是老年人最理想的养生常用方药的认识基础。

四、人类生存环寿夭观

《内经》认为“智者之养生也，必顺四时而适寒暑，和喜怒而安居处，节阴阳而调刚柔，如是则僻邪不至，长生久视”（《灵枢·本神》），就把“安居处”作为养生的重要措施。可见“居处”之“安”是人体健康长寿的重要因素。原文之所以要将人类的居住环境作为影响人类性命长短的重要条件，这是因为，“地有高下，气有温凉，高者气寒，下者气热……其于寿夭何如？……阴精所奉其人寿，阳精所降其人夭……一州之气，生化寿夭不同……高下之理，地势使然也”。又说：“其有寿夭乎？……高者其气寿，下者其气夭，地之小大也，小者小，大者大。故治病者，必明天道地理，阴阳更胜，气之先后，人之寿夭，生化之期，乃可以知人之形气矣。”“东南方，阳也，阳者其精降于下，故右热而左温。西北方，阴也，阴者其精奉于上，故左寒而右凉。是以地有高下，气有温凉，高者气寒，下者气热，故适寒凉者胀，之温热者疮，下之则胀已，汗之则疮已，此凑理开闭之常，太少之耳。帝曰：其于寿夭何如？岐伯曰：阴精所奉其人寿，阳精所降其人夭。”（《素问·五常政大论》）

原文在此处论述了地域与疾病、寿夭的关系。由于人与自然有着密切的联系，人体的生命活动无时无刻不受着自然界各种因素的影响。人类如此，万物也不例外。所以万物生长化收藏也受着“阴精所奉”和“阳精所降”，以及“阳胜者先天，阴胜者后天”的影响。所谓“阴精”“阳精”，分别指自然界气候变化中的寒气和热气，“所奉”“所降”体现了自然界的阴阳升降之理。《素问·气交变大论》所指的“善言天者，必应于人”就包含了自然界和人体的“阴精”“阳气”与包括人在类的所有生物寿命的长短。就人体而言，“阴精上奉”供机体之所需，并能促使人体“阳气”之下降。“阳气”能够正常地下降而不妄泄，才能促使“阴精上奉”，“阴精”“阳气”充足，升降正常，故能健康长寿。显然，自然环境是重要的条件之一。

地理环境对人体的影响是显而易见的，包括地理位置、经纬度高低、气候、阳光、空气、土壤等，不仅是人类赖以生存的环境，同时还是塑造人类，影响人类生理、病理和生命的重要条件。《素问·阴阳应象大论》的“治不法天之纪，不用地之理，则灾害至矣”就指出了环境对人类的重要性。

我国幅员辽阔，各地的地理环境、气候条件相差很大。《素问·异法方宜论》就强调东、西、南、北、中五方地域不同，地理环境、饮食嗜好、气候、物产各异，因而生活在不同地域环境下的人们，就有不同的体质类型，所罹患的疾病也有差异。这些理论对深入认识地域环境与体质的关系、不同的地域环境与疾病的关系，进而根据不同地域环境而制定不同的养生方法。现代医学研究发现，地域环境对人体的影响除了上述气候、环境、风俗习惯等因素外，还有当地土地资源等因素，如各种微量元素、水源、空气与饮水的污染、植被破坏等。这些因素就是地域养生的重要内容。

基于《内经》“人类生存环境的寿夭观”而提出的“地域养生”理念，就是根据不同的地域环境特点制定适宜的养生保健和治疗原则，是利用地理环境对人体生理、病理的影响对人体健康状况进行干预，是中医学整体观念与辨证施治的基本特点在中医治疗学上因地制宜的应用。足见《内经》学术立场影响之深、之远。

综上所见，《内经》提出人类性命的长短与肾气、与脏腑、与阳气的盛衰，以及与人类生存环境等因素关系的学术立场，完全是基于古人长期对生命活动的观察和切身体验所总结的。一切有意义的学术观点都有其实践基础作为支撑，《内经》所论影响人类寿夭因素的认识也不例外，正因为如此，它才得以长久流传，并有效地指导后世养生理论的发展。

第十六论 学习《黄帝内经》的意义

当今自然科学领域，科学技术飞速发展，知识更新、淘汰加速进行，为什么至今在中医临床、教学乃至科学研究中，还要强调学习成书于两千多年前的《内经》呢？这是经常被中医界，尤其是其他学科人士提到的一个问题。在此仅提出几点个人的思考，以供同道参考。习近平在澳大利亚墨尔本理工大学孔子学院2011年庆典会上说："中医是开启中华民族传统文化大门的金钥匙。"笔者认为，《内经》是中华民族传统文化皇冠上的明珠。因此，不仅中医人很重视对《内经》的学习，而且所有关注中华民族传统文化的人们都对其十分重视。学习《内经》，具有重要的意义。

一、提高中医理论水平

现有的中医理论未能涵盖《内经》全部医学内容。当代中医学科体系中的《中医基础理论》是20世纪中叶学者们在《内经》理论的基础上，结合后世医家的发展，梳理、规范而形成的知识体系，对中医理论的规范、传承、普及发挥了重要作用。由于历史的原因，在理论的规范化、标准化过程中，原有的一些观点、知识被遮蔽、淘汰，或者被异化，所以有学者认为，现有的中医基础理论体系是以西医学为参照加以整理的结果，并不等同于传统中医学，故有中医理论归真之呼声。

学习《内经》可以提高中医理论水平。现以气街理论为例，做一简要论述。

1. 气街的涵义

气街在《内经》中凡18见，其涵义有二：

①指经络的重要组成部分，为经络之外营卫气血汇聚、运行的通道。由于人体头、胸、腹、下肢四处分布有气街，故称"四街"，即《灵枢·卫气》所言的"胸气有街，腹气有街，头气有街，胫气有街"。

②指腧穴名，即气街穴，又名气冲穴。

本节仅就气街的第一涵义予以叙述。

2. 气街的分布

就气街是经络的重要组成部分，为经络之外营卫气血汇聚、运行的通道而言，其分布具有如下：

①“头气有街”在脑，是全身气血灌注脑髓的主要通路。

②“胸有气街”在“胸与背”，是心、心包络、肺三脏气血输注的通路。

③“腹有气街”在腹部，是肝、胆、脾、胃、肾、膀胱、大小肠、胞宫居于腹腔诸脏腑的气血汇聚转输之通路。

④“胫气有街”在气冲与足踝之间，是下肢气血灌注的通路。

3. 气街的结构特征

①联系四海，相对独立的分段结构

人身的气街分为头、胸、腹、胫四节段，人体虽然是一个有机的整体，但在有机整体活动之下各节段又有相对独立的功能，使“四街”与人身“四海”有机地联系在一起。

②纵横交错，以横向为主的网络结构

人体是一个多层面、多通道、多功能的复杂系统。十二正经及奇经的多数经脉通过纵向结构将人体各部分有机地加以联系，气街则将人体的脏腑、经络进行横向节段联系，气街网络的密集程度是以下肢（胫之气街）、躯干（腹之气街及脚之气街）、头部（头之气街）为序依次增大。其中胸、腹之气街呈横向结构，头、胫之气街呈纵向结构。

③前后相贯，上下相连的纵横结构

腹、腹气街是以前后相贯的横向结构为特点。其中胸之气街加强了心、心包、肺及气海于脚背段的前后联系，腹之气街加强了横膈以下腹腔中所有内脏的腹段联系。头胫气街是以上下相连的纵向结构为特点。

人身四街有纵有横，使经络系统表现为多层面、全方位的立体网络状结构，将人体各部分组织有机地联系在一起。

④以脏腑为中心，向全身呈辐射状结构

从以上结构特点可以看出，在头、胸、腹、胫四气街中以胸、腹气街为基点，上连头气街，下通胫之气街，而胸腹气街又以藏居其内的五脏六腑为核心，从而使脏腑所化生的气血既可凭借经脉如环无端地环流于全身，又能依赖气街弥散于各组织器官。可见气街具有加强人体以脏腑为中心整体联系的作用。

4. 气街的生理功能

①沟通联络作用

气街是十二正经、奇经八脉、四海、标本根结联系的通道，也是八会穴、俞募穴、下肢五输穴与相关内脏联系的通道。

②蓄积气血的作用

人身头、胸、腹、胫四气街就是能蓄积调节气血需要量的组织结构、辅助十二正经、奇经八脉完成其“行气血而营阴阳，濡筋骨，利关节”的重要功能。

③调节控制作用

气街的调节控制作用可从四街与十二正经、奇经八脉、四海的关系中得到体现。

④代偿替补作用

气街是经络系统的重要组成部分，是十二正经、奇经八脉、经别、别络、经筋、皮部之外气血运行的侧支旁路，尤其是在邪伤经脉，经脉为邪闭阻而不通的病理状态下，经气无法沿经络的常规之道运行时，气街就可发挥侧支旁路的代偿替补作用。

5. 气街理论的临床应用

自从《内经》“气街”理论得以系统阐述并在杂志公开发表以后，便有临床医家将其应用于临床实践，如广东省中医院针灸科在气街理论指导下用针刺方法对癫痫患者进行干预，明显提高了患者的生存质量。再如有人运用气街理论指导治疗冠心病胸闷、胸痛，以及胸段（T11 ～ L2）脊柱或间盘发生病变时依据胸之气街理论取穴；腰背痛常伴有腹痛依据腹之气街的病理取风池、心俞、脾俞、肾俞穴刺治有确切疗效。还有人认为四气街是辨证施治的纲，而这四个区域中的相应穴位则是其针对不同病变脏腑组织进一步细化治疗方案具体内容的体现，如：头气街之百会、风池，既可以治疗头痛、眩晕，又可以治疗深层脑的病证；胸气街的中府、肺俞，可治疗胸背痛及咳喘；腹气街，中脘、天枢、胃俞、大肠俞治疗腹痛、腹泻；胫气街，气冲、髀关、足三里、昆仑，治疗下肢痿痹。也有人运用“气街”“四海”论治情志病等。四气街之划分与西医对疾病按神经系统、循环系统、呼吸系统、消化系统、运动系统的科系分类方法类似，而气街理论集诊断治疗原则和方法于一体，却又不能简单地以诊断方法而论之。

二、甄别错误的学术观点

学习《内经》有助于甄别错误的学术观点，曾经被炒得很热的“气虚发热”观点即是其例。“气虚”是不可能“发热”的，无论是《内经》的旨意、历代医家的研究，还是气的生理作用和病理变化，均证明“气虚”与“发热”之间不可能是简单的直线关系，其间一定存在着因虚致虚、因虚致郁、因虚感邪的复杂病理环节，不能简单地认为“气虚”可以导致“发热”。

1.“气虚发热”有悖《内经》旨意

经文中有 3 处从字面上与这一命题有关的字样。

（1）“有所劳倦，形气（此指脾气）衰少，谷气不盛，上焦不行，下脘不通，胃气热，热气熏胸中，故内热”（《素问 · 调经论》）。此处实为脾气不足（“形气衰少”），运化无力，中焦气机郁滞，因虚致实之发热。这是李杲创立“甘温除热”治法并运用补中益气汤的理论源头，也是“气虚发热”论者常常引用的说辞。

（2）“气虚身热，此谓反也”。为何反也？因为气虚失温而身寒是谓之常，之所以言其“反”，是因此处之“气虚身热”是“得之伤暑”的缘故

(《素问·刺志论》)。

(3)“荣卫稽留，卫散荣溢，气竭血着，外为发热，内为少气”(《素问·气穴论》)。显然，此处指的是气虚血瘀而致发热，绝不能以“外为发热，内为少气”八字而径直指向“气虚发热”病机，否则就有切割经文、曲解经义之嫌。

2.“气虚发热”命题有悖于气的生理功能

“气主煦之”(《难经·四十二难》)是对气有温煦生理作用的高度概括。“卫气者，所以温分肉，充皮肤，肥腠理，司开阖者也”(《灵枢·本脏》)。显然不支持“气虚发热”命题。

3.“气虚”病机引起的“发热”有其复杂的病理环节

有关“气虚发热”命题的热议连绵不绝，有关论文时时见诸报端，其中不乏对这一命题的源流予以探赜者。只要仔细分析相关研究就不难发现，“气虚发热”这一命题不是简单的“气虚→发热”之线性关系。纵观古今对这一命题的认识，“气虚”与“发热”之间是“气虚→N个中间病理环节→发热”的多层次复杂关系，如血瘀、气郁，痰、饮、水、湿、结石病理产物，以及气虚而卫气御邪作用下降，易受外邪侵袭，形成气虚感邪的病机，导致发热。

综上所述，无论从理论还是临床实践来看待“气虚发热”命题，都绝不是“气虚”导致“发热”的简单线性关系。而是在“气虚”病机前提下，又派生了更为复杂的病理环节。也有人认为是“气虚”病机与“发热”表现并存的复杂病理变化。总之，用简单的因果关系来表述“气虚”与“发热”之间的关系是很难成立的，是有缺陷的。可见，只有认真研读《内经》，才能对一些错误的观点予以有理有据地判断和甄别。

三、溯本求源，提升学术品位

学术品位是以专业知识和文化素养为基石的，《内经》原文不仅造就了中医学丰厚的专业理论，还蕴含有丰富多彩的传统文化知识，以及汉代及其此前相关的科学知识，所以，通过学习《内经》，可以提升自己的学术品位。

例如《素问·调经论》有“阴盛生内寒奈何？岐伯曰：厥气上逆，寒气积于胸中而不写，不写则温气去，寒独留，则血凝泣，凝泣则脉不通，其脉盛大以涩，故中寒”的论述。通过解析原文可知，此节原文有如下观点：①此是胸痹心痛证的病机。因寒气积于胸中，致使血脉凝涩不畅，久则损伤胸中阳气而致。②“阴盛”，指内伤邪气引起厥逆之气郁遏阳气的温煦作用而然。③“阴盛生内寒”不同于“阴盛则寒”。后者泛指一切脏腑之寒证，治以温中散寒；前者是胸阳不振之胸痹证病机，故为仲景应用瓜蒌薤白白酒汤、瓜蒌薤白半夏汤、瓜蒌薤白桂枝汤的理论依据。④这应当是明代张介宾提出“扶阳抑阴”治病思路的理论源头之一。

四、启迪中医临床智慧

中医学作为一门经验特色鲜明的医学科学，其理论体系的构建主要来自于临床实践经验及日常生活经验的归纳总结，从经验归纳总结所形成的理论，反映了中医经验医学的特色。许多有关病证的内容完全是临床经验的实录，是病案讨论，如《素问》的第29、31、33、34、38、43、44、45、46等篇论皆如此。

《内经》作为中医理论之渊薮，同时也是检验临床实践经验的结晶。所提供的防治疾病的手段和方法仍然具有实用价值，并有可以不断拓展的临床应用范围。举例说明如下：

1. 充血性心力衰竭

有人通过对《灵枢·经脉》之“手少阴气绝则脉不通，脉不通则血不流，血不流则髦色不泽，故其面黑如漆柴者，血先死”，以及《素问·平人气象论》之“颈脉动，喘，疾咳，曰水”经文的研读，体悟出心衰的病机特点属于本虚标实，主要是气（阳）虚而瘀，水饮上犯心肺所致。由于气

（阳）虚血滞，脏腑气化功能障碍，体内水湿痰饮潴留，本虚与标实互为因果。此即《金匮要略》所说的“血不利则为水”。据此而用温阳益气、活血通脉和祛痰（饮）利水之法治疗心衰，取得了较好的疗效。

2.“胆瘅”与胆汁返流性胃炎

有人结合《素问·奇病论》之“有病口苦，取阳陵泉，口苦者病名为何？何以得之？岐伯曰：病名曰胆瘅。夫肝者，中之将也，取决于胆，咽为之使。此人者，数谋虑不决，故胆虚气上溢而为之苦，治之以胆募俞”。日月穴是胆的募穴，胆的背腧穴位于第十胸椎棘突下，旁开 1.5 寸。《灵枢·四时气》有“邪在胆，逆在胃，胆液泄则口苦，胃气逆则呕苦”的记载，颇合胆汁返流性胃炎的发病机制，在临床上经常用疏肝利胆、降逆和胃治疗，方以大、小柴胡汤、半夏泻心汤、旋覆代赭汤加减化裁，可取得良好效果。

3.“高梁之变，足生大丁”与“糖尿病足”

有人将《素问·生气通天论》之“高梁之变，足生大丁”与《素问·奇病论》之“有病口甘者，病名为何？何以得之？岐伯曰：此五气之溢也，名曰脾瘅。夫五味入口，藏于胃，脾为之行其精气，津液在脾，故令人口甘也，此肥美之所发也，此人必数食甘美而多肥也，肥者令人内热，甘者令人中满，故其气上溢，转为消渴。治之以兰，除陈气也”联系起来研读，发现“高梁之变，足生大丁”不是饮食偏嗜致病的泛泛之论，是有其深意的。是指长期恣食肥甘厚味郁积生热，郁积于脾而致脾瘅，日久转化为消渴，常常伴生疮疡。此种疮疡发生的基础病机是“高梁之变”。现代医学的糖尿病足的发病机理与此极为相似。

4.“薄厥”“大厥”与“中风”证

《素问·生气通天论》有“阳气者，大怒则形气绝，而血菀于上，使人薄厥。有伤于筋，纵，其若不容。汗出偏沮，使人偏枯。

汗出见湿，乃生痤疿”及《素问·调经论》之“血之与气，并走于上，则为大厥。厥则暴死，气复反则生，气不反则死”段，“薄厥”“大厥”的病理演化过程可以概括为：素体肝阳上亢→暴怒刺激→诱发肝风内动→突然昏倒→或肢体软瘫，半身不遂（偏枯）。

言“薄厥”，是指该病发病突然，病势凶险。“薄”，通暴。言“大厥”，指该病病情严重。

5. 不明原因发热

原文说：“夫邪之生也，或生于阴，或生于阳。其生于阳者，得之风雨寒暑；其生于阴者，得之饮食居处、阴阳喜怒……风雨之伤人奈何？……寒湿之伤人奈何？……阴之生实奈何？……阴之生虚奈何？……经言，阳虚则外寒，阴虚则内热，阳盛则外热，阴盛则内寒，余已闻之矣，不知其所由然也。岐伯曰：阳受气于上焦，以温皮肤分肉之间，今寒气在外，则上焦不通，上焦不通，则寒气独留于外，故寒栗。帝曰：阴虚生内热奈何？岐伯曰：有所劳倦，形气衰少，谷气不盛，上焦不行，下脘不通。胃气热，热气熏胸中，故内热。帝曰：阳盛生外热奈何？岐伯曰：上焦不通利，则皮肤致密，腠理闭塞，玄府不通，卫气不得泄越，故外热。”

此节原文告诉我们：

①本篇之“阳虚则外寒，阴虚则内热，阳盛则外热，阴盛则内寒”，与《内经》其他篇论之“阳虚则寒，阴虚则热，阳盛则热，阴盛则寒”病机有很大的区别，不可混淆。

②此处“阳”指“生于阳者，得之风雨寒暑”的外感之邪，“阴”指“生于阴者，得之饮食居处、阴阳喜怒”的内伤之邪。“外”“内”分别指外感病证和内伤病证。

③此处“阴虚”“阴盛”分别是指属阴的内伤之邪所致之“虚”“实”病机，“阳盛”“阳虚”分别是指属阳的外感之邪所致之“虚”“实”。故此“阴虚”“阴盛”“阳盛”“阳虚”绝非后者所言的“阴精”或“阳气”之“虚”“实”，而是对内伤邪气和外感邪气进行的阴阳属性归类。

④“形气”是指“脾气”。因为该篇发端即分别用神、气、血、形、志标记心、肺、肝、脾、肾。

⑤劳倦伤脾，脾气不足不能升清、运化水谷精气，一则致使营养全身的精气衰少，二则精气滞碍体内而发热，三则水湿也得不到转运，故而出现胃纳欠佳、舌苔白腻等湿浊内停之候。

临床所见的许多不明原因发热即为“阴虚则内热，阳盛则外热”的具体体现。此段经文是李杲创立“甘温除热法”的依据，李氏认为此处发热是脾虚不能升清而致虚火下流之故，并据此创制甘温除热的代表方剂补中益气汤。方中柴胡、升麻分别能升肝胆之阳和脾胃之阳。

据上所论，如能认真结合临床实践学习《内经》，中医临床思维可以得到不断的启迪和提高。

五、训练中医思维方法

任何人的一切行为都必然取决于其思维方式，中医人临床行为也一定是受中医思维方式的影响。因此，中医思维方法作为中医理论体系与临床活动的内在核心，对中医理论体系的构建、演变及中医临床诊疗活动都具有深刻的影响，也是中医学区别于西医学的内在原因。中医理论构建与临床思维涉及众多的思维方式、方法，包括经验思维、取象思维、逻辑思维、辩证思维、系统思维、直觉与灵感等，而这些思维方式、方法并未在中医学科体系中取得独立的地位，但可以通过读《内经》来加以感悟。

思维是人类有别于其他动物最本质、最显著的特征，是决定人类生存状态和发展走向的关键因素之一。中医思维是指在中医学知识背景下对人类生命活动及其相关联问题的思考，也存在着思维方式及在此引领下所产生的思维方法之分。

中医的思维方式是在中华民族传统文化长期发展过程中形成的，

是具有长久稳定普适作用的思维定式或曰思维惯性，是一种被定型化的思维样式、结构和过程，是学习、研究、掌握和运用中医理论的基本样式、基本立场和基本态度。这也是学习、掌握、运用，甚至评价中医药知识时应当具备的最基本的立场和态度，舍此则不能言中医。认真把握中医思维特征，才是理解、认识、学习中医思维不同于西方思维时要解决的疑窦。

什么是中医的思维特征？中医理论基本特征是中医思维特征发生的基因和灵魂。就中医理论的基本特征而言，“整体观念”“辨证论治”是中医人的共识，还有“恒动观”“功能观”等。

中华民族传统文化背景下发生的中医思维方式明显有别于西方文化背景下形成的思维方式，二者各有侧重。只有在正确地把握中医思维方法基础上去寻求解决中医药在发展创新、在中医临床实践中所遇到的具体问题，才是最正确、最有效的办法和途径，也才能有效地促进中医药学科的发展，才能提高临床治疗的效果。

之所以重视和强调要学习并逐步建立中医思维方式、方法，是因为我们的年轻中医学子们自从其牙牙学语以来，所接受的一切教育都是西方文化背景下的以“重实体”“重局部”“重理性”“重抽象”“重逻辑”等为特征的思维方式，因而对中医的思维方式和方法就感到十分陌生和晦涩，无形之中就对中医理论、中医思维产生排斥和抵触。由于不能运用中医的思维方法去理解中医的相关知识，所以就难以很快进入中医之门。如果中医学子们运用西方文化背景下产生的思维方式方法去思考中医药学的相关知识，非但解决不了学习中医知识时所遇到的问题，还很容易发生理解上的偏差。有些中医专业的学生在临证实践甚至毕业后走上工作岗位，仍然不能娴熟地运用中医思维方法解决实践中所遇到的问题反而抱怨中医。所以，中医思维方法是开启通往中医药殿堂大门的金钥匙，掌握和运用中医思维方法也是中医人登堂入室的必经之路。

（一）类比思维

1.《内经》有关“风”的病因、病机、病证理论

类比的依据有两条：一是生活经验的积累，对自然现象的观察，如自然界“风”为空气流动，具有飘忽不定、轻清上扬、地势越高风越大、四季皆有但以春季为多见等特性。

二是临床知识的积累。如临床上常见的头、上半身、肌表皮肤等属性为阳的病证，以及肢体晃动、摇动、颤动甚至眩晕、瘙痒、症状游走不定等症状特点与风有相似之处，故将之与“风”类比。于是，将上述症状发生的病因或病机就以风概之，就有了“诸暴强直，皆属于风”“诸风掉眩，皆属于肝”（《素问·至真要大论》）等风的理论。

在上述认识基础上，应用疏风、祛风药物就能使具有“风”的特点的病证得以消除，经过反复的临床实践验证，逐渐形成了有关“风”的病因病机病证理论。

2.《内经》有关“湿”的病因、病机、病证理论

类比的依据仍然是生活经验的积累，对自然现象的观察、以及临床知识的积累。前者如对自然界“湿”有泥泞、黏着、有湿则水浑浊、湿物沉重下沉、地势越低湿度越大等特性的认识；后者如临床常见的肢体沉重、分泌物排出物秽浊如浊涕、带下、便下脓血，病情持久缠绵、反复发作，以及病变多发于下半身等。然后将两方面的认知加以类比，经临床实践验证，于是就有了有关“湿”的病因、病机、病证理论。

3.《内经》论人身阳气与太阳

《素问·生气通天论》有“阳气者，若天与日，失其所，则折寿而不彰。故天运当以日光明，是故阳因而上，卫外者也”的经典之论，这是论述阴阳理论的发端和纲领，也是解读该篇下文内容的关键，解读时要把握以下几点：《素问·生气通天论》就以太阳作为类

比推理的模型，从太阳的发光、发热、蒸发水分等，推断出阳气具有温煦、蒸化水液及“阳因而上，卫外者也”等作用；阳气是生命活动的动力，有推动作用；阳气具有向外向上运动的特性；根据太阳终而复始的活动节律，于是总结出人体阳气也具有日节律、四季节律等，并将这一认识广泛地应用于解释人体生理、病理，指导疾病的临床诊断、治疗，甚或指导养生等。

全篇内容围绕这一靠类比思维的认识展开论述。这也是“天有一轮红日，人有一息真阳”（《类经附翼·大宝论》）重阳思想产生的基础。

（二）辨证论治思维

《素问·热论》之“伤寒一日，巨阳受之，故头项痛，腰脊强；二日阳明受之……身热、目痛而鼻干，不得卧”等原文，就充分体现了《内经》创立的“辨证论治”思维模式，即“太阳病证→阳明病证→少阳病证→太阴病证→少阴病证→厥阴病证”的伤寒病六经辨证思路，为伤寒病两千多年来的辨治奠定了扎实的基础。此外如咳、痿、痹、厥、泄泻、痛证等的辨证皆如是。

中医思维方法就是依据《内经》理论而总结出来的，所以说《内经》是奠定中医思维方法的源头。所以，只有结合临床实践认真研读《内经》原文，才能训练和提高自身的中医思维水平。

六、推动中医学术发展

纵观中医学的发展之路，处处显露着《内经》的运行轨迹。从某种意义上讲，一部《内经》的沿革史就是中医学的发展演进史。

（一）《内经》理论彰显中医发展轨迹

《伤寒杂病论》既是方书之祖，又是六经辨证体系的奠基之作，但仲景说是受《内经》的启迪；《针灸甲乙经》是经络腧穴学的奠基之作，但却以《内经》的大部分内容为基础；“金元四大家”如李杲的重脾胃和“甘温除热”理论、刘完素的主火论、朱丹溪的相火论、张从正的攻邪论，都是在《内经》基础上的发展；明清时期的温补学派、温病学派、三焦理论、血瘀理论，以及现代的面针、耳针、头皮针等，都是在《内经》理论基础上的学术创新。

（二）《内经》理论启迪理论创新

如用三氧化二砷治疗白血病，不仅印证了“有故无殒，亦无殒”论断的正确性，更重要的是开启了中药毒性评价的新思路与新方法。

（三）湿热生风与肝豆状核变性的治疗启示

肝豆状核变性是遗传缺陷性疾病，多发于青少年，多呈现湿热特点。如《素问·生气通天论》之“湿热不攘，大筋緛短，小筋弛长。緛短为拘，弛长为痿”，《素问·至真要大论》之“诸痉项强，皆属于湿”，均说明“湿”“湿热”可以致“风”。而“风”之病证的脏腑定位当在肝，故宜用利湿清热龙胆泻肝汤加天麻、钩藤、防风、荆芥、刺蒺藜、藿香、香薷、茯苓、猪苓、黄柏等清利湿热祛风之品。为何不能用虫类药物呢？因为虫类药物含铜高，用后反而加重病情。

可见，只有认真地运用“纵横联系”方法学习《内经》，才有助于自己的学术创新，促进中医药的学术发展。

七、提升自身人文素养

医乃仁术，医学从本质上讲是人学，随着现代医学技术的迅速发展，人们对健康概念有了全新的诠释和理解，在享受医学技术服务的同时，开始重新审视医学的价值和终极目标，对医学人文关怀的期盼和要求愈来愈强烈。

因此，现代医学正在呼唤科学技术与人文关怀的融会整合，人文关怀将成为21世纪医学发展的主旋律，也是当前提倡以人为本、构建和谐社会大环境对医学提出的要求。

为何学习《内经》就能提升人文素养呢？因为任何人的文化素养来源于其所拥有的专业知识和文化素养，但凡具有扎实专业理论和丰厚文化知识的人，也一定有不俗的人文素养。

（一）《内经》理论体系是中华民族传统文化的结晶

植根于中国传统文化沃土中的《内经》学术体系，本身就是医疗实践经验与哲学思想的有机结合，其在先秦诸子思想影响下构建理论体系，秉承了儒家仁、义、忠、孝、礼等道德规范与社会伦理思想，蕴含着丰富的人文精神。其“天人合一”“执中用和”“天地人三才模式”的儒家思想深深地渗透于各个层面；兼收并蓄理念秉承了杂家思想；精气理论受道家影响很深；阴阳五行理论源于阴阳家；诊治疾病必有法则是法家观念；受墨家思想影响，治病主张务实和创新；对疾病的辨证分析受名辨家的影响。可见，学习《内经》可以全面提升自身的文化素养。

（二）《内经》要求医生将人文精神贯穿于医疗实践之中

1. 以人为本，珍视生命

要求医生在为患者诊治疾病时，务必全神贯注，万分谨慎。施针时要“如临深渊，手如握虎（古代下达军事命令的虎符），神无营于众物”（《素问·宝命全形论》）。

2. 关爱患者，如待亲朋

认为医学的目的不仅是治病疗伤，更重要的是对人的关爱。医学事业是一种慈善事业，医生要善待患者，视患者为亲人，要如“亲戚兄弟远近”（《素问·汤液醪醴论》）。临证时，不但要治疗其肉体疾苦，还应当辅以心理干预和精神抚慰。因为“人之情，莫不恶死而乐生，告之以其败，语之以其善，导之以其所便，开之以其所苦，虽有无道之人，恶有不听者乎？”（《灵枢·师传》）

3. 严守职业操守，遵循道德规范

医生是一个特殊的职业，需要从业者严守职业操守，严格遵循医生的道德规范。这就是《内经》所要求的“诊有大方，坐起有常，出入有行，以转神明，必清必净”，言谈举止得体，思维敏捷，头脑清醒（《素问·方盛衰论》），做到恪尽职守，尽到医生这个神圣职责的责任。同时对于“粗工嘻嘻，以为可知，言热未已，寒病复始”（《素问·至真要大论》）等对待职业满不在乎，草率敷衍，草菅人命的不良职业作风予以严厉地批评。

4. 尽职尽责，高度负责

医生在诊治疾病时，要有尽职尽责的高度负责精神。做到详审病情，认真分析，绝不放过任何一个细小的临床表现，正所谓“故诊之或视息视意，故不失条理，道甚明察，故能长久；不知此道，失经绝理，亡言妄期，此谓失道”（《素问·方盛衰论》）。只有如此，才能做到要全面诊察，审慎分析病情，准确把握治病时机，收获良好的疗病效果。

由此可见，认真学习《内经》，不但可以提高自己的专业水平，还可以提升自身的人文素养。

八、从对中医学的科学评价看学习《内经》的意义

中医学是以生命科学的知识为基础，传载着中华民族传统文化的全部基因和精髓，而《内经》既是中医药学发生发展的源头、基础和集中体现，自然也是掌握和运用这把“打开中华文明宝库的钥匙”的起点和关键。学习《内经》的重要意义可从对《内经》及其缔造的中医学的评价体现出来。

（一）中华民族几千年的健康养生理念及实践经验

我们之所以将《内经》及其缔造的中医药学称之为“中国人的健康医学”，是因为《内经》的立题主旨就是如何使民众保持身心健康，使人体与生存环境和谐，在这一健康理念的引领下，提出了“上工治未病”“圣人不治已病治未病”（《素问·四气调神大论》）等，充分体现其创建的医学知识是以人类身心健康为前提，研究疾病和治疗疾病的内容都是从属于人类健康的医学学科主旨。这也就是为什么将其称之为中华民族健康医学的道理之所在。

《内经》的健康理念是什么？这一理念是在儒家“执中用和”文化背景下确立的“三和”健康评价标准（“血气和”“志意和”“寒温和”《灵枢·本脏》）。

一是“血气和”。“人之所有者，血与气耳”（《素问·调经论》）。血气是构成人体、维持人体生命活动的基本物质。包括血气在内所有物质及其功能的和调是评价健康的重要标准之一。

二是“志意和”。依据“志意者，所以御精神，收魂魄，适寒温，和喜怒者也”之论，可知“志意”是对人体各方面自我调控能力的总括（包括对维持机体生命活动基本物质“精”及“神”的调控，人在生理、病理状态下体温变化的调适，对情绪活动的调节，对人体防御功能的调控等）。

三是“寒温和”。包括人体生理、病理状态下的体温变化，以及人的体温对环境、气候寒温的适应。

健康的体魄需要终身坚持不懈的科学养生。“养生”概念虽然发端于《庄子》，赋予其生命科学内涵的是战国末期的《吕氏春秋》。这些思想为《内经》构建“天人合一”“形神一体”“动静结合”“正气为本”“因人施养”“持之以恒”等养生原则，以及形神共养、协调阴阳、顺应自然、饮食和调、谨慎起居、和调脏腑、通畅经络、节欲保精、益气调息、动静适宜等养生理论时所汲取、所弘扬，自此便成为中医学最为显著的特征和重要内容，为千百年来中华民族的繁荣昌盛发挥了不可磨灭的保驾护航作用。

《内经》中的“治未病”不等于“养生”，其3处论“治未病”意义各不相同：一是“未病先防”（《素问·四气调神大论》），即现代所谓的健康管理。此处讲的是养生，调摄尚未患病的机体，防止疾病的发生。二是“治其先兆”（《素问·刺热》）。疾病的先兆阶段即所谓的“欲病”状态，也即疾病即将发作的状态，或称“发病先兆”。如临床上像中风之类的病证，多数有先兆症状，如头晕、肢麻、手颤等，如能及时发现，采取果断措施，就可以避免病情加重。三是准确把握治病时机（《灵枢·逆顺》），是指准确地把握邪气轻浅，病证尚未显现；病虽发作，邪气不盛；邪气已衰，正气欲复三个疾病变化的节点而治病。

医学是一门实践性极强的学科,《内经》总结了中华民族自其诞生之日就开始积累的防病治病经验,运用古代人们创造的智慧,构建了符合中华民族健康理念的中医药学知识体系,其中引用其成书之前的医药文献约50种之多,记载内、妇、儿、外诸科疾病,以及官窍病、肿瘤等380余种病证的临床资料和治疗经验,从而确立了中医学发展的走向和基本思路。因此说,中医药学凝聚着中华民族几千年的健康养生理论及实践经验。

(二)凝聚着深邃的哲学智慧

哲学是关于物质世界看法的学问。诸如精气、阴阳、五行、神论等都是发生于中国的哲学智慧,是中华民族的先哲们用以把握物质世界的世界观和方法论。《内经》运用这些智慧来揭示生命的奥秘,阐发生命科学中的相关问题。如"气"在其中出现了2956次,有20余个义项,以先秦哲学家抽象的构成宇宙万物的物质本原的哲学内涵出发,构建了生命科学中的"气"理论,并且还创立了诸如阳气、阴气、营气、卫气、宗气、经气,乃至五脏之气、六腑之气等多达近百个具有明显中医药学印记的"气"概念和相关理论,赋予先秦哲学"气"理论以鲜活的生命科学内涵,使这一古老哲学命题至今彰显着勃勃生机。

再如哲学中的"神论"。《内经》论"神"190次,除了摒弃并予以批判的"天神、神灵"等神鬼之"神"(《素问·五脏别论》)外,还赋予"神"多层次的生命科学内涵:有指人类的灵感、顿悟等思维活动(《素问·八正神明论》);有指患者机体对针刺、药物治疗作用的反应(《素问·汤液醪醴论》);有指在广义的生命规律之"神"下的"狭义之神",即人的精神、意识、思维、情感等心理活动(《灵枢·本神》);有指人体正气(包括精、气血、津液、经气、水谷精微)及其功能规律(《灵枢》的《小针解》《平人绝谷》《营卫生会》《素问·八正神明论》等）；也指五脏中的“心”及其功能（《素问·调经论》）等。这都是“神是用阴阳概念表达的自然界客观事物固有规律”内涵的延伸和具体化。“神”还指掌握并娴熟地应用诊疗技术的人，如“按其脉，知其病，命曰神……故知一则为工，知二则为神，知三则神且明矣”（《灵枢·邪气脏腑病形》）。

此处举例介绍了《内经》应用“气”“神”哲学理念构建其生命科学理论时的情形，至于精、阴阳、五行哲学观念的应用则更为广泛而深入，并将这些哲学观念与生命科学知识紧密融合在一起，且赋予其鲜活而生动的医学学科内涵。这恐怕是为什么说“中医药学凝聚着深邃的哲学智慧”的实质及理由。

（三）中国古代科学的瑰宝

人们往往从天文、历法、数学、物理学、地理学、农学、医药学、建筑学等方面评价中国古代的科学成就，而汉代以前的这些科学成就都与生命科学息息相关，因而或多或少都在《内经》构建的生命科学知识体系之中有所应用和体现。故有“道上知天文，下知地理，中知人事，可以长久”（《素问·著至教论》）。为何要如此呢？因为不知天文、不知地理就无法读懂其中的相关内容，无法回答相关问题。

如《灵枢·官针》《素问·六节藏象论》两篇都将“不知年之所加，气之盛衰，虚实之所起，不可以为工也”作为医学行业的准入条件，将天文历法知识列为从事医学事业的基本要求。

“岁”是天文概念，是指地球绕太阳公转一周的实际时间（约365.25天）。

“年”是历法术语。所谓历法，就是根据天文变化的自然规律，计量较长的时间间隔，判断气候的变化，预示季节来临的法则。所有历法都是以太阳为背景制定的。

《内经》所应用的历法有太阳历（又有十月太阳历和十二月太阳历）、太阴历、阴阳合历、北斗历，以及五运六气历法。不同的历法所规定的

“年”的时间长短有别，在《内经》表示人体腧穴数、溪谷数、肢节数时常会用到。如但凡见360之数即为应用十月太阳历。

十月历，又称“十月太阳历”，即将一个太阳回归年去尾数后的360日等分为十个月的历法。《素问·六节藏象论》之“甲六复而终岁，三百六十日法也”就讲的是十月历法，一年分为五季十个月，每季72天是其最大的特点。

十二月太阳历和十月太阳历都应用天干地支计时但又有区别。前者以十二地支标依次标记十二个月的月序，每月三旬，一旬十日，依次用十干标记日序。后者则以十干标记十个月之序，每月三旬36日，每旬十二日，依次用十二地支标记。《管子·五行》的“昔者黄帝得蚩尤而明于天道……立五行，以正天时”即是论述十月历的内容，《鹖冠子》《淮南子》中也有一季72天的记载。

鉴于一年十个月360天分为五季是十月太阳历的最大特点，所以《内经》凡涉及五季、每季72天的原文即为十月太阳历法的应用，尤其是《素问·脏气法时论》之“肝主春……其日甲乙”“心主夏……其日丙丁”“脾主长夏……其日戊己”“肺主秋……其日庚辛”“肾主冬……其日壬癸”等。肝“其日甲乙”的本意是指肝气所旺之日在十月太阳历逢甲逢乙之月的所有时日，而非十二月太阳历的春季逢甲之日9天、逢乙之日9天，显然用十二月太阳历的思路难以契合“肝主春”。其余四脏仿此。另外，“脾主长夏，足太阴、阳明主治，其日戊己”句，也只有用十月太阳历才能解释清楚，否则“其日戊己”无法落到实处。当然，将“其日甲乙”“其日丙丁”等按照日干支理解虽然亦通但较勉强，若按十月历的十干记月理解则更为顺畅。如尹知章注《管子·四时》之“是故春三月，以甲乙之日发五政”为“甲乙统春之三时也”，以及《素问·风论》之“以夏丙丁伤于风者为心风”句，孙鼎宜“按所云十干，皆统一时言，非仅谓值其日也”的解释颇有见地，显然他在斟酌了用日干解释此处的甲乙丙丁等干于理难通之后，才指出以“时”（季节）诠释的合理性，说明《内经》运用十干纪月理念诠释原文的合理性。显然这两篇中的甲、乙、丙、丁、戊、己、庚、辛、壬、癸十干是十月历的月序而非“日干”。

在中华民族历法史的演变过程中，十月历和十二月历都曾经影响着中华文明，后者迎合了一个太阳回归年约有 12 个朔望月、二十四节气，更有利于农耕活动，所以逐渐替代了前者。因此，《内经》在构建医学理论时两种历法交互使用，主要应用了十二太阳月历，解读原文时务必要予以兼顾。

《内经》中北斗历的应用见于《灵枢·九宫八风》。北斗历是指以北斗星的斗纲（第 1、5、7 星）所指时空方位来调整太阳回归年时间的历法。此历法一年为 366 天，也是太阳历的大年。

前述的“年之所加”，就是指天文历法的推演，包括十二月太阳历法对每年所余 1/4 日致每 4 年有一个闰年（称为大年），366 天。太阴历法是用一个太阳回归年约有 12 次月相变化周期为历法确立依据，每年时间长度为 354.37 天，每月平均 29.53 天。有大小年之分，大年 355 天，当年的腊月为 30 天；小年为 354 天，当年的腊月为 29 天。闰年的时间为 383.9 天。大年或小年的其他月份均为大小月相间。阴阳合历兼顾太阳历和太阴历的特点，既要遵循太阳回归年，又要兼顾月相圆缺规律，于是就用放置闰月的方法予以调整，由于阴历年每年与太阳回归年相差约 11 天，3 年累积约 33 天，于是用 3 年一闰，5 年再闰，19 年 7 闰的方法予以调整。此即“日行一度，月行十三度而有奇焉（360 度 ÷27.32 天 = 13.18 度。27.32 天为恒星月），故大小月三百六十五日而成岁，积气余而盈闰矣。立端于始，表正于中，推余于终，而天度毕矣”（《素问·六节藏象论》）。

“年加”，也指五运六气理论中的气运太过不及，以及客主加临等情况。所谓“气之盛衰”，是指各年份及不同季节气候变化的太过与不及。所谓“虚实之所起”，是指不同时季节气候变化给人体造成的虚实病理改变。

故《内经》要求根据不同的气候治疗疾病，也率先践行。如“运气七篇”反复强调要“先立其年，以明其气”，要依据气运变化的具体情况用药的处方（《素问·至真要大论》）。就针刺方法而言，要根据全年季节气候变化施针（《素问·四时刺逆从论》），依据月相的盈亏而施针补泻（《素问》的《八正神明论》《缪刺论》））等。

可见，对于诸如此类的原文，不懂得天文历法是难以准确理解和合理认知的。这就是《灵枢·官针》和《素问·六节藏象论》要求“三不知”“不可以为工”的理由。

中国古代所有历法成就几乎都在构建生命科学知识体系时有所应用，至于数学、物理学、地理学、农学、建筑学等方面的科学技术成就也在其中有所体现，所以说《内经》缔造的中医学“是中国古代科学的瑰宝”。

（四）打开中华文明宝库的钥匙

此处仅选择两点予以解读。

1.《内经》对“河图”“洛书”数理的应用

“河图”“洛书”是中华民族传统文化能够追溯的源头，是史前先民用符号记录的他们对天文历法知识的理解，对自然法则的把握，能客观地反映他们对阴阳、五行、干支的理解。以子午（南北）卯酉（东西）为纵横坐标，用阴阳的符号之“数”表达了太阳周年视运动，以及由此发生的自然界阴阳之气的消长变化和木、火、土、金、水五季气候周而复始的运行状态。先民在观测活动的基础上发明了十月太阳历、十二月太阳历、阴阳合历、北斗历和五运六气历，同时也产生了十天干、十二地支、十二音律、二十八宿等。这些文化背景在《内经》中都有明显的印记，也成为研读原文时必须要秉持的思路和方法。

“河图”“洛书”用白点“○”表示太阳能够直接照耀，为“阳”；用黑点“●”表示太阳不能直接照耀，为“阴”。这是史前文化的符号“阴阳”。用符号的数目表示其后创立的基数“一、二……九”和十进位制，并用此符号的布阵表达其对“天文”“历法”的理解。这是中华民族传统文化“明天地之根，究万物之始的文化源头”。故《易传·系辞上》曰：“河出图，洛出书，圣人则之。”孔子言：“河不出图，吾已矣夫。”(《论语·子罕》)

《内经》中大凡涉及“数”的术语，除了有人们熟知的数目、数量、序数等内涵之外，常常有“河图”“洛书”数理所表达的时间、空间、序列、节律、周期，以及存在其中的万事万物变化规律及状态之内涵。这就是《内经》将“始于一，终于九”作为医生施针治病（《灵枢·九针十二原》）和诊察疾病（《素问·三部九候论》）必须掌握之“纲纪”的理由。此处的“一”和“九”都具有“洛书”表达天文历法之数理时所演绎的四时、五行、阴阳等自然法则的内涵。

2.《内经》是先秦诸子思想在生命科学中的集中体现

《内经》以杂家“兼收并蓄，博采众长”的学术立场，将先秦道、法、儒、墨、名、兵、农、阴阳五行诸家的学术思想融合于生命科学的知识领域，渗灌于其构建的“健康养生理念及其实践经验”之中。

《内经》直接秉承了“道家”的“道论”观点，广泛地运用“道”的概念来表达宇宙万物、生命活动的演化规律和相关的理论原则。在以“道论”的概念和观点全面地构建其理论体系的同时，对“道”是不可直觉的客观规律已经有了深刻的理解和广泛的应用。还直接将道家创立的气、精、精气等引入医学领域，成为医学理论中重要、使用频率也极高的概念，虽然还带有哲学的烙印，但却富涵深刻的自然科学特征。

儒家的“天命观”承认自然规律，承认自然规律对社会、对人类生命活动的主宰作用。《内经》在此思想指导下，研究人的禀赋、体质类型（《灵枢》的《阴阳二十五人》《五音五味》《通天》等）。在探讨生命活动固有规律时提出了“天年”期颐、寿夭面相等理论（《灵枢·天年》）。在“天命观”指导下，构建养生的相关理论，认为养生必须遵循并顺应自然规律，只有如此才可能达到“谨道如法，长有天命”（《素问·生气通天论》）的最佳养生效果。

"三才观"是《周易》提出的世界观和方法论，儒家予以继承和发扬，强调发挥天时、地利、人和的综合作用，是儒家对宇宙结构模型的基本看法。这一观点促进了《内经》天-地-人三才医学模型的构建，使其将生命科学知识都置于这一模型的构架之中，大多篇章中均可觅此踪迹，此学术观点贯穿于所论述的生理、病理、病证、诊法、治疗、养生等各个层面。《内经》还将天-人-地三才结构模型运用在诊法理论的构建之中。如"三部九候诊脉技术"(《素问·三部九候论》)，后来《难经》将其微缩在寸口诊脉方法之中并广泛应用，东汉张仲景改良为人迎、寸口、趺阳三部诊脉法，甚至三焦气化理论也未脱此"三才"观念。足见《内经》理论构建时所受儒家"三才"理念影响之深、之广、之远。

"法家"之"法"，是规范人们行为的律令、原则和准绳，无论是治国、治人、治事都应当有法度。《内经》全面接受了法家"以法治事"的原则，并运用这一理念构建自己的医学理论。如认为医生必须以"法"诊病，并确定了相应的诊病方法，如三部九候遍身诊脉法、人迎寸口二部合参诊脉法、独取寸口诊脉法、尺肤诊法、面部色诊法、虚里诊法、腹诊法等；治疗疾病更应当严守法度，故有"用针之服，必有法则"(《素问·八正神明论》)之论。在此精神指导下，制订了相应的治病原则和方法，认为医生治病必须遵循"虚则补之，实则泻之，寒者热之，热者寒之，逆者正治，从者反治"等法则；组方也应当遵循君、臣、佐、使法度，才能达到"谨道如法，万举万全，气血正平，长有天命"(《素问·至真要大论》)的最终治疗效果。

法家"世异则事异，事异则备变"的动态灵活处事原则在《内经》理论中也得以充分展示。如在论述人体生长发育变化规律时，认为由于受肾气及五脏气血盛衰变化的影响，人体在不同年龄阶段存在着不同的生理特征，要根据不同特征采用不同的养生方法，达到“形与神俱，而尽终其天年”（《素问·上古天真论》）的养生效果。病证是不断演变的动态过程，如外感热病，随着发病时日的延长，其病变部位、病理反应、临床表现必然是有区别的，于是《内经》在“世变则事异”的思想影响下，初创外感热病六经辨证的思路（《素问·热论》）。对内脏病证的认识也是如此，随着时间的迁移，疾病在五脏之间传变的顺序、病变所累及的内脏、病理反应、症状特征均有明显的差异（《素问·玉机真脏论》）等。这一认识既是《内经》同病异治、异病同治、因人制宜、因地制宜、因时制宜等治病理论的基础，也是法家“事异则备变”思想的体现，更是中医“辨证论治”理论的文化背景。

“以兼爱、尚同为本”是墨学的核心观念。《内经》是以医学内容为主体，而医学的主旨是解除大多数人的身心疾苦，任何一个从事医学事业的人都是墨子“兼爱”思想的践行者，因而其全部内容无处不体现“兼爱”思想。如《灵枢》卷首即有“余子万民，养百姓，而收其租税，余哀其不给，而属有疾病。余欲……先立针经”（《灵枢·九针十二原》）之论，开宗明义，倡明主旨，告诉世人解除广大民众的疾苦是《内经》创建医学学科的根本宗旨。

讲究“实用”是墨家学术思想的主要价值取向，《内经》正是一部以医学内容为主体，实用性极强的典籍。其内容处处体现着“实用”，一但发现某一理论偏离了“实用”（即治疗无效）就会立即加以修正，如“论言治寒以热，治热以寒，而方士不能废绳墨而更其道也。有病热者，寒之而热；有病寒者，热之而寒。二者皆在，新病复起，奈何治……诸寒之而热者，取之阴；热之而寒者，取之阳，所谓求其属也”（《素问·至真要大论》）。此处充分地表现了《内经》在治法理论方面将墨家讲究“实用”的价值取向体现得淋漓尽致。至于阴阳五行家、名家、兵家、杂家、农家等诸家学术思想的影响，不再赘述。

《内经》缔造的中医学以生命科学的知识为基础，传载着中华民族传统文化的全部基因和精髓，其中还存留有诸如“河图”“洛书”等史前文明的印记，运用十月太阳历法知识解决生命科学中的相关问题，运用先秦诸子思想构建生命科学知识体系等，只要认真研读该书，就不难体会出《内经》及其缔造的中医学是“打开中华文明宝库的钥匙”。

总之，《内经》中的医学哲学思想蕴含着生物-心理-社会-生态-时间医学模式、医生的道德行为规范、对患者的人文关怀等医学人文思想，对于当代医学人文精神的回归与重建，以及培养中医人才的医学人文素养无疑具有十分重要的借鉴意义。《内经》是中医理论及临床实践的源头活水，是历代无数名医大家成功的基石。所以说，只要从事中医学事业，就必须研读《内经》并与之相伴终生。

第十七论 学习《黄帝内经》的方法

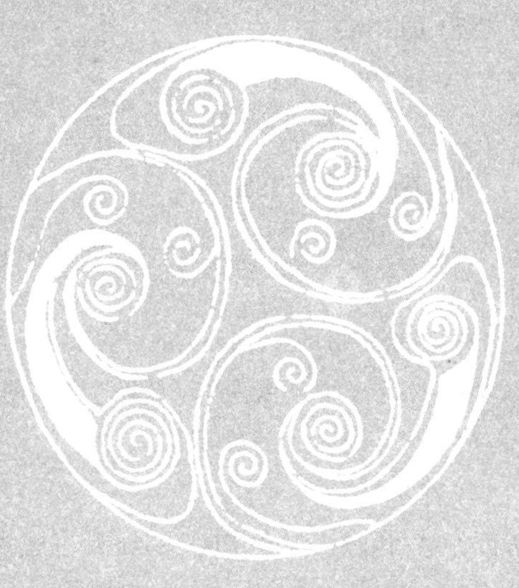

《内经》是中医药学的理论源头和基础，历代名医莫不从中汲取养分而成就其事业。当今的中医药学教育也是如此，所以中医人要让《内经》学习与从事的服务人类健康的事业相伴终生。此针结合当前研习经典的状况，以及古人的治经思路，提出“五步学习方略”和“溯本求源”法。

一、学习《内经》的常用方法

目前研读《内经》主要有以下几种方法。

1. 文字学方法：也可以称之为“说文解字法”，如笔者主编的《内经词典》、郭霭春的《黄帝内经辞典》。

2. 语言学方法：研究《内经》的语言修辞特点，如钱超尘的《内经语言研究》。

3. 哲学方法：如刘长林的《〈内经〉的哲学与中医学的方法》。

4. 溯本求源方法：如刘明武先生的《换个方法读〈内经〉》和《换个方法读〈内经〉：〈灵枢〉导读》。

5. 现代多学科方法：如雷顺群的《〈内经〉多学科研究》，该书多学科全方位研究《内经》，运用了医学心理学、信息理论、控制论原理、系统论、耗散结构理论、泛系分析、天文历法、数学与术数，以及气象学、物候学、时间医学、分子生物学等多学科知识和方法。

6. 方法论和思维科学方法：如邢玉瑞的《黄帝内经理论与方法论》。

7. 专题方法：如笔者的《内经的思考》。

8. 校、注、译、析、用综合方法：如笔者主编的《黄帝内经通解》。

9. 集大成式的方法：综合古今中外研究《内经》成果予以集大成式的方法读《内经》，如王洪图总主编的《黄帝内经研究大成》。

10. 生命科学的方法：从生命科学的角度解读《内经》是目前的

主流，因为《内经》毕竟是一部以生命科学知识为主体的医学典籍。这是读《内经》的基本立场和主要方法。此法又有两个方向。

①义理解读法：从义理的角度解读《内经》，解读其中的医学理论，如烟建华的《内经学术研究基础》等。

②临床实践解读法：从临床的角度解读《内经》，读出其中指导实践的价值，这是《内经》的主旨和价值取向。如王洪图的《黄帝内经医术临证切要》，王庆其的《内经临证发微》《内经临床医学》、熊继柏的《从经典到临床——〈内经〉与临证治验十三讲》等。

凡此种种，无疑都对如何读《内经》提供了有益的、可资借鉴的经验和有效思路。但是，百脉一宗，《内经》自其诞生之日起，就被纳入到生命科学范畴，如论怎样读它，都不应当脱离医学主旨，否则就失去了研读的意义。诸种读《内经》的方法，都是服务于生命科学的方法，都是为了准确把握其中的医学知识而最大限度地服务于人类的健康事业，这才是读《内经》的必然指归。

为何用诸多方法都能研读《内经》中的主要内容呢？这是因为：①《内经》的作者全面应用汉代以前各个学科的知识来阐述生命科学知识。②《内经》的作者全面理解和掌握了这些科学知识，因而十分娴熟地运用这些知识表达生命科学的相关知识。③语言文字是一切知识的最有效的载体，但又有显著的时代特征，加之《内经》文辞古奥，言简意赅，所以运用校、注、译、析之“以经解经”方法是读通《内经》的门径，是打开《内经》神秘殿堂的金钥匙，但要真正读懂《内经》还是不够的，就要具备相关的知识才行。④“天人合一”是中华民族传统文化的基本观念和学术立场，作为中华民主传统文化结晶的《内经》，必然会将古代天文、历法、地理、气象、物候和生命科学知识有机地联系在一起，这也就是要求研读《内经》时务必做到“上知天文，下知地理，中知人事，可以长久”的理由所在。《换个方法读内经》正是基于这一立场进行研读的，也恰恰是以往中医人在研读是书时有所欠缺的。⑤《内经》运用当时的医学成就作为其理论构建的基础，如果脱离了必需的医药学知识是无法读《内经》的。⑥《内经》构建的中医学是实践性很强的科学知识体系，许多内容基本是临床病例的记实。运用于临床是研读《内经》的必然指归，否则也就失去研读的意义。

二、《内经》要求的经典学习方法

《内经》强调的学习和研究经典著作的方法有“三掌握”“三结合”和“诵、解、别、明、彰”五字真言等。

（一）“三掌握”的学习方法

《素问·著至教论》所说的“道上知天文，下知地理，中知人事，可以长久，以教众庶，亦不疑殆，医道论篇，可传后世，可以为宝”即指出了“三掌握”学习经典的方法。“知”，在此有“掌控、驾驭”之意。

1. 上知天文

宇宙形成、天体结构、日月星辰的运转规律、历法等，都影响人类生存环境乃至人类的生命活动。运用运气理论指导临床，就是这一方法的体现。

如《素问·阴阳应象大论》之“法阴阳奈何？……能知七损八益，则二者可调，不知用此，则早衰之节也”中的“七损八益”养生方法，就必须应用天文、历法知识才能予以准确认识。近年来，因马王堆出土医简《天下至道谈》中列举了古代房中术的七损八益，人多以为七损八益就是房中术的专用术语，似乎这一问题已得到圆满解释。其实不然，只要结合《灵枢·九宫八风》有关天文、历法知识的内容，就不难理解“七损八益”是指人体和自然界在一年四季中的阴阳消长变化规律。

如图所示，“七”位于西方，时值秋分节气，此时人和自然界的阴阳之气处于阴长阳消阶段。而“八”位于东北，时值立春节气，此时人和自界处于阳长阴消阶段。结合《素问·脉要精微论》之“冬至四十五日，阳气微上，阴气微下；夏至四十五日，阴气微上，阳气微下”原文，更容易理解“七损八益”是有关自然界四时阴阳消长变化规律的表述。只有掌握和遵循人和自然界的四时阴阳消长规律进行养生，就能使人体内的脏腑阴阳得以调和，从而达到防病保健的效果。此与《素问·四气调神大论》所说“夫四时阴阳者，万物之根本也，所以圣人春夏养阳，秋冬养阴，以从其根，故与万物沉浮于生长之门。逆其根，则伐其本，坏其真矣”之意相呼应。

阴洛 立夏 四 东南方	上天 夏至 九 南方	玄委 立秋 二 西南方
仓门 春分 三 东方	招摇 五 中央	仓果 秋分 七 西方
天留 立春 八 东北方	叶蛰 冬至 一 北方	新洛 立冬 六 西北方

2. 下知地理

所谓“下知地理”，是指人类生存环境的地形地貌、地域气候、动植物分布等。人类不同的生存环境，不仅仅是影响人的体质类型，影响着治疗药物的选择，还是影响人的身体健康状况及寿命长短的重要因素。如《素问·异法方宜论》就讨论了由于居住地区不同，人们受自然环境及生活条件的影响，形成了体质上的差异，因而产生的疾病有一定区别，在治疗疾病时必须采取不同的方法而因地制宜的道理。正如张志聪所说：“治病之法，各有异同，五方之民，居处衣食，受病治疗，各有所宜。”这就是学习《内经》时，指导临床诊治疾病时要“下知地理”的价值所在。

3. 中知人事

此处的“人事”不仅仅指人的形体结构特征、性别、年龄、体质特征、生理病理特征机体对治疗的反应差异等，还包括影响人类生存的社会环境，个人的经济、政治地位变迁等，都是医生在临床实践中必须牢牢掌握和应用的，也是学习《内经》原文时的重要方法。

天文，指自然界的空间和时间，包括天体运动、时间推移、时令节气等；地理，指东、南、西、北、中五方的地域和地势高下；人事，指人体自身状况与所处环境相关存在的综合情况。表明了《内经》的医学目标就是要培养掌握和灵活运用“自然－社会－心理－医学”模式的具有高超临床技能医学人才，除了精通医学理论，还要有多方面的渊博知识，不但要是专才，还要是通才，要有整体观念，能够全面分析并据不同的情况而制定适宜的治疗方法，这样才能达到“救众庶”，“传后世”的医学终极目标。

（二）“三结合”的学习方法

“三结合”的经典学习方法是《素问·举痛论》提出的，要求人们研习经典时，务必要“善言天者，必有验（应验、结合）于人；善言古者，必有合于今；善言人者，必有厌（合也）于己。如此，则道（医学理论）不惑而要数（音义同“术”）极，所谓明也”。

原文运用“验、合、厌”三个均有“应验、结合”之意的词表达其对学习经典的方法要求：要将天时气候、地域环境等与有关人类生命活动规律的原文结合学习；要将古人的经验与适时的医学应用结合，即“古为今用”；要将别人的研究成果（《内经》等医学经典及历代医家的论著）与自己认知和体会相结合，即“人为己用”。

（三）“诵、解、别、明、彰”五字真言的学习方法

杨上善将《素问·著至教论》所总结的经典学习的方法概括为“习道有五：一诵，二解，三别，四明，五彰”。也就是说，一是要

能够熟读背诵，反复阅读、记诵经文；二是要能够理解经义、解析经文的医学内涵；三是要能比较、分析、判断经文的义理真伪、效应，对文字的错、衍、脱、补情况予以鉴别；四是彻底明了经文的含义和意义，对其中的医学知识概念要清楚明白；五是能够将所学的知识灵活地运用于临床，并能加以拓展弘扬。这种强调理论与实践相结合，用理论指导实践，通过临床实践来加深理论理解和记忆的学习方法，至今仍是学习医学的重要方法。这里的“诵”“解”“别”“明”“彰”就是习读经典的五字真言。

三、五步方略学习法

学习《内经》难度大，如何学习《内经》并能熟练地运用其中的原理，这是所有习医者共同关注的事情。笔者将自己研习《内经》的心得总结为“读通原文，解析经义，结合实践，纵横联系，发挥应用，拓展思路”五步学习方略。

（一）读通原文

所谓“读通原文”，就是要用传统的经学模式，对原文进行校勘注释，疏理文字，使原文文畅理顺，这是研究《内经》的基础。由于《内经》的文字古奥艰涩，加之时代久远，在其流传转抄的过程中出现错、衍、脱、补的现象在所难免，这就增加了初学者的研习难度，常会使读者望而却步。所以在学习《内经》原文的时候，就要借助必要的工具书，包括《汉语大字典》《汉语大辞典》等普通工具书，以及《内经词典》《中医大辞典》等专业工具书，以达到读通原文，理解字面表层意思的目的。

例如《素问·诊要精终论》中的“太阴气终者，腹胀闭不得息，善噫善呕”，以及“夏刺络俞，见血而止，尽气闭环，痛病必下”。此处两个“闭”是读通原文的关键：上句“闭”，指大便不通症状。但周海平的《黄帝内经大词典》却下读，训为“必”“一定”。下句“闭”，指针刺放血待邪气散尽后要“闭按针孔”，如此才使经气继续循环运行。王冰就将此句准确地训释为“尽气，谓出血而尽针下取所病脉盛邪之气也。邪气尽已，穴腧闭密，则经脉循环，而痛病之气必下去矣”，此解十分契合经义并具有积极临床意义。而周海平却训为“必散”的声转，文不通理不顺。

再例如《素问·汤液醪醴论》的“平治于权衡”。如果不解释清楚此句中的“平”“权衡”，就难以明了该句之意。平，辨也，辨识、分析。“平治”，即辨治。“权衡”，不可解为平衡，当作斟酌、思考解，即分析的意思。因此，“平治于权衡”，就是今之“辨证论治”的原型。再看《素问·经脉别论》之“气归于权衡，权衡以平，气口成寸，以决死生”原文，此语中的“权衡”就是在衡具——秤的本意基础上，引申并特指肺脏（也有人认为，此处“权衡”特指“寸口”）。因为肺通过宣发、肃降作用，发挥着调气机，主治节，助心行血，通调水道等作用，就犹如秤的权与衡一样，高者抑之，下者举之，调节着人体的气、血、津液。如此注解，方可使文理通达，义理顺畅。从以上例句即可看出，如果不能注解原文，就难以读通经义。不读通原文，就更谈不上对原文的理解和应用。可见，“读通原文”是学习《内经》的基础，是准确运用原文的前提。

（二）解析经义

所谓“解析经义”，是指在疏理畅顺了原文之后，就要深层剖析经文中的医学义理，使其畅晓、明晰。关于原文解析这一方法和思路，初显于20世纪60年代初，成熟于80年代。可以说，这是陕西中医学院《内经》教研室将其发展成熟的。其成果可通过《黄帝内经素问析义》《黄帝内经灵枢经析义》《黄帝内经通解》三书予以体现。在“解析经义”的时候，务必要紧扣原文的精神，既不能漫无边际地随意延伸，也不可过于简略而有所疏漏。

如对《灵枢·营卫生会》之“人受气于谷，谷入于胃，以传与肺，五脏六腑皆以受气，其清者为营，浊者为卫。营在脉中，卫在脉外，营周不休，五十而复大会。阴阳相贯，如环无端。卫气行于阴二十五度，行于阳二十五度，分为昼夜，故气至阳而起（醒悟），至阴而止（睡眠）”原文予以解析，就会发现经文蕴含有以下医学义理：

1. 饮食水谷是人类赖以存活的必需物质。

2. 脾胃是人体所需精微物质发生之处，也是营卫之气化源的处所。

3. 由脾胃化生的营卫之气，由肺化生为营气和卫气，而后布散并营养着五脏六腑，营养着全身。

4. 营卫之气的特性：卫属阳，为浊，剽悍；营属阴，为清，柔顺。

5. 营卫之气向全身输布的路径：营行脉内，卫行脉外。

6. 营卫之气在体内循行的规律：①营气沿脉内呈环状循行。②卫气在脉外散行。白昼行阳分，夜晚行阴分。③营气和卫气都是一昼夜绕周身环形50周次，都是白昼行25周次，夜晚行25周次。④营卫之气的昼夜循行节律，是人睡眠活动发生的内在基础。

再如《素问·汤液醪醴论》之“其有不从毫毛而生，五脏阳以竭也，津液充郭，其魄独居，孤精于内，气耗于外，形不可与衣相保，此四极急而动中，是气拒于内，而形施（yì 易）于外，治之奈何？岐伯曰：平治于权衡，去菀陈莝，微动四极，温衣，缪刺其处，以复其形。开鬼门，洁净府，精以时服，五阳已布，疏涤五脏，故精自生，形自盛，骨肉相保，巨气乃平”，解析原文就会发现，经文论证了水肿病的病因病机、治疗方法，以及临床护理等内容。

水肿病的形成机理：①水肿病既有发于外感，也有发于内伤。此处所论的水肿是非外感所得的，属于内伤所致。若据本篇前文之“嗜欲无穷而忧患不止”观之，精神因素所致的水肿自在其中；若将该篇论酒内容与临床所见结合，水肿与长期酗酒有关。②脏腑阳气衰竭，水液失于蒸化的病理基础。主要病机是五脏阳气虚衰，不能蒸化敷布津液，致水湿充斥形体内外。

水肿病的主要临床表现：形体高度水肿，四肢肿胀已极且体内也有水湿积聚（即“四极急而动中”），以致原有的衣服也不能穿了（即“形不可与衣相保”）。

关于水肿病的治疗，原文对其治疗原则、具体治法和临床护理做了较详细的论述。治疗原则为“平治于权衡”，即辨证施治。具体治法：①“去菀陈莝”。通过活血化瘀之法消除水肿。②“开鬼门”。鬼门，指汗孔。但是，如若结合“其有不从毫毛而生”句意分析，此处所论之水肿不属于外感所致的“风水证”“阳水证”，而是内伤所致的阴水证。所以就不能运用“开鬼门”之法，即通过发汗使水湿随汗而去的方法治疗。那么“鬼门”当指“魄门”（即肛门）。“开鬼门”，当为通便利水之法，如舟车丸、十枣汤之类所治之证即属于此。③“洁净府”。就是通利小便以祛水湿。④“缪刺其处”。即刺络放血方法治疗水肿证。

水肿病的临床护理：①“微动四极”。“四肢者，诸阳之本”（《素问·阳明脉解》），通过适当运动肢体，有利于阳气的恢复和输布，故为水肿病的护理措施之一。②“温衣”。增添衣物，注意保暖，“欲助肌表之阳，阴凝易散也”（《类经·疾病类》）。③“精以时服”。“精”，指精美食物。“服”，即食用。“时服”，就是按不同时令服食某些食物以防病、治病。此为水肿的饮食护理。

显然，只有对原文的医学义理进行深刻解析，才能使经典的使用价值和现实意义得以显现，也才能使《内经》原文魅力得以发掘和彰显。

（三）纵横联系

在“解析经义”的时候，要进行“纵横联系”，广泛联想。包括横向联系和纵向联系。所谓横向联系，局限一点讲，就是要把所解析的原文放置于全篇相关内容之中去理解。如此才能深入透彻地领会其基本精神。例如上述所举《素问·生气通天论》的原文，如何体现阳气的卫外御邪的作用呢？本段只用“折寿而不彰”“卫外者也”句简略述之。但紧承此段的下文，就指出阳气失于卫外功能之后，会在一年之中的任何季节分别感受四时不正之气而发病：于春季则可“因于（风）气”而病，于夏季就可“因于暑”而生暑病，于秋季则会“因于湿”而病，于冬则会“因于寒”而病。内伤之邪也可致阳气失常而发病，如因“烦劳”“大怒”“高梁之变”等原因，使阳气失常而分别致人患“煎厥”“薄厥”“大丁”之病等。可见，通过横向联系，可以加深对原文的理解并使之系统而完整。

所谓纵向联系，就是要进行古今联系，将历代研究《内经》原文的著名医家、医著、论点加以联系。为何如此呢？一则，《内经》是医学之宗、医理之源。通过纵向联系，可使一些重要医学理论脉络清晰流畅。二则，通过对历代研究成果的联系梳理，可以加深对相关学术理论沿革过程的认识；三则，历代不乏研究《内经）的高明者，通过对他们研究成果的联系，还可以沐浴到名家们的求知态度和严谨学风。

例如，《素问·生气通天论》有“阳气得，若天与日”之论，即对此加以分析，对明代张介宾“大宝论”的发生渊源就能有明晰的辨识。张介宾之论宗《内经》精神并加以发挥，由此创立温补之法而自成一派。还有如《内经》的“命门”，当时的医家从诊断学的角度指眼睛、眼神为命门。但《难经》提出“左肾右命门”，并将命门与五脏齐等之后，遂有“命门学说”的形成与发展，并由此赋予命门以新的藏象内涵，从而发展成为一个新的学术观点。这一理论包括了命门的部位、生理功能、病理变化、诊脉部位、治疗方药、针刺腧穴等。此类例子，不胜枚举。如果不能加以纵横联系，又何以能深刻而系统地理解《内经》重要学术观点的完整性呢？

（四）结合实践

读《内经》的最高境界是在于运用其中的学术理论，指导临床实践并有所发挥。其中相当分量的原文就是对秦汉时期及以前医学实践经验的总结，是对当时医疗实践的记录，即便是理论性的原文，也是古人对临床实践经验的抽象。因此，在理解原文时，务必要联系临床实践。更何况，我们今天研究《内经》的终极目标仍然是服务于临床、运用于实践，解决临证时所遇到的具体问题。

例如，如何消除表证之发热呢？《素问·生气通天论》指出，“阳气当隔，隔者当泄。不亟正治，粗乃败之”。显然，此处的“阳气当隔”病机，就涵盖了《素问·调经论》的“阳盛则外热”，即表证发热的机理。“隔者当泄”的“泄”，即是祛除郁遏阳气的病机或邪气，本篇确立的“体若燔炭，汗出而散”的治法，就是“阳气当隔”病理状态所致“体若燔炭”之高热的治疗方法。临床上对于外感表证发热，均用发汗之法以退热。汗出、热退、身凉、脉静，邪去正安，疾病转愈，故曰“汗出而散”。古今治疗表证之发热，概莫能外。

从上述应用“临床联系”的解经方法可以看出，如果不用联系临床实践的方法去解析经文，那么学习原文时就会感到索然无味；如果不进行临床联系，也就无法深析经义，更不能使原文得以应用，使之“活”起来。

（五）弘扬拓展

《内经》作者并未认为《内经》成书是生命科学的终点，而认为其是学科发展新的起点，这一认识可以从其学习经典的“诵、解、别、明、彰”五字真言的“彰”字得以体现。其中的“诵、解、别、明”是讲如何通过学习经文达到“继承”，而“彰”则是要求创新和弘扬。《内经》的原文毕竟是两千多年前的研究成果，之所以历经两千年而不衰，就是因为历代医家在研读经文的基础上，不断进行弘扬和拓展，才使得中医学发展成为参天大树，枝繁叶茂。现仅举例示之：

如关于寸口脉诊法，《内经》虽然分别在《素问·五脏别论》《素问·经脉别论》等篇中论述了寸口脉诊法之所以能诊察疾病的机理，但是寸口的确切部位在哪里，如何划分，怎样切按，指法如何等，均未明确表述。《难经》发挥了这一诊法，明确了寸口脉诊的确切部位，厘定寸口为寸、关、尺三部，每部脉长度分别为六分、六分、七分，共计一寸九分，故名曰“寸口”；明确了两手寸、关、尺六部的脏腑定位、经络定位；规定了医生诊脉时指下力量的轻重，并量化为三菽、六菽、九菽、十二菽、深按至骨五个量级。后经西晋王叔和的进一步确认，还有历代临床医家如明代李延昰（《脉诀汇辨》）、李时珍（《频湖脉学》）等的发展，才使寸口诊脉法得以流传至今，发扬光大。

再如肾藏精，主生长发育。《素问·上古天真论》通过男子“八八”、女子“七七”的生理节律详论了肾主藏精，能主生长发育的功能，两千多年来，成为历代医家研究的重点并有许多有益的发挥。如何在新的科学发展条件下对其中有关肾的理论加以发挥弘扬呢？有人从两个角度进行了这方面的研究：一是把大鼠的“胚肾”制成混悬液，然后给老年鼠进行腹腔注射，每日一次。一个月后，老年鼠“返老还童”，各项生理指标均恢复到青壮年鼠的数值范围。二是检测各年龄组男女两性健康人的血清碱性磷酸酶数值的动态变化，与《素问·上古天真论》中发现的“七七”“八八”之数相吻合。此酶在女子7岁、男子8岁以前处于很低水平，此后含量开始上升；女子14岁、男子16岁时，此酶含量升至一生中的最高值，并一直维持到女子35岁、男子40岁前后。当女子49岁、男子64岁左右时，血液中的碱性磷酸酶数值含量降至低水平，且与7岁、8岁时的含量相当并延续到寿终正寝。这就从实验学的角度印证了《素问·上古天真论》有关肾主生长发育的学术观点。

仅通过以上两例就可看出，发展是《内经》的出路，发展才有生命力，才能进步。因此，对《内经》学术理论的弘扬发展，是我们学习、研究《内经》的旨归和研习者应当追求的目标。

第十八论

『河图』『洛书』与《黄帝内经》

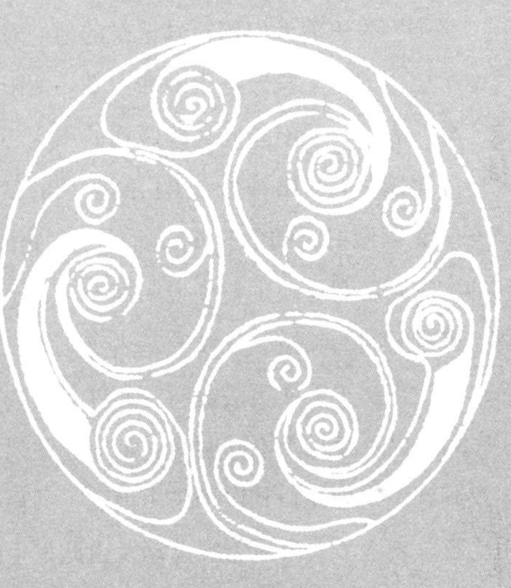

“河图”“洛书”是中华民族传统文化的根，《内经》构建生命科学知识体系时自然会受其理念的影响，因而“河图”“洛书”也是今日研习《内经》相关原文时所要追溯之源，否则就难以读通原文，甚至会曲解经义。虽然有《易经》为群经之首的说法，但什么是诸经之源呢？若据“河出图，洛出书，圣人则之”（《易传·系辞上》）的论述，“河图”“洛书”应当是中华民族传统文化之根、之源。

“河图”“洛书”是史前人们用符号记录的他们对天文历法知识的理解。其中所应用的阴阳符号是黑圈和白圈。太阳光不能照耀的用空心黑圈“●”表示，太阳光能直接照耀的用实心白圈“○”表示。这是现今已知最早的阴阳符号。黑白圈数目的多少则表示不同时间、不同空间太阳照射时间的长短、所给予万物的热量的多少，黑白圈排列的次序则客观反映了一个太阳回归年在不同时间、不同空间之白昼、黑夜时间的长短、气候的寒热变化等次序和周而复始的节律，而这些知识属于天文历法范畴。此处具有数理所表达的时间、空间、序列，以及存在于不同时间、空间、序列之中的万事万物变化规律及其状态之内涵。其以子午（南北）卯酉（东西）为纵横坐标，用“数”表达了太阳周年视运动及由此发生的自然界阴阳之气的消长变化，表达了木、火、土、金、水五季气候周而复始的运行状态。

因此说“河图”“洛书”是史前人们用符号的方式表达他们对天文、历法乃至天地万物变化规律的把握，也是中华民族传统文化的根。这也是为何有“河出图，洛出书，圣人则之”（《易传·系辞上》）的名训，以及孔子发出的“河不出图（洛不出书），吾已矣夫”（《论语·子罕》）的慨叹。这些知识也是《内经》构建生命科学知识体系的科学基础，在《内经》原文中随处可见，因而学习《内经》原文之时，务必要对此类知识有所认知，否则就难以知其所以然。

一、古今“河图”“洛书”之辩

“河图”“洛书”最早见于《尚书》的《顾命》和《洪范》(九畴)，后来在《易传》《礼记》《论语》《管子》均有记载。汉初《大戴礼记》《乾凿度》虽然无其名，但其“九宫”结构与“洛书”一致。西汉刘歆、孔安国、扬雄的著作中也有表述。班固的《汉书·艺文志·五行志》有较多文字记载。汉纬书有《河图》九篇,《洛书》六篇，并以九、六附会“河图”“洛书”之数。三国、晋、隋、唐至五代末约七八百年间文献缺失。北宋初期，易学家陈抟撰《龙图易》，刘牧精研后著《易数钩隐图》，并命名“河图”“洛书”，二者这才被世人知晓。

清代经学家廖平曾将《诗经》《易经》《内经》三者反复印证，证实了《内经》的理论本于《易经》，而《易经》之数理又取则于“河图”“洛书”。1977～1987年，多地考古发现汉代以前文物中的“九宫占盘”“河图四象”等图示与陈抟所绘之图一致，显然不是他凭空杜撰的。中国社会科学院资深的自然科学史学者陈久金认为，“河图”、“洛书”、《周易》都属于《尚书·洪范》的五行系统;《尚书·洪范》的五行不属于哲学概念，而是一年五季的历法内容;《易传·系辞》所说的五行生成数也不是哲学理论，而是十月太阳历的基本结构；他还认为，易学家陈抟论证的“河图”十数是指十月历的十个节气是合理可信的。

以宋代二程为代表的“辩方”认为，陈抟、刘牧之“河图”“洛书”非汉代之前所说的“河图”“洛书”。理由有三：①刘歆所说“河图”为“八卦”，“洛书”为“洪范九畴”，与今之“河图”“洛书”差异较大。刘歆为大学者，而陈抟是个道士，前者的可信度高。②顾名思义，“图”当是图形，“书”当是文字，而陈抟之“河”“洛”皆为“图”。孰不知汉字就是由“图”(画图符号)演化而成，没有“图”也就没有“书”(文字)，而且现今的所有象形字，仍然保留其“图”的特征。显然这一条理由难以成立。③东汉末至宋约800年未见“河图”“洛书”真目。

二、"洛书"、"河图"、十月历的智慧

（一）洛书结构

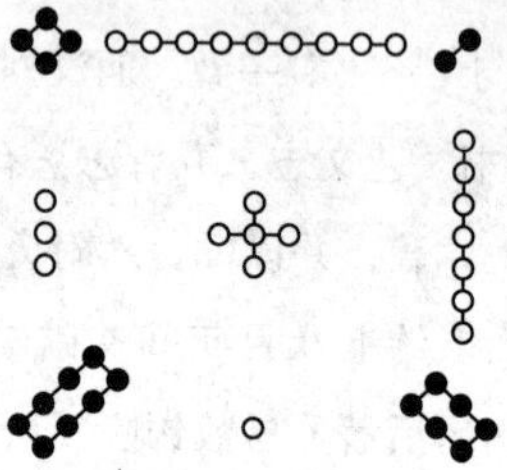

4	9	2
3	5	7
8	1	6

天九地一：九　南　夏　火　夏至

一　北　冬　水　冬至

左三右七：三　东　春　木　春分

七　西　秋　金　秋分

二四为肩：四　东南　立夏

二　西南　立秋

六八为足：六　西北　立冬

八　东北　立春

五居中央：五　中　土

"洛书"识图要领：①牢记布阵数字口诀。②牢记中国人的识图方位：面南而立，确定方位。上南（夏9）下北（冬1），左东（春3）右西（秋7），中央（5）是识图之"人"所居之位；③奇数位于四正，体现了"重阳"思想。冬→夏，1→3→9，数值渐大；夏→冬，9→7→1，数值渐小。偶数位于四隅：东北→东南，8→4→2，数值渐小；西北→西南，2→6→8，数值渐大。④白圈、实心为阳，黑圈、空心为阴（"阳道奇，阴道偶"，"阳道实，阴道虚"的原始含义）。⑤顺时针方向分布（顺生，左升右降。"五"

居中而自旋)。⑥洛书”之数的大小表达了相应方位、季节日照时间的长短、气温的高低等内涵。

(二)“河图”结构

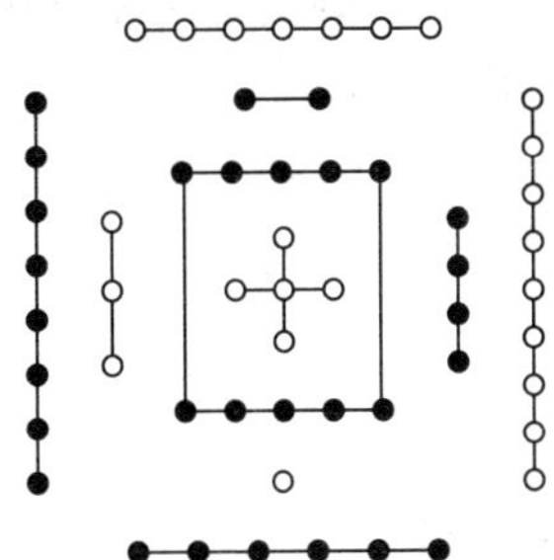

图中十个黑白圈表示阴阳、五行、四象。

北方：1 白圈在内，6 黑圈在外，玄武星象，为水。

东方：3 白圈在内，8 黑圈在外，青龙星象，为木。

南方：2 黑圈在内，7 白圈在外，朱雀星象，为火。

西方：4 黑圈在内，9 白圈在外，白虎星象，为金。

中央：5 白圈在内，10 黑圈在外，时空奇点，为土。

(三)“河图”“洛书”背景下的十月太阳历法

黄帝时代的人们是用“河图”“洛书”表达十月太阳历的。这一历法的资料在汉族文化的古文献之中有零星记载，也能在《内经》的生命科学知识体系中觅其踪迹，其内容完整保存在彝族的经典《土鲁窦吉》(宇宙的生化)之中。《内经》运用了五种历法知识构建其生命科学理论体系，以“洛书”为背景形成的十月太阳历有多次应用，如“三百六十日法”“七十二日”等，生命科学知识中的阴阳、五行理论也与此历法有着十分密切的关系。

在 20 世纪 80 年代，中国科学院的学者们对十月太阳历在中华民族传统文化中的重要地位已经有了深入的研究。这一研究成果对于学习中国传统文化有重要意义，正如当时中国天文学会理事长张钰哲所说的那样，“由此开辟了天文学史中一个崭新的研究领域，即可以十月太阳历为基础，研究阴阳五行、十二兽纪日和八卦的起源问题”，关于《诗经·豳风·七月》中的“一之日”“二之日”，《管子·幼官图》中的五方十图和三十节气等知识，“一旦将它们与十月历联系起来，则一切难以解释的问题都迎刃而解了”。十月太阳历既能释疑《诗经》《夏小正》《管子》等古文献，对于《内经》原文中的相关问题也如此。

三、“河图”“洛书”的启示

（一）五行之理

1. 表达五季五方气候的运行规律——五行

“奇数”为阳，依据“洛书”的结构，其运行过程是冬（水，1）→春（木,3）→夏（火,9）→长夏（土,5）→秋（金,7）→冬（水，1），用“奇数”数值的大小客观地表达了一年五季阳热之气的多少、气温的高低，乃至在此作用下万物生、长、化、收、藏的周期变化规律。

2. 十月历一年分五行（即五季）

十月太阳历之所以将一季称为一“行”，是指随着时序的迁移，气候会不断地移“行”，反映一年五季气候移行变化的规律。同时也正好体现了五行相生之序，所以五行及五行相生之序是自然规律的体现。

3. 五行生成数

“河图”布阵是五行生成数的文化源头。所谓“五行生成数”，就是将“河图”结构中的阴阳符号黑白圈的数目用数表达。即“天一生水，地六成之；地二生火，天七成之；天三生木，地八成之；地四生金，天九成之；天五生土，地十成之”。

五行生成数的意义在于：①表达了一个太阳回归年五季气候的循环运行次序和规律。②不同时间周期起止节点的半年节律。③不同物种有不同的萌生、衰老半年周期。如郁金香、秋水仙等是冬至前后萌芽，夏至前后进入到其休眠期；腊梅在冬至前后开花，夏至前后果实成熟等。④这一法则是以太阳回归年为背景的。

4. 表达五行相生规律

五行本意是指五季气候，以及在此作用下万物周而复始的运行变化规律。就时间序列而言，五季气候依次循环，如环无端，往复不已。

这一次序科学地反映了一年不同季节的规律：春季万物复苏，如“木”之萌发；炎夏万物盛长，枝繁叶茂，为全年气温最高之时，犹如“火”之温热；长夏气温高、湿度大，植物开花结果，孕育新的生命，犹如“土生万物”；金秋送爽，万物成熟收获，生机收敛，植物的枝叶枯黄凋谢；严冬气候寒冷，阳热之气如同自然的“水”一样涵藏于地下，万物的生机伏匿敛藏。

5. 表达万物生、长、化、收、藏的年节律

在太阳回归年的天文背景下，春、夏、长夏、秋、冬五季的温、热、湿、燥、寒气候周而复始，运行不息，万物也因之而有生、长、化、收、藏的变化状态和过程，天地间的一切事物的运动变化莫不遵循于此。这就是五行及其五行相生之序发生的天文学背景。这也是“夫五运阴阳者，天地之道也，万物之纲纪，变化之父母，生杀之本始，神明之府也，可不通乎！”（《素问·天元纪大论》）的天文历法背景。

6. 重土思想

在“河图”“洛书”中，都将“土”置于中央枢机之位，可见“重土”理念由来已久，西汉沿袭之，董仲舒更是极力倡导，认为“土者火之子也，五行莫贵于土……土者，五行最贵者也”（《五行对》）。《内经》继承了“重土”思想并用于解决医学中的实际问题，故而有了脾胃居于中焦，是人体气机升降之枢纽的观点。

“河图”“洛书”中的这些数表达了相应的空间方位、时间阶段，以及这些时空区位的阴阳消长状态和与此有关事物的五行属性。

（二）阴阳之理

古人通过“立竿见影”的方法，发现并测量出一年之中的阴阳消长变化规律，都是可以复制、计量、实证的。“洛书”表达了太阳背景下建立的以时间、空间、序列、节律、周期为基本要素的天文历法模型，深刻地影响着中华民族的传统文化，影响着《内经》理论的构建。

1.“阳道奇，阴道偶”（《灵枢·根结》）

“河图”“洛书”中，太阳光能直接照耀的用实心白圈“○”表示，属阳，其数奇；太阳光不能照耀的用空心黑圈“●”表示，属阴，其数偶。奇偶数的阴阳属性即源于“河图”“洛书”。

2. 阳道实，阴道虚（《素问·太阴阳明论》）

“河图”“洛书”均以实心白圈○表达太阳能直接照射的“阳”，而用空心黑圈●表达太阳光不能照射的“阴”。这恐怕是“阳道实，阴道虚”之论的文化源头。

3.“奇数”表达一年不同季节的阳气消长规律

“奇数”为阳，冬→春→夏→长夏→秋→冬的运行过程是1→3→9→（5→）7→1，用“奇数”数值的大小客观地表达了一年之中自然界的阳（热）气由渐盛到渐衰的消长过程。“五”居中央而“自旋”。

4.“偶数”表达一年不同季节的阴气消长规律

四个“偶数”为阴，其布阵表达了一年阴（寒）气自立春→立夏→立秋→立冬是由盛而衰（上半年8→4→2），再由衰而渐盛（下半年2→6→8）的消长过程。上半年阳长阴消，故为“阳年”，起点日“冬至”称为“阳旦”；下半年阴长阳消，故为“阴年”，起点日“夏至”称为“阴旦”。

5. 重阳思想

“洛书”将五个阳数置于五方正位，其重阳理念得以充分展示。

这是中华传统文化阴阳理论的基本立场。《春秋繁露》将其作为全书的主旨，进而得出“阴者，阳之助也”“阳贵而阴贱，天之制也”（《天辨在人》）的结论。《内经》据此提出阳气盛衰寿夭观（《素问·生气通天论》），是“火神派”“阳主阴从”立场的源头。

（三）“顺生逆死”的顺时运行规律

“河图”“洛书”布阵，确立了“左旋顺生”的顺时运行法则，是五行相生之序发生的由来。当人们面南而立，所看到天体的运转方向是自左（东）向右（西），而水生木、木生火、火生土、土生金、金生水，为五行相生顺时针（“左升”）运行。

就“河图”而言，土（五、十）居中心为枢机，一、三、五、七、九为阳数，二、四、六、八、十为阴数，二者所表达的阴阳内涵虽不同，但均为顺时针旋转，顺天而行，为五行万物相生之运行法则。

（四）左升右降的运行法则

仰视银河系各星的运行皆“左旋”，故有“生气上转左旋”之说。顺天而行是左旋，所以说顺生逆死，左旋主生。“左升”（“左旋”）也不是人为规定，而是自然规律的表述。

顺时升降运行之理也表达了五行顺时相生观点。“河图”定五行的先天之位，东木西金，南火北水，土居中央。五行左旋而生，土为德为中，中土自旋，故五行以土为中心。

五行相生之序反映了自然万物的生存法则。人应自然，人体气化、气机的离散、聚合、升降、出入也遵循于此。在上者必降，降者右旋；在下者必升，升者左旋。

四、“河图”“洛书”在《内经》中的应用举例

《内经》大凡涉及“数”的术语，除了蕴含人们熟知的数目、数量、序数等内涵之外，常常有“河图”“洛书”数理所表达的时间、空间、序列，以及存在于不同时间、空间、序列之中的万事万物变化规律及其状态之内

涵。这就是《灵枢·九针十二原》开篇即将“始于一，终于九”作为医生施针治病必须掌握之“纲纪”的理由。此处的“一”和“九”都具有“河图”或“洛书”之数表达的天文历法、四时、五行、阴阳等自然法则之理的内涵。

何以言此？因为“洛书”是以太阳为坐标，以太阳回归年（365又1/4日）为参照系，用数理符号客观地表达了自然界一岁五季气候的运行变化规律（及“五行相生”之序），以及自然界阴阳二气的消长规律，而这正是医生针刺治病和处方用药所应遵循的原则。显然，只有从此源头之数理诠释“一”“九”，才能准确理解将其称为“纲纪”的科学内涵。

（一）“洛书”在《灵枢·九宫八风》中的应用（北斗历）

历法，是推算年、月、日，并使其与相关天象对应的方法。《灵枢·九宫八风》中全面地运用“洛书”之理，以此为据，创立了独特的北斗历并且用以论证“八风”发病原理。

（二）“河图”“洛书”之数理的应用

1. 五行之数的应用

五行之数即五行之生数，即水一、火二、木三、金四、土五，也叫“小衍”之数。五行生数中的阳数一、三、五之和为九，“洛书”数之终亦为九，故九为阳极之数，又称“老阳之数”，即最大的阳数。二、四为阴数，其和为六，故六为阴之极数，又称“老阴之数”。老阴、老阳之数的和为15，故化为“河图”数模纵横排列之和皆为15。

《内经》在构建生命科学知识体系时常常对“五行之数”加以应用。如《素问·上古天真论》关于男女生长过程年龄段的划分即是其例。原文在“五十有五”的基础之上，依据“阳主进（相加），阴主退（相减）”原则，而有55＋9＝64（男字八八六十四岁），55－6＝49（女子七七四十九岁），这就是男女年龄段划分的“河图”数理背景。

五行可以对万物进行属性归类。所以“五行生成之数”也就是万物生成数，故曰：万物有生数，当生之时方能生；万物有成数，当成之时方能成。此即“万物生存皆有其数”之意。

五行生成数既客观地表达了太阳回归年不同时间节点的半年节律，也反映了生物体在太阳活动影响下不同的半年周期，如郁金香、秋水仙都是冬至前后萌芽，夏至前后进入休眠期即是其例。

《素问·金匮真言论》有“东方……其数八；南方……其数七；西方……其数九；北方……其数六；中央……其数五”，“运气九篇”也多次涉及“数”。这些原文中的“数”都是“河图”结构之数所奠定的五行生成之数。这些数表达了相应的空间方位、时间阶段，以及这些时空区位的阴阳消长状态和与此有关事物的五行属性。

2. 天衍之数的应用

所谓“天衍之数”，言“数”可以演绎天地万物变化的规律及现象。又有“五十”为“大衍之数”和“五”为“小衍之数”的分别。

五行有“五”，土生万物，土的生数为“五”，故称其为小衍之数。

“大衍之数”的来历有几种说法：①大衍之数即五行之数乘土之成数：50 = 5（五行之数）×10（河图之数）。②天地之数减去小衍之数得大衍之数。50 =（1 + 2……9 + 10）（河图之数的和）– 5（小衍之数）。③“河图之数”与“洛书之数”之和除以二。之所以要除以二，是因为两者都用实心白圈和空心黑圆表示，二者的黑圈数目之和和白圈数目之和都是50的缘故。50 = [55（河图之数的和）+ 45（洛书之数的和）] ÷ 2

“五十”在《内经》中多处应用。如“营在脉中，卫在脉外，营周不休，五十而复大会。阴阳相贯，如环无端。卫气行于阴二十五度，行于阳二十五度，分为昼夜”（《灵枢·营卫生会》）即是其例。表述卫气（属阳）循行规律“二十五”之数，则是“河图”或“洛书”的阳数（1、3、5、7、9）之和。《灵枢·五十营》中之“数”多宗于此，其所演绎的一百、五十、二十五之数理，中华民族传统文化称为“天衍之数”，即演绎天地万物变化规律之数。《内经》常用其说明营卫气血的循行等生命科学问题（《灵枢》的《营卫生会》《五十营》《脉度》）。

那么，这几个数有无现实意义呢？只要看看生理学中心脏窦房结、房室结、浦氏纤维的三级自律性分别为100次/分钟、50次/分钟、25次/分钟的事实，即可明白“河”“洛”演绎的天衍之数是否是表达了某些自然规律呢？恐怕不能简单地用“巧合”予以搪塞吧。

3. “七损八益”

《素问·阴阳应象大论》在论如何应用阴阳理论指导养生时指出，“帝曰：法阴阳奈何？岐伯曰：阳胜则身热，腠理闭，喘粗为之俯仰，汗不出而热，齿干以烦冤腹满死，能（音义同‘耐’）冬不能夏。阴胜则身寒汗出，身常清，数栗而寒，寒则厥，厥则腹满死，能夏不能冬。此阴阳更胜之变，病之形能也。帝曰：调此二者奈何？岐伯曰：能知七损八益，则二者可调，不知用此，则早衰之节也。”

自从唐初杨上善依据该段“阳胜”“阴胜”病机的临床表现解释“七损八益”之后，历代医家对此有近十种不同的看法。1973年长沙马王堆出土的《天下至道谈》文献中分别有“七损”和“八益”的性保健内容，人们便以此作为标准解释，即使现行的《内经讲义》或者《内经选读》等中医药高等院校本科教材甚至研究生使用的《内经》教材莫不遵循于此。但是在学习或讲授时，总觉得运用“性保健”内容解释“七损八益”存在着严重的缺陷：其一，因为在整部《内经》之中，从来不正面讲“性”，但凡涉及“性”，均将其归于致病因素；其二，认为“节欲惜精”是重要的养生措施，因而不可能从“七损”和“八益”多方面详细介绍“性”技巧；其三，按此内容表述“七损八益”，这一养生方法既不能指导耄耋老人的养生，更不适宜指导青少年养生。可见，其严重缺陷是显而易见的，此前的种种解释皆未及根本。

“七损八益”是“洛书”这一文化之源在《内经》养生理论中的体现。依据“洛书”的布阵，其中的“数”是以太阳为天文背景建立的以时间、空间、序列、节律、周期为基本要素的科学模型，是史前古人以“图”的方式构建的古老十月太阳历。这个模型自其建立至今，深刻地影响着中华民族的传统文化，影响着《内经》理论体系的构建。就“时间”概念而言，五个“奇数”分布在春夏秋冬及长夏五季，四个“偶数”分布在“四维”。“奇数”为阳，自冬而春而夏而长夏而秋，其运行过程是1→3→9→（5→）7→1，就用“奇数”数值的大小客观地表达了一年阳气由渐盛到渐衰的过程。四个“偶数”为阴，其布阵表达了一年阴气自立春、立夏、立秋至立冬是由盛而衰（8→4→2），再由衰而渐盛（2→6→8）的过程。上半年阳长阴消，故为“阳”；下半年阴长阳消，故为“阴”。这就是阴阳概念及其理论发生的天文历法背景。

结合“洛书”在《灵枢·九宫八风》中的应用，就能清晰表达“七损八益”是指自然界一年四时阴阳消长规律的科学内涵。“七”表达的是西方仓果宫兑卦位，时当秋分。“七损”正好表达此时阳气渐衰，阴气渐盛的规律。“八”表达的是东北方的天留宫艮卦位，时当立春。“八益”表达了此时阳气渐盛，阴气渐衰的规律。“七”“八”是指不同时空区位的阴阳消长状态。如若结合《素问·脉要精微论》之“冬至四十五日，阳气微上，阴气微下；夏至四十五日，阴气微上，阳气微下”的论述，可知“七损八益”表达的是自然界一年四季的阴阳消长盛衰变化规律。而“能知七损八益，则二者可调”，是指掌握了四季阴阳消长规律，就能使人体的阴阳之气得以调理，就可达到健康长寿的养生目标。这也正与《素问·四气调神大论》所说的“夫四时阴阳者，万物之根本也，所以圣人春夏养阳，秋冬养阴，以从其根，故与万物沉浮于生长之门。逆其根，则伐其本，坏其真矣。故阴阳四时者，万物之终始也，死生之本也，逆之则灾害生，从之则苛疾不起，是谓得道”之四时顺势养生之意相合。

可见，只要溯本求源，结合《灵枢·九宫八风》中的“洛书”布阵所表达的时空节律及阴阳之理，就很容易理解其中的科学内涵。

4.“始于一，终于九”

《灵枢·九针十二原》:“黄帝问于岐伯曰：余子万民，养百姓，而收其租税。余哀其不给，而属有疾病。余欲勿使被毒药，无用砭石，欲以微针通其经脉，调其血气，营其逆顺出入之会。令可传于后世，必明为之法。令终而不灭，久而不绝，易用难忘，为之经纪。异其章，别其表里，为之终始。令各有形，先立针经。愿闻其情。岐伯答曰：臣请推而次之，令有纲纪，始于一，终于九焉。”

为何“始于一，终于九”是针道的“纲纪”？依据《灵枢·九宫八风》的内容可知，“始于一，终于九”就是指“洛书”及其所表达的天文历法理念。

“奇数”为阳，用“奇数”数值的大小（1→3→9→5→7→1）客观地表达了一年五季阳热之气的多少、气温的高低，乃至在此作用下万物生、长、化、收、藏的周期变化。按五运六气理论而言，每个季节各有73.05天。五个“奇数”分布在东、南、中、西、北五方，四个“偶数”分布在“四维”。同样用“奇数”数值的大小客观地表达了不同地域阳热之气的多少、气温的高低，以及在此影响下不同地域环境之中万物的生长变化。

五行本意是指五季气候周而复始的运行规律。也表达了五季依次循环、如环无端、往复不已的时间序列。太阳背景下的五季气候运行不息，万物也随之发生变化，事物的一切运动变化莫不遵循于此。

据上所述，“洛书”以太阳为坐标，以数理为符号表达了自然界阴阳消长、五季气候变化的运行规律（即“五行”），是针刺治病或者处方用药所应遵循的，在《内经》中随处可见依据季节气候变化来论证针刺选穴、进刺深浅、刺灸宜忌等，这就是为何要以“始于一，终于九”作为临证治病“纲纪”的理由。

5.“和于术数”

“术数”出自于《素问·上古天真论》之“上古之人，其知道者，法于阴阳，和于术数，食饮有节，起居有常，不妄作劳，故能形与神俱，而尽终其天年，度百岁乃去”，原文认为“和于术数”是重要的养生方法。

术数，又称“数术”，是“古代关于天文、历法、占卜的学问”。依据班固在《汉书》中将“术数”类文献置于“艺文志”大类之下，而“术数”类文献包括了天文、历法类知识文献的事实，可以将“术数”进一步诠释为运用“河图”“洛书”之数理表达的天文历法、四时气候、阴阳五行等自然法则及与其相关的知识。“法于阴阳，和于术数”，就是指掌握养生原理和方法并善于养生的人，一定是严格遵循了“河图”“洛书”之数理所表达自然法则进行养生，所以才获得“能形与神俱，而尽终其天年，度百岁乃去”的最理想的养生效果。《素问·阴阳应象大论》之“七损八益”的养生法则即属于“和于术数”的例证。

综上所述，诸如此类的原文知识，若不懂得天文历法是难以准确理解和合理认识的。

第十九论 历法知识是研读《黄帝内经》的重要门径

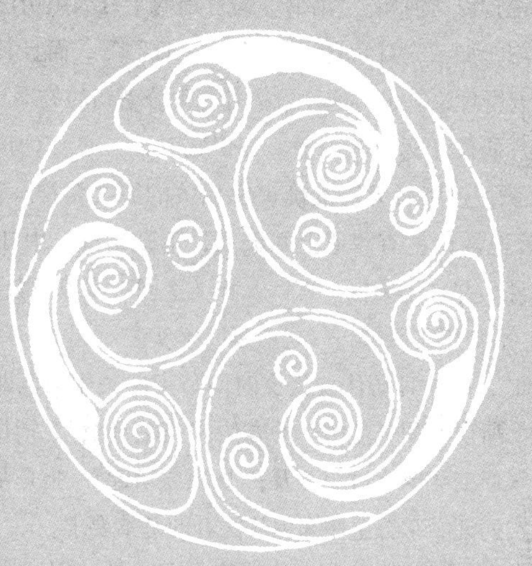

“不懂天文历法的文化继承，会出现两种现象：一是‘瞎子摸象’，二是‘树林中捡叶子’。两种现象，一个结果——不及根本。不懂天文历法的文化批判，只有一个结果：只能是大门之外的呐喊”。此言不谬，对于《内经》(简称《内经》)原文的研习又何尝不是如此呢？因为《内经》构建其生命科学理论体系时运用了五种历法知识，如在《灵枢·九宫八风》中运用其独有的北斗历法论证八风致病理论；以“河图”“洛书”为背景的十月太阳历法知识在原文中多次应用，如“三百六日法”“七十二日”等，而且其中广泛应用的阴阳、五行理论，也与这种历法有着十分密切的关系。

因此，研读和运用《内经》知识之时，务必要对其中的历法知识有所认识，否则就无法准确理解相关的原文精神。正因为如此，《素问·著至教论》有“道上知天文，下知地理，中知人事，可以长久”之说。并且《灵枢·官针》和《素问·六节藏象论》均认为，“用针者，不知年之所加，气之盛衰，虚实之所起，不可以为工也”。“年之所加”，即处理历法与天文时间节点的关系，也即《素问·六节藏象论》所说“积气盈闰”的方法；“气之盛衰”，指相关年份、季节、时日气候变化的太过与不及；“虚实之所起”，指是某种原因引发的相应虚实病证。掌握这些知识从医者的基本要求。

“岁”是天文概念，是指地球绕太阳公转一周的实际天文时间(365.25天)。所有历法都是以太阳为背景制定的。“年”是历法术语，所谓历法，就是根据天文变化的自然规律，计量较长的时间间隔，判断气候的变化，预示季节来临的法则。因此，懂得历法知识，对于准确理解相关原文有着十分重要的作用，是研读《内经》的重要门径。

一、《内经》中的历法知识

历法，简称“历”，是推算日月星辰之运行以定岁时节气的方法。历法的功能在于规范人类的一切行为，包括人类的生活、社会、科学的行为活动，生命科学的研究也不例外。因此，历法知识的出现和运用是人类进入文明时代的重要标志之一，其本身也是人类生存必须遵循的法则。

《内经》用了五种历法知识来构建其理论体系，正确理解这些历法知识，也是研习原文精神的重要途径。

（一）十二月太阳历法

十二月太阳历法，简称阳历。这种历法是以太阳回归年（365 又 1 / 4 日）为背景构建的知识体系。《素问·六节藏象论》所谓“五日谓之候，三候谓之气，六气谓之时，四时谓之岁”中的“候、气、时、岁”节点即是这一历法的时间要素，其中的“年”和“月”是虚拟的。为了确保与太阳周年视运动同步，故在“大小月三百六十五日而成岁”的基础上，通过“积气盈闰”的方法，每四年有一个 366 日（《灵枢·九宫八风》）闰年。为了让该历法虚拟的十二个“月”有其实际意义，于是通过二十四节气的天文节点加以落实，每个月都有两个节气，使二十四节气与虚拟的月紧密地联系在一起。大凡《内经》中涉及 365 之数表示人体腧穴数、溪谷数、肢节数时皆为该历法的应用，五运六气理论内容也不例外。

（二）太阴历法

太阴历法，简称“阴历”。这种历法是以是以日、地、月为天文背景构建的历法体系。有年、月、日时间要素，而“年”是虚拟的，“月”是真实的。“月相”变化周期则是该历法确立的主要时间节点，十二个月相变化周期为一年，故一年的时间为 354 日或 355 日，显然较一个实际的太阳回归年约少 11 天。大凡《内经》中运用 354 或 355 计数溪谷或腧穴时，即是该历法的具体运用。还用其实际天文“月相”周期构建生命科学中的生理，如“二七而天癸至，任脉通，太冲脉盛，月事以时下，故有子”（《素问·上古天真论》）中的“月事”；解释临床病证，如“二阳之病发心脾，有不得隐曲，女子不月”（《素问·阴阳别论》）中的“女子不月”，“年少时，有所大脱血，若醉入房中，气竭肝伤，故月事衰少不来也”（《素问·腹中论》）中的“月事衰少”；确立治疗方法，如“月始生，则血气始精，卫气始行；月郭满，则血气实，肌肉坚；月郭空，则肌肉减，经络虚，卫气去，形独居。是以因天时而调血气也。是以天寒无刺，天温无疑，月生无泻，月满无补，月郭空无治，是谓得时而调之。因天之序，盛虚之时，移光定位，正立而待之。故曰：月生而泻，是谓脏虚；月满而补，血气扬溢，络有留血，命曰重实；月郭空而治，是谓乱经”(《素问·八正神明论》)；甚至作为刺灸时增减取穴多少的依据，如以“月生”“月死”为“痏数”(《素问·缪刺论》)等，均是太阴历法中有关“月节律”的应用之例。此类原文均是太阴历法知识在《内经》应用的实例。

（三）阴阳合历

如何既能满足一年十二个“月相”变化，又能确保太阳回归年的实际天数，《内经》在构建生命科学知识体系时运用了阴阳合历。如《素问·六节藏象论》源自于《周髀算经·日月历法》的“日行一度，月行十三度而有奇焉”，就是太阳回归年的日数（365又1／4日）除以恒星月周期（27又1/2日）之商为13又7/19（王冰依据《周髀算经》注）。通过“积气余而盈闰”(《素问·六节藏象论》)的方法，三年一闰（闰一个阴历月），十九年七闰，可使太阳历与太阴历的年份与太阳回归年的实际时间节点基本同步。

（四）北斗历法

北斗历法是《内经》继承了《淮南子·天文训》记载的历法。北斗历是以北斗星的斗纲（第1、5、7星）旋转时所指时空方位来调整太阳回归年时间的历法。此历法一年为366天，是太阳历的闰年，全年分为八个时段，对应着二十四节气的“二分”（春分、秋分）、“二至”（冬至、夏至）、“四立”（立春、立夏、立秋、立冬）。结合原文，这八个时间阶段划分如《灵枢·九宫八风》言：“太一常以冬至之日，居叶蛰之宫四十六日，明日居天留四十六日，明日居仓门四十六日，明日居阴洛四十五日，明日居天宫四十六日，明日居玄委四十六日，明日居仓果四十六日，明日居新洛四十五日，明日复居叶蛰之宫，曰冬至矣。”

“太一”有不同的内涵，但此处是指北斗星。《鹖冠子·环流》之“斗柄东指，天下皆春；斗柄南指，天下皆夏；斗柄西指，天下皆秋；斗柄北指，天下皆冬”与此原文精神一致。本篇以斗柄旋转指向为依据，确定了一岁四时八节的时空方位、时间运行序列和周

阴洛 立夏 四 东南方	上天 夏至 九 南方	玄委 立秋 二 西南方
仓门 春分 三 东方	招摇 五 中央	仓果 秋分 七 西方
天留 立春 八 东北方	叶蛰 冬至 一 北方	新洛 立冬 六 西北方

而复始的运行规律，并以此论证和判断不同时空区位可能发生的贼风虚邪、邪气致病力的强弱和可能伤害的内脏等。该历法是以北斗星的斗柄旋转为依据，划分出了二十四节气，每十五日或十五日多一点为一个节气，每四十五日或四十六日为一季，一年366日分为八个时间阶段（《灵枢·九宫八风》），用以预测一年不同时段的气候变化，及自然灾害、疾病流行等。

第五种历法就是十月太阳历。

二、十月太阳历法特征及其在《内经》中的应用

十月太阳历法，简称“十月太阳历”。凡用360之数者即为十月太阳历法的应用之例。如《素问·阴阳离合论》之“日为阳，月为阴，大小月三百六十日成一岁，人亦应之”即如是。该历法在汉族文化中除了在《内经》及此前的《夏小正》《管子》《淮南子》等少数文献之中还能觅其踪迹外，几乎难见其踪影，但其内容却完整保存在彝族的经典《土鲁窦吉》之中。

如《诗经·豳风·七月》就应用了十月太阳历法，四次将月份应用于诗歌内容的表达。如“七月流火”，“七月”绝不是《诗经》的现代研究者们所解释的“农历七月”，而是十月历的“七月”。“火”是指二十八宿中心宿的第二星。多次说“一之日、二之日、三之日、四之日”等，即为360日后的

过年节日。此后的《管子》中也有十月太阳历的应用遗痕。

十月太阳历，即将一个太阳回归年减去尾数作为过年节后的360日等分为十个月的历法。《素问·六节藏象论》之“甲六复而终岁，三百六十日法也”就讲的是十月太阳历法。一年分为五季是十月太阳历的最大特点。该历法有天、月、行、年时间要素，即一年360天分为十个月（天干纪月），每月36天（每旬12日，地支纪日），每两个月72天为一行（即一季），五行（季）为一年，从冬至之日过年之后算起。

将冬至日称为“阳旦”，夏至日为“阴旦”。上半年的五个月为“阳月”。第一季（甲乙月）、二季（丙丁月）依次属性为“木”“火”，均由属阳的月份组成。下半年为“阴”，第四季（庚辛月）、第五季（行，壬癸月）属性依次为“金”“水”，均由属阴的月份组成。唯有第三季（戊己月）属性为“土”，由一个属“阳”的月份和一个属“阴”的月份组成。每一年所余的5～6天用于（分冬至和夏至）两次过年节，不计入月数的划分。

《内经》中全面运用的阴阳理论与十月太阳历有着十分密切的联系。据彝族经典《土鲁窦吉》记载，十月历是以立杆观测日影的长短变化为依据确定的。将一个太阳回归年分为阴阳两部分，当日影从最长的冬至日到最短的夏至日，为前半年，属阳（5个月）主热；当日影从最短的夏至日到最长的冬至日，为后半年，属阴（5个月）主寒。冬至夏至是一年中的阴阳两极，一年一寒暑，植物一年一荣枯。所以刘明武说，“这里的阴阳可以实证，可以重复，可以测量，可以定量”。这也能够合理地解释“阴阳者，天地之道也，万物之纲纪，变化之父母，生杀之本始，神明之府也，治病必求于本”（《素问·阴阳应象大论》）。

太阳在南北回归线的一个往返决定着阴阳二气的升降消长，是天地间万物生发、存在、衍生消亡所仰赖的“天地之道”；阴阳升降消长，表现为寒暑交替，也决定着万物的变化，故谓其为“万物之纲纪，变化之父母”；植物一年的生死荣枯，也由此而发生，故曰

“生杀之本始”；人类是天地万物演化过程中的诸多物种之一，无论其生理还是病理，都要受到天地阴阳消长的影响，因而阴阳消长必然也是医生预防疾病、治疗疾病所要遵循的根“本”。“神明”，即阴阳之道。《黄帝四经·明理》：“道者，神明之原也。”《鹖冠子·泰录》：“夫神明者，大道是也。”可见，有了天文历法的知识背景，才能更为准确地理解下列原文的精神实质：“夫四时阴阳者，万物之根本也。所以圣人春夏养阳，秋冬养阴，以从其根，故与万物沉浮于生长之门。逆其根，则伐其本，坏其真矣。故阴阳四时者，万物之终始也，死生之本也，逆之则灾害生，从之则苛疾不起，是谓得道。道者，圣人行之，愚者佩之。从阴阳则生，逆之则死，从之则治，逆之则乱。反顺为逆，是谓内格。”（《素问·四气调神大论》）

《内经》构建生命科学知识体系时广泛运用的五行理论与十月太阳历也有着十分密切的关系。十月太阳历将一年 360 天分为五季（又称“五行”），每季（行）各 72 天，从冬至节日以后五季依次为木→火→土→金→水。十月太阳历之所以将一季称为一“行”，是指随着时序的迁移，气候就会不断地移“行”。这一反映一年五季气候移行变化的规律正好体现了五行相生之序，所以五行及五行相生之序是自然规律的体现。五行相克理论也就由此衍生。这一内容在《管子·五行》《淮南子·天文训》及《春秋繁露》中均有表述，只不过没有明确提出十月历而已。

天干在十月太阳历中是用来标记月序的。冬至是观测该年日影变化的起点，所以该月份就为“甲”，之后依次标记一年的十个月。每月有 36 天，分为上中下三旬，于是用十二地支依次标记每旬 12 天的日序。如《素问·风论》“以春甲乙伤于风者为肝风，以夏丙丁伤于风者为心风，以季夏戊己伤于邪者为脾风，以秋庚辛中于邪者为肺风，以冬壬癸中于邪者为肾风”中的甲乙、丙丁等十天干，就是十月历天干纪月方法的运用实例。其中的甲乙、丙丁、戊己、庚辛、壬癸分别标记着春、夏、长夏、秋、冬五季，绝非纪日。此处可引陈久金之考据再证之：甲，相当于植物开始剖符甲而出的时节。剖符甲就是种子胚芽突破种皮的包裹，意谓初春种子开始发芽了。《说文解字》也说：“甲，东方之孟，阳气萌动。”东方为春季，孟为第一，即农历正月。乙，相当于植物初生始发时的轧轧之貌。轧轧，相当于乙乙。《说文解字》:“乙，象春草木冤曲而出。阴气尚强，其出乙乙也。”《礼记·月令》“其日甲乙”疏:“其当孟春、仲春、季春之时，日之生养之功，谓为甲乙……乙、轧声相近，故云乙之言轧也。”《素问·脏气法时论》“其日甲乙”的表述及语境与《礼记·月令》完全契合。陈氏认为,《史记·律书》明确记载，十干原为一个太阳回归年中的十个时节。何新也认为，“十干最早不是用于纪日，而是一种用于纪月的方法”。

鉴于一年十个月 360 天分为五季是十月太阳历的最大特点,《内经》中大凡涉及五季、每季 72 天的原文即可视为十月太阳历法的应用。《素问·六节藏象论》之“甲六复而终岁，三百六十日法也”,《素问·阴阳离合论》之“日为阳，月为阴，大小月三百六十日成一岁，人亦应之”原文，则是十月太阳历法应用的实例。至于《素问·刺要论》之“刺皮无伤肉，肉伤则内动脾，脾动则七十二日四季之月，病腹胀烦不嗜食”，以及《素问·太阴阳明论》之“脾者土也，治中央，常以四时长四脏，各十八日寄治，不得独主于时也”等原文，则是蕴含了十二月太阳历和十月太阳历两种历法制式的应用。其中的四时之分为十二月太阳历制式的应用；而四时各寄十八日为 72 日，五脏各旺 72 日，则又是十月太阳历内容的体现。在中华民族的历史上，这两种历法都曾使用过。十二月太阳历既应合了一个太阳回归年约为 12 个朔望月，又有二十四节气，因而更有利于农耕活动，故得以兴盛和传扬。

《内经》在构建生命科学知识体系时，广泛地运用五种历法知识，用以说明生理，解释病理，指导疾病诊断和治疗。尤其是将十二月太阳历和十月太阳历结合运用，构建了五运六气学说。其中的一岁分为五运五步，深受十月太阳历的影响。“不懂天文历法，读不懂中华文化”，对于研读《内经》原文同样也适用。

第二十论

『九法』是《黄帝内经》构建生命科学知识体系的思维范式

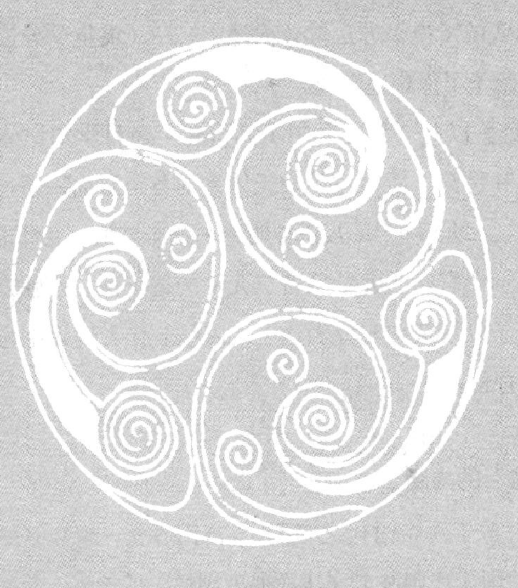

“法天、法地、法人、法时、法音、法律、法星、法风、法野”（简称“九法”）分别是《灵枢》开卷前九章篇名的后缀词，之所以将其放在醒目的位置，就是要昭告《内经》生命科学知识体系构建的基本思路，自然也是后人研习和准确运用《内经》原文的思路和方法。但是自明代马莳首开《灵枢》的研究至今，中医界对此并未予以重视，更有甚者将此九个缀词（或曰篇目副标题）径直删去，唯有刘明武的《换个方法读〈内经〉——〈灵枢〉导读》对其内涵及其意义给予了深刻地解读。

《内经》以此“九法”昭示其构建生命科学知识体系的思维范式，并将其贯穿于所构建的知识体系的各个层面，通过《素问》的《针解》《三部九候论》《八正神明论》及《灵枢·九针论》等篇，分别以人之形体官窍、九针制备、九针的适应证、诊脉方法、施针治病等内容予以示范，充分表达了《内经》作者构建生命科学知识体系的思维背景。

一、“九法”的内涵

“法”源于舜帝时代之皋陶，《吕氏春秋·察今》之“法其所以为法”“治国无法则乱，守法而弗度则悖”的论述，首次对“法”之典章、制度，模式、标准，效法、遵循等内涵予以表述。

“九法”是以“法天”“法地”“法人”为思维的基础和前提，故有“道上知天文，下知地理，中知人事，可以长久”（《素问·著至教论》）的思维立场。

时至今日，人类虽然对“时”没有一个确切的定义，但却对“时”的作用及意义早已有了深刻的理解。如《易传》之“变通者，趣（趋）时者也……《易》之为书也，原始要终以为质也”（《系辞下》），以及“与时合其序”（《文言》）等认识，此处说“原始要终”即是过程，“序”即秩序。这就明确地表达了“时”具有过程、秩序的内涵。人类的生命活动和天地间所有事物一样，毫无例外地存在着运动的“秩序”和“过程”，必然要用“时”予以认知和表达。可见，“时”就是所有物质的运动秩序和过程，是思维对物质运动过程的分割、划分和度量。《内经》广泛地运用年、季、月、日、辰、刻等“时”的计量单位构建其生命科学理论，并对相关的研究对象进行度量。因此，时间是只能遵循而不能违逆的自然法则。一年有春夏秋冬四季，故“四曰法时”。

“音律”与历法一样同为天地自然的产物。《大戴礼记·曾子天圆》之“圣人谨守日月之数，以察星辰之行，以序四时之顺逆，谓之历；截十二管，以宗八音之上下清浊，谓之律也”，就明确地指出了历法、音律同为天文所衍生，此也是《周髀算经·陈子模型》所说的“冬至夏至，观律之数，听钟之音”，故在《礼记》《吕氏春秋》《淮南子》《史记》《汉书》之中就将“历律”相提并论。因为音律有六律六吕，故“六曰法律”。

“日、月、星是中华元文化的三大坐标……也是中医文化的三大坐标”。此处的“星”是包括北斗七星在内的木、火、土、金、水五星，以及二十八宿，《内经》之“北斗历”内容（《灵枢·九宫八风》）即是对《鹖冠子·环流》《淮南子·天文训》中该历法知识的传载。“七曰法星”是针对北斗七星的，二十八宿也是以北斗之“七星”为背景，在天穹的四方选择七颗亮星（或星群）作为观察天象的定位依据，也是《内经》论述人体卫气昼夜运行规律的依据，故有“天周二十八宿，而一面七星，四七二十八星，房昴为纬，虚张为经，阳主昼，阴主夜。故卫气之行，一日一夜五十周于身”（《灵枢·卫气行》）之论，这也是后人崇尚“七”数的天文学背景。

“法风”之“风”泛指全年各个季节的不同天气现象，而“四立、二分、二至”是观察全年气候变化的八个重要标志，也就成为《内经》论病因、论发病、论养生等理论时的重要依据。“风”有“八”，故曰“八曰法风”。

“法野”之“野”即天地区间。天之区间“九野”称“九宫”，地之区间“九野”，又称“九州”。“夫自古通天者，生之本，本于阴阳。其气九州九窍，皆通乎天气……九分为九野，九野为九脏，故形脏四，神脏五，合为九脏以应之也”(《素问·六节藏象论》)之论，这就是《内经》在“法野”思维之下构建生命科学知识体系的典型范例。

二、“九法”是确立整体观念的思维基础

人类源于天地自然的认知前提是“天人合一”整体观念发生的思维基础，如“天之在我者德也，地之在我者气也，德流气薄而生者也。故生之来谓之精……因虑而处物谓之智”(《灵枢·本神》)之论述即是其例。此处的原文明确地表达了人类是天地间万类物种在演化进程某一阶段出现的必然产物，而这一过程是：天地→德（道也，规律、法则之谓也）气→“我”（万类物种）→生→生物体→人类（第二个“生”)。并且明确指出人类不同于其他物种的显著特征是人能思维（志→意→思→虑→智）、有思想、有情感（下文之伤人治病的怒、喜、悲、忧、恐），所以才有了“天覆地载，万物悉备，莫贵于人。人以天地之气生，四时之法成”(《素问·宝命全形论》)，以及“人者，天地之镇”(《灵枢·玉版》)的结论。这就从生命科学的角度论证了“天人合一”之“天人同源”（源于气）、“天人同道”（同于演变规律之“道”)、“天人同构”（阴阳结构、五行结构）、“天人同化”（同步气化）四个维度的内涵，并据此形成了整体观念这一中医药学最本质的学术特征，也是在这一立场之下构建其生命科学知识体系的。

三、“九法”是论证阴阳五行由来的基本立场

阴阳五行是《内经》构建生命科学知识体系的主要哲学基础和思维范式，而阴阳五行理论的形成则是古人“法则天地”(《素问·上古天真论》)所得出的结论。

（一）太阳历法与阴阳理论

有日则为“陽”，无日是为“陰（霒）”。中国古代的哲人在太阳

背景下抽象出了“阴阳”概念，通过对太阳周年视运动的观察，逐渐形成了阴阳消长转化等相关理论。无论历法规定的岁、季、月、日，还是每日的不同时辰，都是以太阳活动为依据的。十月太阳历和十二月太阳历的每年节令的冬至日交司时刻是一致的。十月历是以立杆观测日影的长短变化来确定的，当日影从最长的冬至日到最短的夏至日，为前半年，属阳（5个月）主热；当日影从最短的夏至日到最长的冬至日，为后半年，属阴（5个月）主寒。冬至夏至是一年中的阴阳两极，一年一寒暑，植物一年一荣枯。所以刘明武说，“这里的阴阳可以实证，可以重复，可以测量，可以定量”。

（二）十月太阳历法与五行理论

《内经》构建生命科学知识体系时广泛运用的五行理论的发生与十月太阳历也有着十分密切的关系。十月太阳历将一年360天分为五季（又称“五行”），每季（行）各72天，从冬至节日以后五季依次为木→火→土→金→水。这一反映一年五季气候移行变化的规律正好体现了五行相生之序，所以五行及五行相生之序是自然规律的体现。五行相克理论也就由此衍生。

四、“九法”思维构建了生命科学知识体系

《内经》之“九法”昭告其构建生命科学知识体系的思维范式和方法，并体现在其构建的生命科学知识体系各个层面。

（一）论人体生长发育

人体的生长发育是机体不断变化的“过程”，无论人的年龄按男子“八岁……八八”，女子“七岁……七七”（《素问·上古天真论》），或者按“人生十岁……百岁”（《灵枢·天年》）划分，都是可以用时间予以计量的。所以，按年龄阶段论证人体的生长发育时，都是在“法时”和“法人”思维背景之下完成的。

（二）论藏象

藏象理论的形成有其诸多因素，“法时”是其重要的思维基础。《内经》将其概括为“五脏应四时，各有收受”（《素问·金匮真言论》），而“藏象

何如？……心者，生之本，神之变也，其华在面，其充在血脉，为阳中之太阳，通于夏气。肺者……肾者……肝者……脾、胃、大肠、小肠、三焦、膀胱者……通于土气”（《素问·六节藏象论》），则是以“法时”思维方式论证人体脏腑结构及功能时的基本立场，并在多篇予以体现，自此构建了中医学特有的以五脏为中心，内连六腑、形体、官窍，外系自然界的知识体系。《素问·脏气法时论》以此构建了五脏证治的用药模型，成为“合人形以法四时五行而治”的思维范例。

（三）论经络

《内经》经络理论形成背景复杂，但是“法时”“法音”“法律”“法星”是其理论构建的主要思维背景之一。人体经脉的十二、二十八脉之数与太阳回归年约有 12 个朔望月、有十二音律、二十八宿等天文历法知识密切相关，此即“十二经脉，以应十二月”（《灵枢·阴阳系日月》）之论的天文历法背景和学术立场，并在此基础上论证了经络气血的运行状态，指导着经络理论在临床实践中的具体应用。

（四）论体质

音和律源于自然，人类的不同类型体质，也是自然法则在人的形体结构、功能状态和心理活动方面特有性质的体现。所以《内经》用角、徵、宫、商、羽五音及其太、少量级对“阴阳二十五人”的不同体质类型予以论证和命名（《灵枢经》的《阴阳二十五人》《五音五味》）。

（五）论发病

此处试以“法时”“法风”为例，以窥《内经》发病理论的构建模式。

“春夏秋冬，四时阴阳，生病起于过用，此以为常也”（《素问·经脉别论》）。“五脏各以其时受病，非其时各传以与之”（《素问·咳论》）等原文，强调疾病的发生与时令季节的关系。不同时令季节有不同的气象特征，会形成不同性质的致病因素，必然会有不同性质的疾病流行谱，这就是“春气者病在头，夏气者病在脏，秋气者病在肩背，冬气者病在四肢。故春善病鼽衄，仲夏善病胸胁，长夏善病洞泄寒中，秋善病风疟，冬善病痹厥。故冬不按跻，春不鼽衄，春不病颈项，仲夏不病胸胁，长夏不病洞泄寒中，秋不病风疟，冬不病痹厥、飧泄，而汗出也”（《素问·金匮真言论》）之“法时”论发病观点形成的缘由。

《内经》还在“法风”思维背景下提出了“三虚”（“乘年之衰，逢月之空，失时之和，因为贼风所伤，是谓三虚”《灵枢·岁露论》）发病观，如“风雨寒热，不得虚，邪不能独伤人。卒然逢疾风暴雨而不病者，盖无虚，故邪不能独伤人，此必因虚邪之风，与其身形，两虚相得，乃客其形，两实相逢，众人肉坚。其中于虚邪也，因于天时，与其身形，参以虚实，大病乃成”（《灵枢·百病始生》）之论即是其应用之例。其中“两虚”之一与“不得虚”“盖无虚”的“虚”，均为“三虚”之“虚”。

（六）论病机

所谓病机，是指疾病发生、发展、变化、转归的过程机理。疾病的本质就是机体健康动态遭到破坏，又不能在短期内自我恢复的状态。病机变化是动态的，是可以度量的、可以预测的，是有其规律可循的，仅就五脏病传而言，“五藏受气于其所生，传之于其所胜，气舍于其所生，死于其所不胜。病之且死，必先传行至其所不胜，病乃死。此言气之逆行也，故死”（《素问·玉机真脏论》）；若就每天不同时段的病情变化而言，“夫百病者，多以旦慧昼安，夕加夜甚”，这是因为“脏气之所不胜时者甚，以其所胜时者起”（《灵枢·顺气一日分为四时》）的缘故。

（七）论病证

“时”是所有物质的运动秩序和过程，而疾病是人体感染病邪之后功能失常的状态及过程，无论是内伤疾病还是外感疾病都是如此。《内经》中的所有疾病，无一不是以“法时”思维论证之。如热病、痛证、咳证、痹证、痿证等，随着病证迁延时日的差异而有不同临床表现，强调了疾病的动态变化过程，并据此提出了“同病异治”（《素问·病能论》）的治疗原则，这也就是“法四时五行而治”（《素问·脏气法时论》）理念的具体体现。

（八）论脉诊

脉象最能反映人体功能受四时气候活动的影响，脉象变化也会因人而异，以“法时”“法人”立场论脉诊就成为《内经》构建脉诊理论的必然思维方法，故有“诊法常以平旦，阴气未动，阳气未散，饮食未进，经脉未盛，络脉调匀，血气未乱，故可诊有过之脉”“脉其四时动奈何……四变之动，脉与之上下”（《素问·脉要精微论》），“脉得四时之顺，曰病无他；脉反四时及不间脏，曰难已”“脉有逆从四时，未有脏形，春夏而脉沉细，秋冬而脉浮大，命曰逆四时也”（《素问·平人气象论》），“所谓逆四时者，春得肺脉，夏得肾脉，秋得心脉，冬得脾脉，其至皆悬绝沉涩者，名曰逆四时”（《素问·玉机真脏论》）等论述。

（九）论治病

“法人”“法时”“法地”是《内经》确立“三因制宜”治疗原则的基本思维方法，既是《素问·四时刺逆从论》立论的依据，也是“用寒远寒，用凉远凉，用温远温，用热远热，食宜同法”（《素问·六元正纪大论》）用处方药原则，以及根据不同时令选择不同治病药物的“司岁备物”的思维背景。所以有“春夏秋冬，各有所刺，法其所在”（《素问·诊要经终论》）。“凡刺之法，必候日月星辰，四时八正之气，气定乃刺之……是以因天时而调气血也”（《素问·八正神明论》）等论述，以及《素问》的《脏气法时论》《四时刺宜从论》《至真要大论》等，都是应用“因时制宜”治疗原则的典型范例。《素问》的《异法方宜论》和“西北之气散而寒之，东南之气收而温之，所谓同病异治也”（《素问·五常政大论》），强调的是“因地制宜”。大凡《内经》涉及年龄长幼、性别男女、体质强弱之别的治病原文，皆是其对“因人制宜”原则的具体应用。

（十）论养生

《内经》十分重视“法时”养生，强调人体气血随着时序的迁延而有着不同的状态，认知和掌握这一规律进行养生则是最理想的养生方法。故有“夫四时阴阳者，万物之根本也，所以圣人春夏养阳，秋冬养阴，以从其根，故与万物沉浮于生长之门。逆其根，则伐其本，坏其真矣。故阴阳四时者，万物之终始也，死生之本也，逆之则灾害生，从之则苛疾不起，是谓得道”（《素问·四气调神大论》）之论，这是据一年之时养生。也有“阳气者，一日而主外，平旦人气生，日中而阳气隆，日西而阳气已虚，气门乃闭。是故暮而收拒，无扰筋骨，无见雾露，反此三时，形乃困薄”（《素问·生气通天论》）的观点，这是指根据一日不同时辰人体阳气的运行状态进行养生。可见，以“法时”论养生是《内经》构建养生理论的重要思维方式。

（十一）论运气

《内经》全面运用“九法”思维构建五运六气理论，“法时”最为突出。其中涉及的60年、30年、12年、10年、6年、5年、1年（365又1/4日）、五运一步（73.05日）、六气一步（60.875日）都是时间对“事件”的计量。“法时”论生命科学的内容在《内经》中俯拾皆是，这既是“不知年之所加，气之盛衰，虚实之所起，不可以为工矣”（《素问·六节藏象论》《灵枢·九针十二原》）的槛理由，也是“谨候其时，病可与期；失时反候者，百病不治”（《灵枢·卫气行》）的道理所在，更是本文简要论及这一命题的出发点。其中的“五运”内容，受十月太阳历法将一年分为五个时段制式的影响，而“六气”内容是受十二月太阳历法将一年十二个月分六个时段制式的影响。显然，五运六气学说时段的划分与两种太阳历法模式有密切关系。

《内经》以“九法”作为构建生命科学知识体系的思维范式，以此为据构建了特有的生命科学知识体系，并延续至今。因而现今的人们在研习和应用其构建的医学理论时，务必要遵循这一范式，才能更有效地运用于临床实践。

主要参考文献

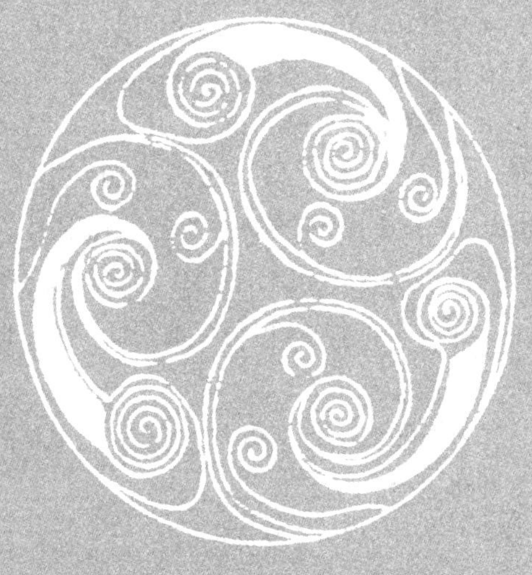

[1] 汉·刘安.淮南子[M].顾谦译注.北京：中华书局，2009.
[2] 汉·司马迁.史记[M].上海：中华书局，1982.
[3] 薛明杨.中国传统文化概论[M].上海：复旦大学出版社，2003.
[4] 王洪图.内经学[M].北京：中国中医药出版社，2004.
[5] 张登本，武长春.内经词典[M].北京：人民卫生出版社，1990.
[6] 章太炎.国学讲演录[M].上海：华东师范大学出版社，1996.
[7] 杨伯峻.孟子译注[M].北京：中华书局，1960.
[8] 王焕镳.墨子校释[M].杭州：浙江古籍出版社，1987.
[9] 张双棣.吕氏春秋译注[M].北京：北京大学出版社，2011.
[10] 张登本.《内经》的思考[M].北京：中国中医药出版社，2006.
[11] 蒋伯潜.诸子统考[M].杭州：浙江古籍出版社，1985.
[12] 曾振宇，傅永聚.春秋繁露新注[M].北京：商务印书馆，2010.
[13] 刘长林.《内经》的哲学和中医学的方法[M].北京：科学出版社，1985.
[14] 汉语大字典编辑委员会.汉语大字典[M].成都：四川辞书出版社，1988.
[15] 辞海编辑委员会.辞海（普及版）[M].上海：上海辞书出版社，1999.
[16] 陈曦.《黄帝内经》气化理论研究[M].北京：中医古籍出版社，2012.
[17] 马钰山.气化学说与临床——马钰山肝病杂症论[M].北京：人民军医出版社，2002.
[18] 孙国中.洛书河图解析[M].北京：学苑出版社，1990.
[19] 刘明武.换个方法读《内经》——《灵枢》导读[M].长沙：中南大学出版社，2012.
[20] 何新.诸神的起源[M].北京：三联书店，1986：171.
[21] 刘尧汉，卢央.文明中国的彝族十月历[M].昆明：云南人民

出版社，1986.

[22] 陈久金，卢央，刘尧汉.彝族天文学史[M].昆明：云南人民出版社，1984.

[23] 罗竹风.汉语大辞典·中卷（缩印本）[M].上海：上海辞书出版社，2007.

[24] 王子国译.土鲁窦吉[M].贵阳：贵州民族出版社，1998.

[25] 廖平.廖平医书合集[M].天津：天津科学技术出版社，2010.

[26] 吴越人.医家与兵家[J].上海中医药杂志，1980（3）：40.

[27] 张冰.从“中庸”思想看中医整体平衡理论[J].医学与哲学，1990（3）：28.

[28] 陈文国.略论儒家思想对养生学院的影响[J].上海中医药杂志，1988（9）：33.

[29] 张登本.先秦诸子百家学术思想对《内经》理论构建的影响[J].陕西中医学院学报，2002（3）：1-6.

[30] 达美君，张宁.《黄帝内经》成书年代述考[J].上海中医药杂志，1995（11）：3-6.

[31] 张登本.《淮南子》与《黄帝内经》的理论构建[J].陕西中医学院学报，2012，28（4）：1-8.

[32] 张登本.《春秋繁露》与《黄帝内经》理论的构建[J].山西中医学院学报，2012（5）：1-10.

[33] 潘秋平，张其成.浅谈《淮南子》阴阳五行学说及其对医学的影响[J].吉林中医药，2007，27（10）：60-61.

[34] 张登本.论中西医学的差异与中医学的发展[J].浙江中医药大学学报.2007，31（2）：141-148.

[35] 张登本.中国人论脑及其他[J].山西中医学院学报.2002（2）：1.

[36] 张登本.心主神，脑主神，心脑共主神[J].中医药学刊,2004（11）:3.

[37] 张登本，牟全胜.论脏腑气机理论及其意义[J].新疆中医药，1984（3）：54-56.

[38] 张登本.论《黄帝内经》神概念的发生及其意义[J].中医药学刊，2008，26（8）：1636-1638.

[39] 陈利国.对人体气化的理论探讨及有关实验研究[D].济南：山东中医学院，1989.

[40] 吕少起，李洪彬，周尊奎.扶阳健脾、温经通络法治疗急性脑梗死60例疗效观察[J].内蒙古中医药，2013（7）：15-17.

[41] 夏俊丽.扶阳祛痰化瘀汤治疗冠心病稳定型心绞痛的临床疗效观察[D].福州：福建中医药大学，2010.

[42] 费景兰.基于“扶阳化湿法”治疗阴黄45例临床观察[C]//2013年河南省中医护理学术发展研讨会论文集.[出版者不详]，2013.

[43] 涂志芳.扶阳祛痰化瘀法治疗代谢综合征血糖异常的临床疗效观察[D].福州：福建中医药大学，2012.

[44] 陈久金.天干十日考[J].自然科学史研究，1988，7（2）：119-127.

[45] 张登本.诠释心之窍与心藏神[J].河南中医，2005，25（1）：11-12.

[46] 陈久金.阴阳五行八卦新说[J].自然科学史，1986，5（2）：89-110.

[47] 乔文彪，邢玉瑞.《黄帝内经》的当代科学价值探讨[J].中医杂志，2012，53（14）：1178-1181.

[48] 张登本.论“气街”[J].现代中医药，2002（5）：1-4.

[49] 张登本.中医思维方法是开启中医药殿堂大门的金钥匙[J].陕西中医学院学报，2011，34（1）：3-5.

[50] 张登本.《黄帝内经》六淫理论的发生及其意义[J].中医药学刊，2006，24（11）：1981-1982.

[51] 张登本，孙理军，李翠娟.十月太阳历是理解《内经》的重要途径[N].中国中医药报，2015-02-13（4）.

［52］张登本，孙理军，李翠娟．“河图”“洛书”与《内经》［N］．中国中医药报，2015-02-18（4）．

［53］楚雄彝族文化研究院．卷首语．彝族文化［J］.2013（2）．

［54］刘明武．用天文历法解开源头文化之谜［J］．汉学研究，2011（3）:1-6.

［55］刘明武．十月太阳历与《针经》［J］．彝族文化，2013（2）：87-101.

［56］刘明武．太阳历与阴阳五行［J］．中州学刊，2013（2）：1-5.

图书在版编目（CIP）数据

《黄帝内经》二十论 / 张登本著 .—北京：中国中医药出版社，2017.4（2020.5重印）

（中医基础理论研究丛书）

ISBN 978－7－5132－3848－9

Ⅰ . ①黄…　Ⅱ . ①张…　Ⅲ . ①《内经》—研究　Ⅳ . ① R221

中国版本图书馆 CIP 数据核字（2016）第 306916 号

中国中医药出版社出版

北京经济技术开发区科创十三街31号院二区8号楼

邮政编码　100176

传真　010 64405750

保定市西城胶印有限公司印刷

各地新华书店经销

开本 880×1230　1/32　印张 12　字数 321 千字

2017 年 4 月第 1 版　2020 年 5 月第 3 次印刷

书号　ISBN 978－7－5132－3848－9

定价　49.00 元

网址　www.cptcm.com

如有印装质量问题请与本社出版部调换（010 64405510）

社长热线　010 64405720

购书热线　010 64065415　010 64065413

微信服务号　zgzyycbs

书店网址　csln.net/qksd/

官方微博　http：//e.weibo.com/cptcm

淘宝天猫网址　http：//zgzyycbs.tmall.com